XIANDAI GANDAN WAIKE
JIBING ZHENZHI JI
WEICHUANG YINGYONG

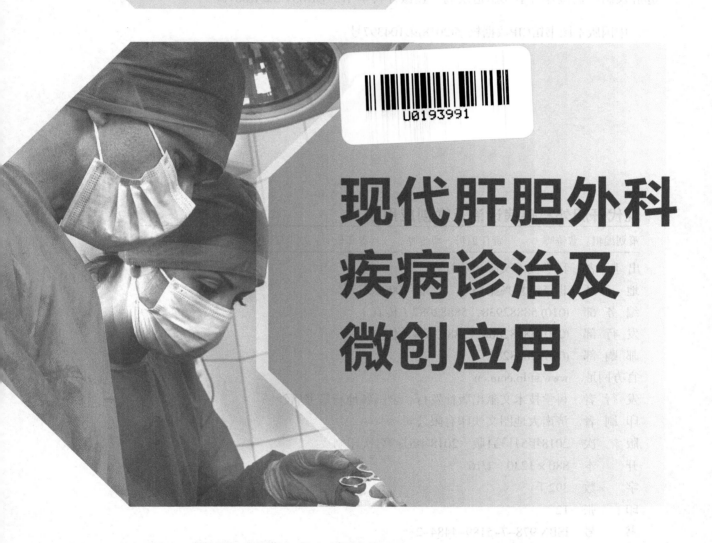

现代肝胆外科疾病诊治及微创应用

主 编 王新伟 肖福斌 汪 洋 王振勇

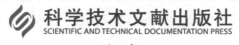
科学技术文献出版社
SCIENTIFIC AND TECHNICAL DOCUMENTATION PRESS
·北 京·

图书在版编目（CIP）数据

现代肝胆外科疾病诊治及微创应用 / 王新伟等主编. — 北京：科学技术文献出版社，
2018.5
ISBN 978-7-5189-4484-2

Ⅰ. ①现… Ⅱ. ①王… Ⅲ. ①肝疾病—外科学—诊疗②胆道疾病—外科学—诊疗
③肝疾病—显微外科学④胆道疾病—显微外科学 Ⅳ. ①R657.3②R657.4

中国版本图书馆CIP数据核字(2018)第104397号

现代肝胆外科疾病诊治及微创应用

策划编辑：曹沧晔　　责任编辑：曹沧晔　　　责任校对：赵　瑷　　　责任出版：张志平	

出 版 者　科学技术文献出版社
地　　址　北京市复兴路15号　邮编 100038
编 务 部　(010) 58882938，58882087（传真）
发 行 部　(010) 58882868，58882874（传真）
邮 购 部　(010) 58882873
官方网址　www.stdp.com.cn
发 行 者　科学技术文献出版社发行　全国各地新华书店经销
印 刷 者　济南大地图文快印有限公司
版　　次　2018年5月第1版　2018年5月第1次印刷
开　　本　880×1230　1/16
字　　数　392千
印　　张　12
书　　号　ISBN 978-7-5189-4484-2
定　　价　148.00元

前　言

随着科技的不断发展，医疗水平的不断提高，外科学取得了长足的进步。肝胆胰脾外科疾病是腹部外科最常见病之一；近年来随着对肝胆胰脾解剖、生理、病理方面理解的加深，影像技术的充分应用，微创技术的大力发展，精准操作的大力倡导，肝胆胰脾疾病的诊治水平得到了巨大进步，特别是在肝脏移植与微创方面有了很大的发展。

本书是编者们结合自身专业特长及多年丰富的临床经验，并参考了大量相关文献共同撰写的，主要介绍了肝胆外科基础知识、肝胆外科常见疾病的诊治以及微创治疗；内容新颖，简明实用。

在编写过程中，尽管我们参阅了大量的文献，但由于时间和篇幅有限，加上医学科学的不断发展，难免存在不妥之处，望广大读者给予批评指正，以便再版时修正，谢谢。

编　者
2018 年 4 月

目　录

第一章

肝胆外科解剖与生理

第一节　肝脏解剖与组织学

一、肝的解剖学

（一）肝重

肝是人体最大的腺体和实质性器官，由肝实质和间质所组成。肝大小因人而异，中国人成年男性肝重1 400～1 800g，平均重1 342g；女性肝重1 200～1 400g，平均重1 234g；占体重1/（30～50）。长径为25cm×上下直径5cm×前后径5.8cm。胎儿期因造血功能活跃，肝相对较大，占体重的1/（16～20）。

（二）肝位置、表面结构和毗邻

肝大部分位于右季肋部横膈下，小部分位于上腹部和左季肋部。正常人仰卧时肝上界位于右锁骨中线第5肋间，下缘近肋缘。肝的位置可随呼吸、内脏活动及体位的不同而发生一定程度的改变。国内池肇春报道的正常人肝触及率的调查报告，采取平卧、平和呼吸、以右肋下锁骨中线及剑突下为肝触及的标准，结果肝触及率为6.93%，其中男性触及率7.16%，女性触及率6.18%，男女间无显著差别。同时发现右锁骨中线肋下缘肝触及率随年龄增长而上升，与此相反，剑突下肝触及率随年龄增长而下降。肝的位置也与性别、年龄、体型、呼吸幅度、高空作业等因素有关。例如女性和小儿的肝下界略低。

肝有膈、脏两面和前后左右四缘，膈面隆凸，朝向前上方，与膈穹隆相适应，肝镰状韧带把肝分成右叶和左叶，右叶大而厚，左叶小而薄。脏面凹凸不平，朝向后下方，与腹腔器官相邻。脏面有"H"形的两条纵沟和一条横沟，横沟称肝门或第一肝门，有肝管、门静脉、肝固有动脉、淋巴管及神经等出入，通常肝管位于最前方，其后为固有动脉及门静脉，这些结构被结缔组织包围，总称肝蒂。左纵沟把肝分前后两部，前部为脐静脉窝，后部为静脉导管窝。右纵沟为矢状窝，其前半容纳胆囊窝；后半内有下腔静脉窝，窝的上部有三条大的肝静脉注入下腔静脉，称为第二肝门。窝的下半有一些小的肝静脉注入下腔静脉，故又称为第三肝门。肝下面借左纵沟分为左右两叶，右叶又分出肝门前方的方叶和后方的尾状叶。肝的前缘为上下面在前方移行的边缘，肝的后缘对向脊柱。右缘钝圆，左缘锐薄，其后端肝实质消失，形成一纤维束。

（三）肝的分叶和分段

肝有3个主裂，即正中裂和左右叶间裂，另有左右2个段间裂和1个背裂（图1-1，图1-2）。

1. **正中裂**　位于肝的中份，在膈面起自胆囊窝中部，向后上方延伸至下腔静脉左缘，在脏面则以右纵沟为界。依此通过尾状叶时将该叶分成左右各半，正中裂将肝分为几乎相等的左右两叶，右半肝占全肝总量之60%。

2. **右叶间裂**　位于正中裂的右侧，自肝右下角与胆囊窝中点之间中、外1/3交界处延至肝右静脉汇入下腔静脉处。此裂将右半肝分为右前叶和右后叶，裂内有肝右静脉的段间支经过。

3. **右段间裂**　自肝门横沟的右端，横过至肝右缘的中点。此裂将右后叶分为上下两段，裂内有肝右静脉的段间支经过。

4. **左叶间裂** 位于正中裂左侧，起自脐切迹，相当于肝左静脉汇入下腔静脉处，在膈面相当于镰状韧带的稍左侧，在脏面与左矢状裂一致。此裂将左半肝分为左内叶和左外叶。裂内有肝圆韧带、静脉韧带及肝左静脉的叶间支通过。

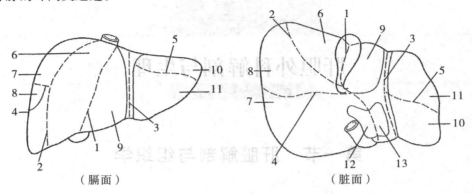

（膈面）　　　　　　　　　　　　　（脏面）

图 1-1　肝的分叶、分段

1. 正中裂；2. 右叶间裂；3. 左叶间裂；4. 右段间裂；5. 左段间裂；6. 右前叶；7. 右后叶上段；8. 右后叶下段；9. 左内叶；10. 左外叶上段；11. 左外叶下段；12. 尾状叶右段；13. 尾状叶左段

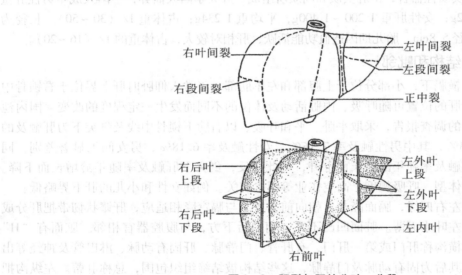

图 1-2　肝裂与肝的分叶、分段

5. **左段间裂** 位于左肝外叶内。起自肝左静脉入下腔静脉处，相当于肝左静脉汇入下腔静脉处与肝左缘的中、上 1/3 交界处的联线。此裂将左外叶分为上、下两段，上段位于后上方，下段位于前下方。

6. **背裂** 位于肝后上缘之中部、尾状叶之腹侧肝静脉入下腔静脉处，形成一弧形线，而使尾叶与其他肝叶分隔开。

（四）肝的血管

肝有特殊的双重血供，即肝动脉和门静脉。入肝血管为肝固有动脉和门静脉，出血管为肝静脉，在腔静脉窝处注入下腔静脉。肝动脉来自腹腔动脉，在肝门外分成肝左动脉和肝右动脉入肝。门静脉收集来自消化道、脾、胰等处静脉血。肝动脉和门静脉入肝后反复分支，在肝小叶间分别形成小叶间动脉和小叶间静脉，且均注入肝窦中，然后经中央静脉、小叶下静脉而入肝静脉，最后汇入下腔静脉返回心脏。

肝动脉的血供仅占 20%～30%，但它是营养血管，给机体代谢提供 80% 的氧和丰富的营养物质。

肝动脉的压力为门静脉的 10～20 倍（120mmHg，而门静脉压力为 6～12mmHg），门静脉氧供仅占 20%～30%。

1. 肝动脉　肝总动脉是指从腹腔动脉分出后到胃十二指肠动脉起始部这一段，肝固有动脉实为肝总动脉的延续，系指从胃十二指肠动脉起始部到其分叉处的一段，多数人在第一肝门外分为左右肝动脉，少数则分成左、中、右三支，分别进入左右肝叶。肝右动脉入肝前分出胆囊动脉。

2. 门静脉　于胰颈的后方由肠系膜上静脉和脾静脉会合而成（86%），也可由脾静脉、肠系膜上静脉及肠系膜下静脉会合而成（14%）。门静脉在肝门处分为左、右支与肝动脉的相应分支伴行入肝，但其右支较左支短。成人门静脉及其属支无瓣膜。门静脉左右支的血液存在分流现象，肠系膜上静脉的血大部分经右支入右肝，而肠系膜下静脉和脾静脉的血，则多经左支入左肝。

3. 肝静脉　源自肝小叶中央静脉，引流小叶内肝窦的血液，导入小叶下静脉，最后会合成较大的左、中、右三支肝静脉，在第二肝门处穿出直接注入下腔静脉。一些较小的肝短静脉，则靠近肝的脏面直接参与注入下腔静脉的左右前壁。肝静脉内也无瓣膜。

（五）肝内的管道分布与走行

肝内的管道系统包括 Glisson 系统和肝静脉系统。属于 Glisson 系统的门静脉、肝动脉及肝管进入肝门后，即由垂直从头到尾改变为水平位。在肝门左侧，左肝管在前，其后方为门静脉左干，下方为肝左动脉，三者接近水平面位；在肝门右侧，右肝管在前，而后依次为肝右动脉及门静脉右干，三者均为斜行，在肝内三者的分支、走行和分布基本上一致。门静脉较粗，行程较直，而肝动脉和肝管较细，行程弯曲，盘绕在门静脉的分支上，通常把门静脉及其分支比喻为葡萄架，而肝动脉和肝管犹如葡萄藤攀缘在架上。门静脉的分支、走行较恒定，一般以门静脉作为肝分叶和分段的基础。

1. 门静脉　①左干：较长，自门静脉分出后沿横沟左端，立即急转向前入脐静脉窝，终止于肝圆韧带相连处，全长可分横部、角部、矢状部和囊部。②右干：较粗而短，长 1～3cm，沿横沟右行，分尾状叶后支、右前叶支、右后叶支。

2. 肝动脉　①肝左动脉：走向肝门左侧，分出左内叶动脉和左尾状叶动脉。②肝右动脉：走向肝门右侧，在门静脉右干前下方分成右前叶动脉和右后叶动脉。

3. 肝管　①左肝管：平均长 1.4cm，引流左半肝胆汁，主要功能由左内叶肝管和左外叶肝管合成。②右肝管：平均长 0.89cm，主要由右前叶肝管与右后叶肝管合成。

4. 肝静脉系　包括肝左、肝中、肝右静脉，收集肝的大量回血，此外有 3～10 支肝短静脉（肝小静脉），收集尾状叶、右后叶上段等部的回血。

（六）肝的淋巴管

肝的淋巴管分浅、深两组。

（1）浅组位于肝被膜的深面，形成淋巴管网，有下列 4 个流向：①肝后面中部、尾状叶、膈面后部以及下面后部的淋巴管伴下腔静脉注入下腔静脉末梢周围的纵隔后淋巴结，冠状韧带和右三角韧带的淋巴管可直接参与注入胸导管；②肝下面其余部分淋巴管和膈面前部的淋巴管注入肝淋巴结；③肝左叶后部的少数淋巴管行至膈的食管裂孔，终于贲门旁淋巴结；④右叶膈面的部分淋巴管伴膈下动脉越右膈角注入腹腔淋巴结。

（2）深组淋巴管开始于小叶间的毛细淋巴管，与小叶间血管及小叶间胆管伴行，彼此间互相吻合，最后连结成升、降干。升干伴肝静脉通过腔静脉孔，终于下腔静脉周围的纵隔后淋巴结；降干出肝门，注入肝淋巴结然后注入腹腔淋巴结，经肠干注入乳糜池。

（七）肝的神经

肝的神经来自腹腔丛、左右迷走神经和中枢神经的纤维形成肝丛，随血管和肝管入肝，主要分布于血管和胆管，它们是人体内脏神经丛腹腔丛的主要亚丛，可分为肝前丛、肝后丛，其交感神经分别来自左右腹腔神经节，节前神经纤维板则各自源于左右交感干之第 7～10 脊髓侧角；副交感神经直接由左右迷走神经发出，经左右腹腔神经节，各自抵达肝前丛和肝后丛。小部分肝丛分支至肝外胆道系统，大部分则伴着门静脉经肝门入肝，随门静脉的各级分支在小叶间及小叶内形成神经丛，其末梢附于肝细胞及肝窦内皮细胞表面。传入神经纤维可能分布于伴行的血管和胆管，也可能分布于肝的被膜。自主神经对肝的作用并不十分清楚，肝细胞的功能活动受自主神经的影响不明显，肝的血流受自主神经的调节，刺激内脏神经或肝丛，可使门静脉及肝动脉收缩，但不影响门静脉的血流量，刺激迷走神经则无影响。肝的神经丛还接受来自膈神经的感觉纤维，分布于镰状韧带、冠状韧带及邻近肝包膜内。故肝胆疾病时可引起肝区疼痛及胆绞痛，并向右肩放射。

二、肝的组织学

肝内的微细结构，主要由无数的肝小叶构成，肝小叶是肝的结构和功能单位。

（一）肝小叶

关于肝小叶的结构，迄今有经典肝小叶、门小叶和肝腺泡三种不同的看法，三者各有侧重，可以互相补充，不管何种看法，肝小叶、肝窦、中央静脉和汇管区都是结构的要素。

1. 经典肝小叶　肝小叶为一多面棱柱体，由肝板、中央静脉、血窦、胆管等组成。直径约 1mm，高约 2mm。成人肝含有 50 万～100 万个肝小叶。每个小叶都有一条静脉穿过其长轴的中心，称为中央静脉。在中央静脉周围是肝细胞板（肝板）和血窦。肝细胞排列成立体板状，称肝板（hepatic plate），小叶内肝板凹凸不平，互相连续。肝板之间的间隙为血窦，互相通连成网，肝细胞与肝细胞之间有细胞膜凹陷，形成很微小的细管称为胆小管。胆小管在肝板内也互相通连成网。肝细胞分泌的胆汁排入小管内。在肝小叶的边缘，肝细胞排列成环形肝板，称为界板（limiting plate），在肝的组织切片中肝细胞呈条索状由中央静脉向四周做放射状排列，常称为肝细胞索。

2. 门小叶　门小叶（portal lobule）为三角形的棱柱体，它包括 3 个或 3 个以上经典小叶的一角，以门管区为中心的小叶结构，其长轴与肝小叶一致，中心为胆管及其伴行的血管，周围以三个中央静脉连线为界线。肝细胞分泌的胆汁，从门小叶的周边向中央汇集入胆管。

3. 肝腺泡　肝腺泡（liver acinus）是以门管区的三联管各发出的一支终末管道为中轴，两端以中央静脉为界。肝细胞围绕着腺泡形成一个同心带，靠近中轴的为 1 带，向外逐渐移行为 2 带和 3 带。1 带肝细胞首先接受富含各种溶质及氧浓度较高的血流，因此代谢活跃，再生能力也较强。在药物、毒素的生物转化中起重要作用的细胞色素 450 酶系，主要位于 2 带、3 带，而血源性中毒性肝病也是 2 带、3 带的肝细胞易受损害。3 带的肝细胞营养条件较差，因此，细胞的抵抗力和再生能力较弱。

（二）肝的间质

1. 肝的血管　肝内血管极其丰富，如前所述包括：肝动脉、门静脉和肝静脉。每 100g 人肝组织每分钟接受 100～130mL 血，肝的血流量占心排血量的 1/4。

2. 肝内胆管　肝内小胆管系统包括：毛细胆管→Hering（短小胆管又称终末细胞胆管）→细胆管→肝小叶间小胆管→间隔小胆管，最后在肝门附近形成左、右两支较大的肝管而出肝。

3. 肝内结缔组织　小叶内结缔组织主要为网状纤维构成的支架，介于肝细胞及肝窦内皮细胞之间，起着支持肝细胞的作用，并使肝窦保持开放，除网状纤维板外，尚含有胶原纤维、弹性纤维及少量成纤维细胞、巨噬细胞、浆细胞和淋巴细胞。肝的结缔组织增生即肝纤维化，是慢性肝病和肝硬化早期病理学特征。

4. 肝内淋巴　肝内淋巴细胞约 10% 由胆周毛细血管丛渗漏形成，绝大部分源自窦周间隙内的组织液。在窦周间隙内生成的淋巴随着伴行的血管穿过界板上的窗孔，渗入汇管区结缔组织间隙，由此至小叶间结缔组织内，由汇管区的毛细淋巴管收集流入较大的淋巴管。肝内输出的淋巴细胞流量丰富，占胸导管输入淋巴总量的 1/4～1/2，正常人每日产生 1～3L 淋巴液。

（三）肝细胞的超微结构

肝细胞的数量约占肝内细胞总数的 65%，占肝体积之 80%，呈多角形，大小不等，平均直径为 20～30μm，平均寿命 150d。细胞表面有大量微绒毛。每个肝细胞表面可分为窦状隙面、肝细胞面和胆小管面三种。

1. 细胞膜（质膜）　依不同的功能与周围环境的关系可分为以下几种。

（1）相邻肝细胞的接触面（质膜）：该接触面约为肝细胞表面积的 50%，此处一部分细胞膜极化形成间隙连接（gap junction），信息可经此由一个细胞传到另一个细胞，神经冲动可借此由 1 带传递至 3 带。

（2）肝窦面（基质膜）：约占肝细胞表面积之 37%。肝细胞在一侧面有许多微绒毛，这样使肝细胞与血浆的接触面积扩大 6 倍，加上血液在肝窦中的流动缓慢，肝细胞借此血液间得以进行充分的物质交换。基质膜和侧质膜上含有腺苷酸环化酶、$5'$ - 核苷酸酶、Na^+ - K^+ - ATP 酶、碱性磷酸酶等，可见在代谢功能上的重要性。病理情况下当膜的结构和功能发生改变时，肝细胞内的转氨酶或其他酶逸入肝窦，致使血液中肝酶增高。

（3）毛细胆管面：为肝细胞与毛细胆管腔的接触面，约占细胞表面积的 13%。细胞表面也含有少量绒毛和含有 $5'$ - 核苷酸酶、碱性磷酸酶、Mg^{2+} - ATP 酶、亮氨酸氨基肽酶等，绒毛两端有连接复合体和桥粒，可阻止胆汁外溢。

2. 肝细胞核　肝细胞核大而圆，直径 $5 \sim 11\mu m$，染色质疏散，约 25% 肝细胞有两个细胞质核，相当多的肝细胞是多倍体。在电子显微镜下核内的异染色质散在常染色质中，并在核周形成一致密的薄圈。核被膜为双层，双层被膜之间的腔隙称为核周间隙，代谢旺盛时其间隙可增宽。

核被膜上布满核孔，mRNA、rRNA 及 tRNA 均在核内形成，经核孔至胞质中，核及核仁合成代谢所需的原料由胞质经核孔进入细胞核内。细胞核参与核酸与蛋白质的代谢，影响细胞的生长、分化和成熟，并将遗传信息传递给子代。

3. 细胞质　肝细胞质内含丰富的细胞器和包含物，细胞质一般而论为细颗粒状，并常为嗜碱性颗粒，是由密集的粗面内质网和核蛋白体组成。

（1）线粒体：每个肝细胞中有 $800 \sim 2\,000$ 个线粒体，常见为圆形、卵圆形或短杆状，半衰期 10.5d。肝细胞内线粒体宽 $0.5 \sim 1.5\mu m$，长 $1.5 \sim 4.0\mu m$。线粒体是活细胞生物氧化产生能量的主要场所；三羧酸循环、呼吸链电子传递及氧化、磷酸化均在此进行。线粒体还参与脂肪酸氧化、尿素合成、转氨基作用等。在一些病理过程中，线粒体反应最早，且变化也较显著。

（2）核糖体和粗面内质网：电镜下核糖体为一 $15 \sim 25\mu m$ 的致密颗粒，主要功能是合成蛋白，但只有由 mRNA 联成的多糖体才有合成蛋白质的功能。核糖体可游离存在于细胞基质中，若附着在扁平的内质网囊膜上，即构成粗面内质网。游离核糖体以合成细胞自身所需的结构蛋白质为主，粗面内质网则以合成输出蛋白质为主。

（3）滑面内质网：滑面内质网广泛分布于细胞质内，常与粗面内质网和 Golgi 复合体相连，三者功能也密切相关。由分支吻合成网状的小管及不规则的小泡所构成。表面平滑，无核糖体附着。滑面内质网与糖代谢和胆汁生成有关。

（4）Golgi 复合体：由扁平囊泡、大泡及小泡所构成，多位于核周围或毛细胆管旁，每个肝细胞约含 50 个 Golgi 复合体。它参与肝细胞的内分泌活动。由粗面内质网合成的蛋白质，经滑面内质网到达 Golgi 复合体，在此加工、浓缩，并形成脂蛋白和糖蛋白，而后移至肝窦侧出细胞外，进入血液。另外，在脂类运输和代谢过程中也起重要作用。在肝细胞内游离脂肪酸再度脂化为三酰甘油，少量三酰甘油以脂滴的形式储存在细胞内，其余部分则以极低密度脂蛋白的形式入血。

（5）溶酶体：为单纯膜围成的小颗粒，直径 $0.2 \sim 1.0\mu m$ 不等，内容物很不一致。溶酶体内含四十余种酸性水解酶，能分解组织细胞内各种内生性或外源性的生物高分子物质，最后均成为可伸性、可弥散的分子，通过溶酶体膜，在胞基质内继续代谢，被再利用或成为废物而排出细胞外，一些未能消化的剩余小体最后也排至肝细胞外。且肝细胞内的胆红素代谢、胆汁形成、尿素合成、解毒过程均与溶酶体的消化分解作用密切相关。

（6）微体：微体为圆形，大小差异较大，直径 $0.1 \sim 1.0\mu m$，常成群分布，微体内呈均匀的颗粒状，微体内主要含过氧化氢酶和多种氧化酶。这些氧化酶能催化过氧化氢的生成，而过氧化氢酶则能破坏过氧化氢，因此在肝细胞内主要防止产生过量的过氧化氢，防止肝细胞中毒。

（7）细胞骨架：在毛细胆管周围的胞质，含有细胞骨架的成分，包括微管、微丝和中间丝，微管由微管蛋白聚合而成，在细胞内提供网状支架，微管参与受体介导的小泡运转（transcytosis）、脂类和胆汁酸的分泌。微丝对毛细胆管有动力和收缩作用。总之，细胞骨架在胆汁的形成、分泌和淤胆中均发挥重要作用。

（8）包含物：在肝细胞内最常见的包含物为糖原和脂滴，它们含量的多少反映了肝的代谢状况。电镜下糖原颗粒在肝细胞质的胞基质中，电子致密度较高的颗粒没有界膜，也不附着于其他膜结构上。

（四）肝窦

肝窦位于肝板之间的陷窝内，通过肝板孔连成血管迷路。小叶间动、静脉的终末支穿过界板与血窦相通，血液经血窦汇入中央静脉，窦壁由内皮细胞和星状细胞组成。

1. 内皮细胞　肝窦内皮细胞呈扁平状，核亦为扁平卵圆形，含少量粗面内质网，胞质内含有许多饮液小泡，参与物质运输。内皮细胞含有大的窗孔，细胞间连接疏散，又无完整的基膜，使其具有高度通透性，使之能快速进行物质交换。肝窦内皮的窗孔没有隔膜，允许较大蛋白分子通过，但血小板、红细胞、白细胞等则不能通过。内皮细胞不仅能选择性筛取来自内脏循环的各种物质，并能清除其废物。肝窦内皮还能合成基质成分，如Ⅲ、Ⅳ型胶原蛋白及纤维连接蛋白。当发生慢性肝炎、肝硬化或肝细胞癌时肝窦内皮细胞出现毛细血管化，血液与肝细胞之间的物质交换明显受阻。

2. 肝星状细胞　肝星状细胞（hepatic stellate cells）位于窦周间隙中，它们处于肝窦居中位置，细胞表面不平整，有皱襞、小球状突起、波浪形皱纹及微绒毛等。其突起可跨越窦周间隙同肝细胞广泛接触，使有可能改变肝细胞外基质的构成；另一方面又因贴近内皮细胞外侧面，发出广泛的足突环抱肝窦。肝星状细胞与神经末梢直接接触，当肝星状细胞收缩时有可能调节肝窦的血流。

肝星状细胞最主要的形态特征是胞质内存在大小不一、数量不等的富含维生素 A 的脂滴，故又称贮脂细胞。肝星状细胞的另一特征是含细胞骨架，肝星状细胞含波纹蛋白，与肝纤维化关系密切，它是肝细胞外基质的主要合成者，在肝纤维化过程中有重要作用。现已证实肝星状细胞是肝内多种细胞因子的重要来源。

3. 肝巨噬细胞　肝巨噬细胞占人体固定巨噬细胞总数的 80% 以上，约为肝内细胞总数的 15%，具有吞噬细菌作用，在菌血症的情况下，肝巨噬细胞能吞噬入肝血中的 95% 的细菌。人的肝巨噬细胞被内毒素或 γ 干扰素激活后遂具有细胞毒作用。激活的肝巨噬细胞分泌 γ 干扰素，它们不仅能抑制肿瘤细胞生长，还能刺激斑点细胞杀伤肿瘤细胞。

4. 斑点细胞　斑点细胞（pit cells）为血中的大颗粒淋巴细胞，即 NKT 细胞。定居于肝内，故具有细胞毒细胞的活性。当周围血中 T 淋巴细胞减少时，它们仍能保持肝内免疫环境的独立性。斑点细胞能杀伤多种癌细胞，在病毒性肝炎、原发性及转移性肝癌中均见斑点细胞积聚。斑点细胞的杀伤作用可能经由释放细胞因子而实现。

（五）窦周间隙（perisinusoidal spaces）

窦周间隙是血窦内皮细胞与肝细胞之间的狭小间隙，宽约 0.4μm。血浆成分能透过内皮细胞的间隙和窗孔充填在这里，肝细胞伸出许多微绒毛突入其中，血流与肝细胞经窦周间隙进行物质交换。肝细胞经此去除某些溶质的一部分或全部，剩余的溶质及水分即在此形成肝的淋巴。

（王新伟）

第二节　肝生理学与生物转化

肝在形态结构上的重要特点之一，就是它具有肝动脉和门静脉的双重血液供应，而且还有丰富的血窦等特殊微细结构，使肝细胞与身体各部分之间的物质交换有非常方便的条件。从消化道吸收进体内的营养成分可以首先通过门静脉进入肝加以改造，有害的物质也可在肝加以处理，消除或减轻它对身体的不利影响；另一方面，通过肝动脉的血流运输，除可以使肝获得从肺部运来的充足氧来供它的活跃代谢过程所需，还可以和肝静脉一起沟通肝与身体其他各部的物质交换联系。

肝具有摄取、代谢、生物转化、贮存、合成和分泌等复杂的功能，通过血液循环给脑、内脏、肌肉等器官提供营养物质。肝是体内最大的代谢器官，体内有上千种化学反应在肝中进行。肝的代谢功能包括能量代谢，如糖、蛋白质、脂肪的代谢，肝的物质包括胆固醇、胆汁酸、磷脂、脂蛋白、氨和维生素代谢等。

肝细胞是肝物质代谢的中心，它能担当这样的中心作用是因为：①肝细胞含有丰富的线粒体，为肝细胞的活跃代谢提供足够的能量（ATP）供应；②肝细胞含有丰富的内质网，包括粗面内质网、滑面内质网和高尔基复合体，使肝细胞具有合成蛋白质和有关酶类代谢、合成的能力；③肝细胞有着丰富的溶酶体，含有大量的水解酶类和其他酶类，与细胞内物质的更新和细胞外破损组织细胞、代谢废物等的清除都有密切关系；④肝细胞含有大量过氧化物酶体，包括过氧化氢酶、过氧化物酶及氧化酶类，使肝细胞具有解毒功能。

一、蛋白质的代谢

肝是合成与分泌蛋白质的场所，不仅蛋白质含量高，代谢极为活跃，而且更新速度也很高。人肝蛋白质的半寿期为 7~19d。

（一）肝的蛋白质合成与分泌

肝细胞是血浆蛋白合成的主要场所。组成血浆蛋白质的氨基酸为甘氨酸、丙氨酸、缬氨酸、亮氨酸、异亮氨酸、丝氨酸、苏氨酸、半胱氨酸、蛋氨酸、门冬氨酸、谷氨酸、门冬酰胺、谷氨酰胺、精氨酸、赖氨酸、苯丙氨酸、酪氨酸、色氨酸和异亮氨酸。必须靠食物蛋白质（或其他组织蛋白质分解）来供应。蛋白质的生物合成是个非常复杂的过程，它不但需要充足的氨基酸作为原料，需要供给充足的能量，而且还要一整套极为复杂的合成装置和合成蛋白质的"图纸"。根据现代分子生物学研究，细胞内合成蛋白质的装置就是附着在内质网上的多核蛋白体和游离的多核蛋白体。前者主要是合成专供分泌到细胞外的蛋白质（如血浆蛋白），后者则合成细胞内的结构蛋白质和酶类。

细胞内蛋白质合成的过程，经过 DNA 的复制，将蛋白质合成的遗传信息，通过转录过程抄录到 mRNA，通过它将信息传递到核外的蛋白体上，再经过 tRNA（转运核糖核酸）参与的翻译过程，使氨基酸按 mRNA 上的信息，装配成具有一定氨基酸顺序的多肽链，最后再经过适当的修饰加工，即可构成具有一定结构与功能的蛋白质（或酶）。

（二）血浆蛋白在肝细胞的转运及其向肝细胞外分泌

肝细胞合成的血浆蛋白质属于外输性或分泌性的蛋白质，它们是在粗面内质网上的多核蛋白体上合成，合成后沿着内质网内的腔道向下移动，经滑面内质网到达高尔基复合体，在那里形成分泌囊泡，并向细胞膜方向移动，最后与质膜融合，囊泡破裂而将合成的蛋白质向细胞外释放。

（三）肝在氨基酸代谢中的作用

肝是氨基酸代谢的重要场所。体内的氨基酸主要来源于两部分，即各组织内蛋白质水解产生的氨基酸和消化吸收的食物蛋白质分解的氨基酸。正常成人身体各组织和体液所含蛋白质总量约占体重的1/5，这大量蛋白质都经常要更新，大约每天全身要有300g蛋白质被水解为氨基酸，同时又要有300g氨基酸被组织利用来合成新的蛋白质作为补充。

氨基酸分解代谢方式很多，但归纳起来主要包括脱氨基作用、脱羧基作用和碳链氧化分解三大类。脱氨基是氨基酸代谢的最主要方式，有氧化脱氨基、缬氨基和联合氨基等。氨是脱氨基的主要代谢产物，对机体有毒，需在肝通过鸟氨酸循环合成尿素而排出。氨基酸脱氨后产生的丙酮酸除直接氧化成水和二氧化碳外，还可转变成糖和脂肪等。体内的氨基酸还可在肝被用来合成其他的含氮的重要生物物质，如嘌呤、嘧啶、谷胱甘肽等。

芳香族氨基酸（AAA）在肝代谢，支链氨基酸（BCAA）在骨骼肌进行分解代谢。二者在通过血脑屏障时均由同一载体运转，彼此间存在竞争载体的作用。BCAA/AAA 正常比值是 3.0 ~ 3.5。

肝病时可出现氨基酸代谢障碍，急性肝炎，特别是急性重型肝炎患者血浆 BCAA 虽正常，但其余氨基酸包括 AAA 在内均升高，血浆 BCAA/AAA 比值显著降低。肝硬化时血浆苯丙氨酸、酪氨酸、谷氨酸、天门冬氨酸和蛋氨酸增高，BCAA 降低，BCAA/AAA 比值降低更明显。BCAA/AAA 比值与肝功能密切相关，BCAA/AAA 比值愈低，提示肝功能愈差。蛋氨酸明显上升常提示肝细胞坏死。游离型氨基酸可通过血脑屏障，干扰脑组织的正常代谢，可诱发肝性脑病发生。

（四）肝与脂蛋白代谢

血浆中的脂类同蛋白质结合，以可溶于水的脂蛋白形式存在于血浆中。脂类物质包括三酰甘油、磷脂、胆固醇及其酶和少量脂肪酸。血浆脂蛋白所含的蛋白质，称为载脂蛋白。它可分为 A、B、C 和 E 几组，A 和 C 还可分为若干亚组，如 A - Ⅰ、A - Ⅱ、C - Ⅰ、C - Ⅱ 和 C - Ⅲ 等各种载脂蛋白不但组成的氨基酸种类与顺序不同，而且它们的功能也不同。如载脂蛋白 B 是与三酰甘油运输有关的蛋白质。

乳糜微粒是在小肠黏膜上皮细胞中形成，是三酰甘油的运输形式，还含有小量磷脂和胆固醇。乳糜微粒在循环中最后形成的残余颗粒，由肝细胞吞饮，在肝细胞内彻底处理。极低密度脂蛋白（VLDL）是主要由肝合成的脂蛋白，它是内源性三酰甘油的主要运输形式。在血液中的 VLDL 含载脂蛋白 C 达 55% ~ 60%，其余主要为载脂蛋白 B，只有少量载脂蛋白 E。高密度脂蛋白（HDL）也是由肝合成的脂蛋白，它含蛋白约占 50%，主要是载脂蛋白 C、载脂蛋白 E 和少量载脂蛋白 A1，但在进入血液后，它的载脂蛋白 A 含量显著增高，约达总蛋白的 85%，它可能是由乳糜微粒转移而来。VLDL 和 HDL 的三酰甘油可来自肝内合成（血糖类），也可来自处理的其他脂蛋白。肝病时血清脂蛋白的变化主要有以下几种。

1. α 脂蛋白　急性病毒性肝炎时，起病 10d 内血清 α 脂蛋白均消失，在重型病例 α 脂蛋白则长时间消失。肝功能损害时肝合成的载脂蛋白 A（apo A）异常，它与脂质结合能力甚低，而 apo A 又是 α 脂蛋白中主要的蛋白分子。因此在脂蛋白电泳上显示 α 脂蛋白的减少或缺如。

2. 前 β 脂蛋白　在门脉性肝硬化和急性肝炎早期往往降低，脂蛋白电泳上常消失，前 β 脂蛋白减少也与 apo A 异常有关。

3. β 脂蛋白　在门脉性肝硬化、胆汁性肝硬化、病毒性肝炎时往往不降低。脂蛋白电泳上显现浓宽的 β 带。

4. 脂蛋白 X（LP - X）　阻塞性黄疸时，血清中可现一种特殊的脂蛋白，其存在于 LDL 部分，但其结构与性质却与 LDL 不同。正常人血清中不出现 LP - X，而无胆汁淤积的肝病患者则极少阳性，在肝外疾病时恒属阴性。

二、糖类的代谢

（一）糖原的合成

进食后有较多的葡萄糖输入肝和其他组织，可在这些组织中合成糖原。这些组织将小分子葡萄糖转变成糖原，不但有利于储存能源，而且还可调节血糖浓度，除葡萄糖外，其他单糖如果糖、半乳糖等也能合成糖原。由单糖合成糖原的过程为糖原合成。

（二）糖的异生作用

由非糖物质转变为葡萄糖和糖原的过程称为糖异生作用。这些非糖物质主要是成糖氨基酸、乳酸、甘油和丙酮酸。在生理情况下，肝是糖异生的主要器官；饥饿和酸中毒时，肾也成为异生的重要器官。糖异生的途径基本上是糖酵解的逆行过程，糖异生的三种主要原料是乳酸、甘油和氨基酸。乳酸在乳酸脱氢酶作用下转变为丙酮酸。经羧化支路变成磷酸烯醇式丙酮酸，而后生成葡萄糖。甘油被磷酸化成磷酸甘油后，氧化为磷酸二羟丙酮，再循糖酵解逆行过程合成糖。氨基酸通过多种糖酵解代谢中的中间产物，如丙氨酸变为丙酮酸，天冬氨酸变成草酰乙酸等，然后生成糖。

三、肝在脂类代谢中的作用

脂肪与脂类（磷脂、糖脂、胆固醇和胆固醇酯等）总称为脂类。肝是脂类代谢的主要器官，包括脂类的消化吸收、运输、分解代谢和合成代谢，都与肝有密切关系。

（一）肝在血浆脂蛋白代谢上的作用

乳糜微粒（CM）是食物脂类消化吸收后的主要运输形式。肝细胞在引入乳糜微粒残骸（rCM）后，通过肝脂肪酶催化剩余三酰甘油的水解，胆固醇酯（EC）被酯酶催化其水解成胆固醇（UC），或进一步变为胆汁酸盐（BA），与 UC 一道从胆汁中排出。水解生成的脂肪酸等也供三酰甘油的合成，供肝生产新的脂蛋白的需要。脂蛋白主要在肝与小肠合成，因此，脂蛋白的动态受肝与小肠的制约。脂质通过脂蛋白脂酶和卵磷脂胆固醇酰基转移酶（LCAT）进行代谢。血浆脂蛋白几乎全由肝合成。在肝细胞内，首先引起脂质与蛋白结合。蛋白部分主要在粗面内质网，脂质的合成酶在粗面与滑面内质网均含有。Hamilton 报道，磷脂和多肽在滑面内质网组成，成为磷脂蛋白复合体，此复合体向滑面内质网移动，在滑面内质网把 TG 摄取形成脂蛋白，并向 Golgi 装置移动，在分泌泡内浓缩后被释放入血，此即为极低密度脂蛋白。高密度脂蛋白也在肝合成被分泌，低密度脂蛋白是极低密度脂蛋白的代谢产物。

（二）肝在脂质代谢上的作用

肝有合成脂肪酸作用。乙酰辅酶 A（CoA）羧化酶是合成脂肪的加速酶，这个酶体系需要乙酰 CoA、CO_2、NADPH（还原型辅酶Ⅱ）和生物素等参加。

在人类胞液的脂肪酸合成酶系统是一个多酶复合体。在这个复合体中以脂肪酰载体蛋白为核心，周围排列脂肪酰转移酶、β-酮脂肪酰酶合成酶、β-酮脂肪酰酶还原酶和 α，β-烯脂肪酰酶还原酶等多种酶蛋白。

肝不仅合成脂肪酸，同时又进行脂肪酸的 β 氧化。Mayes 等用肝灌流实验发现空腹时 FFA 的氧化亢进，为饱餐状态时 FFA 氧化的 2 倍。

（三）肝的胆固醇代谢

胆固醇主要在肝被合成，作为细胞膜的主要成分，并被利用合成胆汁酸、皮质类固醇。肝的胆固醇库为 3～5g，肝每日合成胆固醇 1.0～1.5g，每日合成胆酸 1.8g。在正常情况下胆固醇食物能抑制肝中胆固醇的合成，胆汁引流则促进肝中胆固醇合成，且发现胆固醇合成昼夜节律变化，而血浆胆固醇水平呈季节变化。

食物抑制人及动物肝的胆固醇合成为一负反馈调节过程，这可能是胆固醇抑制甲基羟戊二酰 CoA 还原酶的生物合成和影响鲨烯转变为羊毛胆固醇有关。饥饿可明显降低胆固醇的合成，此也可能与甲基羟戊二酰 CoA（HMG－CoA）还原酶的活性降低有关。胆汁盐反馈抑制胆固醇的合成。

肝是体内合成胆固醇的主要脏器，且由高密度脂蛋白转运入肝的胆固醇也在肝细胞转化和排出。每日约占全身胆固醇代谢总量的 1/2 是由肝氧化成为胆酸，继而合成胆盐，并还有一部分胆固醇直接作为胆汁成分与胆盐一起自肝经胆道入肠、大部分在小肠下端重吸收入肝，即所谓胆汁酸的肠肝循环。其余在肠道受细菌作用，还原成粪固醇而排出体外。

四、酶类代谢

（一）转移酶类

1. γ-谷氨酰转移酶（γ-GT，GGT） GGT 由微粒体合成，广泛分布于人体各组织中，依次为肾＞胰＞肝，三种脏器中 GGT 活性比约为 100∶8∶4。GGT 为膜结合酶，主要分布在分泌或吸收能力强的细胞膜，如肝内 GGT 活性主要集中于胆小管及胆管上皮细胞的管腔缘。胆汁中含高浓度 GGT。分泌入胆汁的 GGT 主要有两型，一型相当于胆道碱性磷酸酶的颗粒碎片，另一型相当于与脂蛋白结合物胆道碱性磷酸酶。正常人血浆 GGT 活性甚低，主要来自肝。其活性与年龄、性别有关，男性高于女性，成人随年龄而增高；新生儿则高于成人 5～8 倍。在 Sephacryl S－300 柱层析中，血清 GGT 活力可分为三大类,即高分子组分(分子量>1 000kD),中分子组分(分子量250~500kD)和低分子组分(分子量120kD)。在正常血清中仅有少量高分子组成,而在阻塞性黄疸时高分子GGT则显著升高。

GGT总活性正常值0~40U(Orlowski法)。结石或癌肿引起的肝外胆道梗阻,病毒、药物、自身免疫等原因所致肝内胆汁淤积、病毒性肝炎急性期和慢性肝炎活动期、肝炎后肝硬化活动期及原发性肝癌时增高。同工酶高分子GGT(HM-GGT)主要用于诊断胆汁淤积,正常值<4U/L。GGT-Ⅱ诊断肝癌。用聚丙烯酰胺凝胶梯度电泳可分出肝癌特异区带——GGT-Ⅱ,诊断阳性率90%左右。

2. 谷胱甘肽S-转移酶(glutathione-s-transferase,GST) GST可在多种化合物的亲电中心催化谷胱甘肽的亲核加成,还有清除体内有机自由基作用。GST还与亲脂性化合物如胆红素、胆酸、类固醇、药物等结合,可看成是细胞内一种结合与运转蛋白。肝内GST含量丰富。正常人肝内GST主要定位于细胞核,当肝细胞新生或增生活跃阶段GST含量增高,GST活性显著增高,常反映有肝细胞损伤。

同工酶分GST-α、GST-μ、GST-π。GST-α和GST-μ主要存在于成人肝,GST-π在消化道肿瘤时如结肠癌、胃癌时明显升高,因此认为GST-π是消化系恶性肿瘤的标记物。

3. 门冬氨酸转氨酶(aspartate aminotransferase,AST) 以磷酸吡哆醛或磷酸吡哆胺为辅酶,催化天门冬氨酸和α-酮戊二酸转氨生成草酰乙酸和谷氨酸。此外,AST还在尿素合成、腺苷酸循环脱氨、苹果酸穿梭和嘌呤核苷酸合成中起重要作用。

AST广泛分布于人体各组织器官,部分来自线粒体,以心和肝含量最丰富。正常情况下血液循环中AST的确切来源尚不清楚。血清AST以全酶和酶蛋白两种形式存在,半寿期为17h±5h。

同工酶有ASTm和ASTs两种,都由通过S-S链相连的两个亚基组成,但两者的酶蛋白组成不同,ASTs由412个氨基酸组成多肽链,而ASTm的多肽链含401个氨基酸。且两者氨基酸排列上仅有48%雷同。用胃蛋白酶水解后,ASTs的N末端为丙氨酸,ASTm为丝氨酸。体内ASTm和ASTs总活力之比为1:1。正常人血清AST有四种不同形式,即ASTm全酶和酶蛋白,以及ASTs的全酶和酶蛋白。

肝内ASTm参与三羧酸循环,ASTs参与糖酵解和糖异生。ASTm的作用与尿素合成有关。线粒体内的草酰乙酸不能通过线粒体内膜透出,需在ASTm作用下,生成大量门冬氨酸,其中一部分透出线粒体,单向转入胞质,再在ASTs催化下重新生成草酰乙酸;另一部分参与鸟氨酸循环,最终生成尿素。DEAE-Sephadex A-50柱层分析法测定,正常值<5U。以线粒体损害为主的肝病,如酒精性肝病、Reye综合征等血清ASTm明显升高,有助于诊断。AST增高常见于肝、胆、胰疾病,一些心血管疾病如急性心肌梗死、急性心肌炎、肌病和一些传染病如伤寒、败血症、出血热等AST也可增高。

4. 丙氨酸转氨酶(alanine amino-transferase,ALT) 为体内主要的氨基转移酶之一。在ALT催化下,肝将丙氨酸转变为丙酮酸,再经糖异生作用生成糖。在肌肉和肠黏膜等组织中,ALT又可催化糖或其他氨基酸代谢产物的丙酮酸生成丙氨酸,然后将之释放到血液中。AST广泛分布于各器官组织中,其中以肝内最多。正常肝内ALT活性为血清内该酶总活性的1 000~10 000倍。

同工酶也有ALTm和ALTs,两者之比为0.14~0.15。

由于肝内转氨酶是为血中含量的100倍,如果释放的酶全部保持活性,只要1%肝细胞坏死,便足以使血清中酶活力增加1倍;又由于肝细胞内转氨酶浓度比血清高1 000~5 000倍,在肝细胞膜通透性增加时,即使无坏死,细胞内转氨酶也可泄漏入血中,致使血中ALT增高。任何原因引起的肝细胞损害均可导致血清转氨酶升高,包括各种炎症、胆道梗阻、心血管疾病、肌病、药物、中毒等。

正常ALT<30U、AST<40U。ALT/AST正常人平均比值为1.15,急性肝炎时降至0.56,至恢复期比值逐渐上升。病毒性肝炎时该比值为0.31~0.63者预后佳;1.20~2.26者多死亡。该比值在肝硬化为1.7~1.8,肝癌病人约半数>3.0。酒精性肝病时比值>2.0。

5. 其他 尚有己糖激酶(hexokinase)、卵磷脂胆固醇酰基转移酶(LCAT)、鸟氨酸氨基甲酰转移酶(OCT)等。OCT与鸟氨酸循环生成尿素有关。LCAT与血浆游离胆固醇转化为胆固醇酯有关。己糖激酶在ATP存在下催化葡萄糖转化为6-磷酸葡萄糖,也可使果糖、甘露糖及其他己糖磷酸化。

(二)氧化还原酶类

1. 乙醇脱氢酶(alcohol dehydrogenase,ADH) ADH为含锌酶,以NDH+为辅酶,人体内以肝含

量最丰富，主要参与肝对乙醇的代谢。乙醇氧化生成乙醛，可在体内进一步氧化为乙酸或生成乙酰CoA，经三羧酸循环彻底氧化供能，或成为合成脂肪酸、胆固醇的原料。

2. 乳酸脱氢酶（lactate dehydrogenase，LDH）　为一种含锌的细胞内可溶性酶，可催化 L - 乳酸氧化为丙酮酸。LDH 广泛分布于人体各组织中，以心肌、肾、横纹肌、肝、脑、肺等组织内含量较多，红细胞内及肿瘤组织内亦可测得此酶。任何原因引起肝细胞损伤均可因 LDH 逸出引起 LDH 活性增高，病毒性肝炎血清 LDH 仅轻度升高，肝癌 LDH 测定缺乏特异性，当富含 LDH 的心肌、肾、血细胞和肺等组织损伤时，LDH 也会升高，如见于急性心肌梗死、肺梗死、进行性肌营养不良、肌炎、溶血性贫血、白血病、肝以外恶性肿瘤等。

LDH 是由 H 型（心型）和 M 型（肌型）两种不同亚基组成的四叠体，这两种亚基可以五种方式结合，形成 LDH 1 ~ 5 五种同工酶。AAAA 型即 LDH5，主要存在于肝组织和横纹肌内，故也称 M 型；BBBB 型即 LDH1 主要存在于心肌组织内，亦称 H 型。因此 LDH1 升高反映心肌病变，LDH5 升高反映肝损害。

3. 单胺氧化酶（monoamine oxidase，MAO）　MAO 广泛分布于体内各组织器官，尤以肝、肾、胃各小肠内含量丰富。不同组织内的 MAO 生理功能不同。肝组织 MAO 对各种胺类生物转化有重要作用，结缔组织 MAO 参与胶原纤维成熟最后阶段的架桥过程，即催化胶原分子上的赖氨酰或羟赖氨酰残基的 ε - 氨基氧化脱氨成醛基，促进胶原分子内和分子间的共价交联，形成稳定的胶原纤维。MAO 伊藤法正常值 <30U。肝纤维化向肝实质内侵入时，约半数病例 MAO 增高。

4. 谷氨酸脱氢酶（glutamate dehydrogenase，GDH）　GDH 催化 L - 谷氨酸脱氢生成相应的铜亚胺酸，后者再水解为 α - 酮戊二酸。GDH 还可使缬氨酸、γ - 氨基丁酸和亮氨酸等脱氢。上述这些反应是体内大多数氨基酸联合脱氨基的关键步骤，也是逆向反应生成非必需氨基酸的重要反应，又是连接氨基酸代谢、三羧酸循环和鸟氨酸循环的中心环节。GDH 活性以肝内最高，其次为小肠、心肌、肾、骨骼肌、肺等。其细胞内定位 60% ~ 80% 位于线粒体，在肝细胞几乎全部存在于线粒体内。

测定血清中 GDH 活力可作为肝损害较特异的指标。正常值 4.5U/L。急性肝炎极期明显上升，急性肝炎恢复期慢性肝炎活动期和肝癌时也上升。酒精性肝病时因以线粒体损害为主，故常明显升高。肝外阻塞性黄疸时 GDH 常明显增高。肝外疾病如血液病、胰腺疾病、进行性肌营养不良、手术、人工透析后等血清 GDH 也可升高。

（三）水解酶类

1. 碱性磷酸酶（alkaline phosphatase，ALP，AKP）　为一组生化特性不同、底物特异性广泛重叠的酶类，存在于人体肝、肠、胎盘、肾和白细胞等，定位于胞浆膜。ALP 可能与脂肪吸收和运输有关，另一作用为与骨钙化有关。ALP 同工酶均为糖蛋白，分子量约为 160kD，由两个亚基组成二聚体，两个亚基之间互为负反馈抑制，用聚丙烯酰胺凝胶梯度电泳（polyacrylamide gel，PAG）可分出 ALP 同工酶Ⅰ - Ⅶ。

2. 胆碱酯酶（cholinesterase，ChE）　人和动物组织中有真性胆碱酯酶 AChE，存在于红细胞和神经组织中，假性胆碱酯酶（PChE），存在于血浆及肝、胰、子宫等许多非神经组织中。急性有机磷中毒时胆碱酯酶活性常低于 30% 以下。约 30% 急性病毒性肝炎和中毒性肝炎病例血清 ChE 下降，脂肪肝时 ChE 常上升，血清 ChE 降低也见于营养不良、急性感染、贫血、心肌梗死、皮肌炎等。

3. 5′ - 核苷酸酶（5′ - nucleotidase，5′ - NT）　5′ - NT 存在于肝、小肠、脑、心脏、血管，可催化磷酸戊糖核苷酸类水解。5′ - NT 主要存在于肝内小胆管和窦状间隙内。阻塞性黄疸及肝癌时其活力增高，肝细胞黄疸时正常或轻度升高。

4. 亮氨酸氨基肽酶（leucine aminopeptidase，LAP）　LAP 主要催化蛋白质和多肽 N 末端氨基酸水解为一种蛋白水解酶。广泛分布于人体内，以肾、小肠、肝、胰、心含量最多，胆汁中也有存在。在肝内主要存在于胆管和胆管上皮细胞，肝实质细胞内 LAP 活性较弱。正常值 <50U，胆汁淤积或肝癌时 LAP 明显增高，61% ~ 85% 的肝炎或肝硬化患者是轻度或中等度增高。

5. 腺苷脱氨酶（adenosine deaminase，ADA）　ADA 是一种氨基水解酶，广泛分布于人体内。盲肠、小肠黏膜和脾中含量最高，其次为肝、肾、肺、心、肌肉等组织。测定 ADA 能反映急性肝病残余病变或慢性肝损害，慢性肝病其肝硬化时 ADA 阳性率高于 ALT 阳性率。急性病毒性肝炎 80% ADA 活性增高。慢性肝炎活动期 ADA 增高。向肝硬化过渡时 ADA 多数升高。肝炎后肝硬化、原发性肝癌 ADA 活力常明显增高，肝细胞性黄疸时 ADA 增高的阳性率为 57.3% ~ 80.9%，阻塞性黄疸时阳性率为 16.1% ~ 21.0%，因此对两种黄疸的鉴别有一定意义，但重叠很大。

五、胆汁及胆汁酸代谢

（一）胆汁酸（bile acids）代谢

胆汁酸是胆汁中的净化因子，由肝细胞从胆固醇经复杂过程而形成，主要在肝细胞的微粒体中进行。

正常胆汁中的胆汁酸有游离胆汁酸和结合胆汁酸两大类。以后者为主。游离胆汁酸主要有胆酸（cholic acid）、鹅脱氧胆酸（chenodeoxycholic acid）、脱氧胆酸（deoxycholic acid），尚有少量熊脱氧胆酸（ursodeoxycholic acid）和石胆酸（lithocholic acid）。前两者在肝内由胆固醇转化而来，后三者在肠道下部由肠道细菌将上述两种胆汁酸还原而成。它们分别与甘氨酸或牛磺酸结合形成各种结合型胆汁酸，后者再与 K^+、Na^+ 结合而形成胆盐。胆酸与鹅脱氧胆酸因为是未结合的称为一级胆酸，与牛磺酸或甘氨酸结合的称为二级胆酸（胆盐）。一级胆酸 1/4 与牛磺酸结合，3/4 与甘氨酸结合，胆盐占胆汁中固体成分的一半以上。在正常情况下，二级胆酸进入肠道，通过肠道细菌 7α 脱氢酶的作用分解成脱氧胆酸与石胆酸。二级胆酸（胆盐）可增强胰腺脂肪酶分解脂肪作用；乳化脂肪酸和单酰甘油成为水溶性清液；刺激肠细胞摄取脂肪酸，促进脂肪酸酯化为三酰甘油，此外，胆盐与脂肪酸和三酰甘油结合形成为混合性微胶粒。肝每天合成 200 ~ 600mg 的胆汁酸。排入肠道的胆盐在完成脂肪吸收之后，均有 95% ~ 98% 的结合型，胆盐到达回肠末端被重吸收，经门静脉进入肝再利用，肝细胞将游离型再合成为结合型，称为胆盐的肠肝循环。在回肠末端结合型胆汁酸示主动重吸收。肠道里的石胆酸多以游离型存在，故大部分不被吸收而排出。由于胆盐的肠肝循环，因大部分胆汁酸保存于体内，每天仅有 2% ~ 5%（200 ~ 600mg）随粪便排出于体外。在肠肝循环中的总胆汁酸为 2 ~ 4g，每天可循环 6 ~ 12 次，每天有 12 ~ 18g 胆汁酸通过胆道系统、小肠、门静脉循环回到肝。

随胆汁流入肠道的初级胆汁酸在协助脂类物质消化吸收的同时，又在小肠下端及大肠受到肠道细菌作用，有一部分转变成次级胆汁酸。在肠道各种胆汁酸平均 95% 被肠壁重吸收。结合型初级胆汁酸在回肠主动重吸收，游离型次级胆汁酸在小肠各部和大肠被动重吸收。

胆汁胆固醇是胆汁的重要成分。它约占正常胆汁中脂质的 8%。胆固醇的来源不清楚，可能代表过多物质的排泄，或者可能是肝细胞膜更新的结果。胆汁淤积时血清游离胆固醇浓度高。慢性胆汁淤积时除胆固醇合成增加外，还有低密度脂蛋白的大量增加，后者部分是由于脂蛋白 LP－X 异常所致。

新近研究指出，胆汁变为胆汁流，与三种因素有关。①依赖胆盐的因素：胆汁流的形成有赖于胆盐的分泌。当胆盐分泌时造成一定的渗透压，使胆汁排泄，这称为胆盐依赖性胆汁流。②依赖 Na^+ 的因素：与 Na^+ 的排泄及依赖钠的酶系统（$Na^+ - K^+ - ATP$）有关。所以又称非胆盐依赖性胆汁流。③胆管分泌的因素：某些激素如胃泌素、缩胆囊素、胰泌素、高糖素等有促进毛细胆管胆汁流的作用。

（二）胆汁酸的功能

胆汁酸分子内既含亲水性的羟基，同时又含疏水性的甲基、烃核及脂酰链，羧基的空间配位又全属 α 型，故胆汁酸的立体构型具有亲水与疏水两个侧面，使分子具有界面活性的特征，能够降低油/水两相之间的表面张力，使疏水的脂类在水中乳化成 3 ~ 10μm 的微团，促进脂类物质的活化吸收和维持胆固醇在胆汁中呈溶解状态。如胆汁中胆酸盐减少胆固醇增高或胆汁中胆汁酸盐及卵磷脂与胆固醇的比值降低（< 10 : 1），则导致胆汁中出现胆固醇结石。

胆汁酸对结肠黏膜上皮细胞有促进 cAMP 形成作用，使结肠分泌水增多。如有胆汁酸盐肠肝循环障碍，则过多的胆汁酸进入结肠，可导致胆盐性腹泻。胆汁酸盐可促进肠道铁的吸收，这是由于胆汁酸盐结构中 7α – 羟基和（或）12α – 羟基对 Fe^{2+} 有高亲和力之故。

Sung 体外实验证明胆汁酸盐有细胞毒及抑菌作用。疏水性强的胆汁酸盐，如牛磺脱氧胆酸及脱氧胆酸的钠盐比亲水性较强的胆汁酸盐如牛磺胆酸钠，对大肠埃希菌及肠道球菌的抑菌作用更明显。

六、胆红素代谢

胆红素是人类胆色素的主要成分，由血红蛋白和其他含血红蛋白质中卟啉部分正常分解代谢的最终产物。正常成人每日形成 3 420 ~ 5 130μmol 的胆红素，一日最高量可达 25 650μmol 的胆红素，其中 80% ~85% 来自衰老红细胞破坏所释出的血红蛋白。大部分红细胞的破坏主要在脾网状内皮细胞内进行。小部分红细胞则在循环系统被破坏。胆红素形成后，部分在血清中和蛋白结合，因此分成游离型和结合型两种胆红素，前者大部分由肝细胞摄取，在肝细胞内与葡萄糖醛酸结合，然后再被释放至血中。在血浆中每一清蛋白分子有 1 个高亲和力胆红素结合部位，以及 1 ~ 2 个弱亲和力结合部位，正常时 1g 清蛋白往往附着 27.4μmol 胆红素，正常时 1L 血清中有 1 026/μmol/L 左右的胆红素被输送；另外一部分胆红素和球蛋白结合，主要与 β 脂蛋白结合。

（一）胆红素在血液中转运

胆红素释入血浆，立即与清蛋白结合，与胆红素结合的氨基酸残基主要为赖氨酸残基，其次是丝氨酸和苯丙氨酸残基。胆红素以结合状态转运，可有效防止其穿过细胞膜，进入组织中，避免产生毒性作用。

在正常生理条件下，胆红素与清蛋白结合主要为非共价的可逆结合，但在肝性黄疸高胆红素血症病人，大部分血浆胆红素以共价键与清蛋白紧密结合，形成 δ 胆红素，有两种形式，一是酯型 δ 胆红素，是一个丙酸基的侧链与清蛋白结合，另一个丙酸基的侧链与糖醛酸结合。血清 δ 胆红素半衰期（$t_{1/2}$）为 12 ~ 14d，与清蛋白半衰期（17 ~ 23d）相接近，δ 胆红素不能被肝摄取，也不能被肾小球滤过，因此在血循环中停留时间较长。这就是在长期的胆汁淤积解除后，尿胆红素很快消失而血浆胆红素仍保持较高水平的原因。

（二）肝细胞对胆红素的摄取

胆红素进入肝细胞内，主要与一种能结合有机阴离子的胞液蛋白——连接蛋白（ligandin）结合，目的是防止胆红素从肝细胞扩散出去或防止进入其他细胞结构区域。进入肝细胞胆红素 70% ~80% 与葡萄糖醛酸酯结合，20% ~30% 与单葡萄糖醛酸酯结合，仅少量与葡萄糖或木糖结合。在内质网中，葡萄糖酸残基（GA）与胆红素的丙酸侧链结合。胆红素与葡萄糖醛酸酯的结合，必须有尿嘧啶核苷二磷酸葡萄糖醛酸（UDPGA）作为葡萄糖醛酸的供体，由葡萄糖醛酰基转移酶催化进行，胆红素分子中加入糖基后，胆红素的水溶性增大，与清蛋白的结合力则明显降低，从而可被排入胆道系统。

目前认为肝细胞摄取胆红素与 Y、Z 蛋白有密切关系。有学者提出它们是胆红素转送的重要因子。Y 蛋白在细胞内可起到与多种底物结合的作用，它与偶氮基致癌物结合蛋白 I 和氢化可的松代谢产物结合蛋白 II 有同样的性质，故又称为连接蛋白（配合基素）。还可与肝内谷胱甘肽结合，对非结合、结合胆红素都有高亲和力。免疫学的研究证明，连接蛋白主要存在于肝细胞的细胞液、小肠黏膜的非杯状细胞和近端肾小管的细胞。Z 蛋白是一种可溶性酸性蛋白质，PK 为 57，分子量为 12kD，是一个主要为 β – 螺旋形二级结构无糖基。它对胆红素的亲和力与 Y 蛋白相同，但其在肝内的浓度较低，以至结合容量也低。总之 Y、Z 蛋白在肝细胞对胆红素的转送起到重要作用，Y 蛋白和胆红素结合力强，其结合不受任何药物的抑制，但 Z 蛋白见到竞争，这意味着 Y 蛋白为第一受体，Z 蛋白为选择受体可能。

（三）肝细胞对胆红素的转送

从肝细胞内胆红素的摄取至胆管被排泄的途径尚不明了。胆红素的运输是从肝细胞经过胆小管膜而进入胆汁，是一个浓缩的、受载体促成的能量依赖的过程。在活体内对鼠肝在荧光显微镜下观察，当静脉注射荧光素或铀后 15 ~ 30s 在肝细胞中出现，20 ~ 70s 在毛细血管中出现，而用 ^3H 胆红素注射后发现大部分是分布在肝微粒体中。目前一致认为胆红素被肝细胞膜吸收，到达肝细胞膜的微绒毛，胆红素经微绒毛吸入到细胞质内，并依靠饮液泡将胆红素运输到细胞质的内质网处起结合作用，然后再依靠溶酶体将结合胆红素运到毛细胆管部排出。肝细胞只能排泄结合胆红素，而不能排出游离的胆红素，故胆汁中的胆红素几乎是结合型的。

结合胆红素排入胆汁后，胆汁中双葡萄糖醛酸酯胆红素（dBc）占85%～90%，单葡萄糖醛酸酯胆红素（mBc）占10%～15%。胆汁中尚有少量的葡萄糖苷胆红素、木糖苷胆红素及游离胆红素存在。结合胆红素通过肝胆管和胆总管进入肠道。在小肠末端和结肠末端，dBc 和 mBc 中的葡萄糖醛酸残基（GA）被厌氧菌水解、脱下，胆红素大部分变为粪胆素，经还原为粪胆原从粪便中排泄，小部分由肠道重吸收，形成肠肝循环，重吸收的粪胆原90%以上被肝细胞摄取，重新变为直接胆红素（结合胆红素），并重新排入胆汁，其余部分则进入体循环，经肾过滤形成尿胆原，从尿中排出。但在接触空气后可自发氧化，生成相应的尿胆素。

七、激素代谢

（一）胰岛素

1. **肝参与胰岛素的摄取和分解**　胰岛素经门静脉进入肝后40%～50%在肝内被分解，正常人肝分解胰岛素的速率为 1 000U/min。特异性胰岛素酶可特异性催化胰岛素分解。谷胱甘肽－胰岛素转氢酶，在谷胱甘肽存在下还原、切断胰岛素的二硫键，把胰岛素灭活。

2. **胰岛素对肝的影响**　胰岛素对肝的作用是多方面的，主要包括：①促进肝细胞再生：胰岛素抑制腺苷酸环化酶（cAMP），激活磷酸二酯酶，全细胞内 cAMP 降低，环磷酸鸟苷（cGMP）升高，促进细胞分裂。胰岛素进入肝细胞质核、微粒体、线粒体、肉质网和高尔基体促进 DNA、RNA 和蛋白合成。表皮生长因子和胰高糖素在促进肝再生上与胰岛素有协同作用。②促进糖氧化和糖原合成，抑制糖异生。③促进蛋白合成，抑制蛋白质分解。

（二）糖皮质激素

1. **肝对糖皮质激素的作用**　肝可通过多种形式影响糖皮质激素的代谢：①合成糖皮质激素结合蛋白，包括皮质醇结合球蛋白、清蛋白和 α_1 酸性糖蛋白。②降解、灭活糖皮质激素。肝细胞质表面有高亲和力的蛋白质受体，能结合血中皮质类固醇，并将其在细胞质内降解。③转化作用。外源性皮质素进人体内后即向皮质醇转化。泼尼松在体内也要经 11β－羟类固醇脱氢酶作用转化为泼尼松龙才能发挥作用。

2. **糖皮质激素对肝的影响**　糖皮质激素促进肝细胞合成代谢，增加蛋白质合成，起到促进肝细胞再生作用。促进肝内糖异生，增加蛋白质合成，促使肝细胞摄取血中的脂肪酸和胆固醇。

（三）甲状腺激素

1. **肝对甲状腺激素的作用**　甲状腺激素入血后95%以上与血浆蛋白结合，包括甲状腺素结合球蛋白（TBG）、甲状腺激素前清蛋白（TBPA）和清蛋白。其中以 TBG 结合甲状腺素的亲和力最大，能结合75%的甲状腺激素。以上这些结合蛋白均由肝产生。在肝存在一种特殊的蛋白质，能与血浆蛋白竞争性地结合甲状腺激素。当血中游离甲状腺激素增加时，肝对其摄取也增加。进入肝细胞质后，分布于细胞质核、线粒体、微粒体和可溶性成分中，且均为 $T_4 > T_3$。甲状腺激素在肝通过结合起来和脱碘两个机制进行转化和降解。

2. **甲状腺激素对肝的影响**　甲状腺激素可促进肝的物质代谢，增加耗氧量和产热量。其作用包括①对糖代谢的影响：生理剂量的 T_3 可促进糖原合成，而大剂量 T_3 则可使糖原分解增加。②对脂类代谢的影响：甲状腺激素可直接增加或通过儿茶酚胺间接增加 β－羟［基］－β－甲［基］戊二酰辅酶 A（HMG－CoA）还原酶的活性，加上甲状腺激素增加糖、脂肪、蛋白质的分解代谢，为合成胆固醇提供能量，促进胆固醇的合成、排泄和转化。③对胆汁流的影响：甲状腺激素增加肝细胞质膜的流动性，还有促进胆酸的生成作用，起到利胆作用。

（四）雌性激素

1. 肝对雌性激素的作用 ①肝合成雌性激素的运载蛋白：包括清蛋白、性激素结合球蛋白、皮质醇结合球蛋白（CBG）均在肝产生。血浆中的雌性激素与上述蛋白结合后才能在血中运输。②雌激素的转化与降解：肝能将雌激素前体睾酮转化为雌激素。③雌激素在肝中通过羟化和甲基化方式进行降解。

2. 雌激素对肝的影响 ①促进星状细胞分裂，增强其吞噬作用。②增加肝细胞内 RNA 的含量及其合成，促进核酸和蛋白质合成，刺激肝合成多种运载蛋白。③增加糖原的生成。④雌激素可刺激肝对内源性三酰甘油的合成和释放，促进肝摄取血中 LDL 中的胆固醇，降低血中的 LDL－C，提高 HDL－C 浓度。

（五）雄激素

1. 肝对激素代谢的影响 ①合成雄激素运载蛋白：由睾丸分泌的雄激素进入血循环后，大部分与肝产生的蛋白质结合，包括清蛋白和性激素结合球蛋白（SHBG）特异性结合。②转化和降解：由睾丸、卵巢、肾上腺等分泌的脱氧异雄酮在肝、脂肪、皮肤及神经组织内转化为睾酮后才有活性。肝是降解睾酮的主要器官。17β－羟类固醇脱氢酶催化，睾酮脱氢形成 $\triangle^4$ 雄烯二酮，$\triangle^4$ 雄烯二酮在 $\triangle^4$ 还原酶催化作用下 A 环 $\triangle^4$ 双链还原，形成 5α 或 5β－雄烷二酮。在 3β－或 3α－羟类固醇脱氢酶催化剂下，3－酮与 3－羟衍生物相互转化，生成原胆烷醇酮、雄酮与异雄酮，在肝内主要与葡萄糖醛酸或硫酸结合，主要功能由肾排泄。睾酮还可在肝中羟化，形成 2β－、6β－、11β－和 12α－羟衍生物；也可在 D 环脱水形成 $\triangle^{16}$ 衍生物。

2. 雄激素对肝的影响 主要功能作用为促进肝内蛋白质合成。在转录水平调节蛋白质合成，促进核蛋白体亚基 rRNA 和 mRNA 合成，使体内呈正氮平衡。

（王新伟）

第三节 胆管

肝脏是人体最大的腺体，由肝组织和一系列管道系统组成，其中的胆管系统极为复杂，肝内管道可分为两个系统。①Glisson 系统：包括门静脉、肝动脉和肝管，三者同被包绕在 Glisson 髓鞘内，由肝下面的横裂处出入肝，鞘内的三种管道称为肝三联。②单独的肝静脉系统：由腔静脉窝的上部注入下腔静脉。肝脏的胆管及其血管的解剖不仅仅是极为复杂，而且常有变异，因而胆管系统的手术是普通外科中难度较大的一类手术，系统而完整地学习胆管系统的解剖是顺利地进行胆管手术、医源性胆管损伤手术的关键。

在胚胎时期，胆管系统发育自前肠的内皮，胆管和肝脏的基始在胚胎 3mm 长时由前肠腹侧的膨囊构成。其头侧变成肝脏，尾芽形成腹侧胰腺，中间部分发展成胆囊。原为中空的肝膨囊先演变成一个实质性细胞团块，随后再通形成管道。最小的为毛细胆管在原始的肝细胞间组成基本的网状结构，后扩展到整个肝脏，肝内微胆管逐渐汇合成小叶间胆管（Hering 管），再汇合成肝段胆管、肝叶胆管，最后汇合成左、右肝管，左右肝管经肝门出肝后汇合成肝总管。胚胎肝在胚胎第 3 个月才开始分泌胆汁，各级胆管流向肝门部的肝管。

胆管是肝脏的外分泌系统，包括 3 个部分。①肝内胆管：收集肝脏分泌的胆汁。②肝总管：由左右肝管在肝门部汇合而成。③胆囊：可贮存和浓缩胆汁。

一、肝内胆管

肝内胆管起源于肝内毛细胆管，逐渐汇合成区域性胆管、肝段胆管和左、右肝管。肝内胆管包括左、右肝管、肝叶、肝段、区域性胆管的分支。肝被正中裂分为左、右半肝。左、右肝的胆汁分别由左肝管、右肝管引流。左右肝管在肝门的横沟内汇合成肝总管，其汇合点的位置较高，一般在肝动脉和门静脉分叉之上，有时深入肝门内达 2.5cm 而被肝组织所覆盖，给手术操作带来困难。由于在肝脏的解剖分叶和分段的平面常常缺乏胆管和血管组织，肝内胆管可依肝脏的分叶和分段来分为一、二、三级，临床上习惯将左、右肝管称为第一级分支或一级胆管，肝叶肝管称为第二级分支或二级胆管，包括左内叶肝管、左外叶肝管、右前叶肝管和右后叶肝管，各肝段肝管则称为三级分支或三级胆管。

左肝管的平均直径为 0.27cm，长 0.7~1.2cm；第三军医大学报道为（1.4±0.75）cm。左肝管位于肝门横沟左侧、左门静脉分支的横部深面。左外叶上段和左外叶下段肝管在门静脉矢状部外侧汇合成左肝管，经一段距离后与 1~3 支左内叶肝管汇合成左肝管。左肝管与肝总管之间形成 90° 夹角。这些解剖形态上的特点使左肝管内的结石较难排出，经此处的手术也增加了难度。在肝脏手术时应时刻注意肝门部胆管有诸多的变异，左肝管由左外叶和左内叶肝管汇合而成，主要引流左半肝和尾状叶左半的胆汁。左外叶肝管又由左外叶上、下段肝管合成。左肝管还接受 1~2 支来自尾状叶左半的小肝管，出肝门后与右肝管汇合。左内叶肝管有时直接开口与肝总管或与右肝管汇合，右前叶或右后叶有时开口于左肝管。还应该注意在切开左肝管时，防止损伤其前方的门静脉。门静脉有时深埋于肝门内，被肝组织覆盖，深度可达 2.5cm。

左肝管亦有 4 种分支类型。

第一型：左外叶上段肝管和左外叶下段胆管汇合成左外叶肝管，然后与左内叶肝管汇合成左肝管。此型最多见，约占人群中的 70%。

第二型：左内叶肝管与左外叶下段肝管汇合之后再与左外叶上段肝管汇合组成左肝管。此型约占人群中的 16.6%。

第三型：左内叶肝管、左外叶上段肝管和左外叶下段肝管三者在同一点汇合者，此型约占人群中的 6.7%。

第四型：左内叶肝管直接汇入肝总管的近端，此型约占人群中的 6.7%。

右肝管右肝管与左肝管相比较短粗，平均直径为 0.28cm，第三军医大学报道为（0.84±0.56）cm，长 1.5~2.8cm，与肝总管间形成约 150° 夹角。这些解剖形态上的特点使胆汁易于流出，左肝管的探查术或置入器械相对较左肝管容易。右肝管由右前叶和右后叶肝管汇合而成，右后叶肝管又由其上、下段肝管汇合而成。右肝管还接受 1~2 支到尾状叶右半的肝管。门静脉肝位于右肝管的后下方，两者之间有肝右动脉经过。

右肝管的解剖变异也非常常见，50% 以上的人右肝管由右前叶和右后叶肝管汇合而成。约有 40% 的人右肝管的开口有变异。吴孟超报道 26.7% 的人无右肝管，曾志诚则报道有 35.7% 的人无右肝管，Healy 报道无右肝管的人为 28%。

右肝管有 4 种分支类型。

第一型：右后叶上段肝管和右后叶下段肝管汇合成右后叶肝管，右后叶肝管再与右前叶肝管汇合成右肝管。右前叶肝管多为 1 支（A 型），也可为 2 支（A₂ 型）。

第二型：此型为右前叶肝管注入肝总管分叉处者。其中右前叶肝管为 1 支者为 B 型；若有两支右前叶肝管，有一支注入肝总管分叉处，另一支注入右后叶肝管者为 B1 型；若两支右前叶肝管都汇入肝总管分叉处则为 B2 型。

第三型：右后叶肝管不与右前叶肝管汇合，而直接汇入肝总管者。

第四型：右前叶肝管汇入左肝管者。

二、肝外胆管

肝外胆管系统包括左肝管、右肝管、肝总管、胆囊及胆总管。大多数人的肝总管是由独立的左、右肝管汇合而成，但有 25% 的人右前叶和右后叶胆管各自分别于左肝管汇合。肝总管的起始部贴近肝脏，通常以左、右肝管开口处为肝内、外胆管的分界线。左、右肝管的汇合处的胆管内皮有时并不光滑，如果一侧有隆起样改变，即有可能影响胆汁流通，通常可导致胆色素结石在此形成。左、右肝管汇合处的成角的变化比较大，从 45°~180° 不等，右肝管常较垂直，左肝管近乎横行。

肝总管上端起自左、右肝管的汇合部，在肝十二指肠韧带的右缘下行，与胆囊管汇合后即成为胆总管，因此，肝总管的长度取决于它与胆囊管汇合处的高低，一般长约2.5cm，直径约0.5cm。

胆总管上端起自肝总管与胆囊管的汇合部，经十二指肠右缘下行，然后经十二指肠球部的后侧，抵达胰腺的背侧，最后经十二指肠乳头进入十二指肠。胆总管长度也取决于它与胆囊管汇合处的高低，一般长7～8cm，直径0.4～0.8cm，如果胆管影像学检查提示胆总管直径超过了1cm，则应考虑梗阻的可能。

胆总管的动脉血供来自右肝动脉、胆囊动脉、肝固有动脉、十二指肠上动脉、胃十二指肠动脉和十二指肠后动脉。

根据胆总管和十二指肠及胰腺的解剖关系，将胆总管划分为十二指肠上段、十二指肠后段、胰腺段和十二指肠壁内段。

（一）十二指肠上段

即十二指肠球部上缘以上部分，在肝十二指肠韧带的游离缘内下行，winslow孔的边缘，后侧是门静脉，左侧为肝固有动脉。胆总管探查的开口、胆总管十二指肠吻合术等多在此段进行。

（二）十二指肠后段

直行于十二指肠球部的后侧，两者之间有较薄的纤维组织间隔。位于下腔静脉前方和门静脉的右方。

（三）胰腺段

为胆总管经过十二指肠球部之后，向右侧行走，抵达十二指肠降部，位于十二指肠降部与胰头之间的沟内、胰腺后侧的这一段胆总管。约80%的人胰腺段位于胰实质内。因此胰头癌、胰腺炎易压迫胆总管而形成梗阻性黄疸。

（四）十二指肠壁内段

亦称十二指肠壁段、胆总管末端，此段的解剖最为复杂，对它的研究直到获得目前大家公认的结果，前后进行了数百年。十二指肠壁内段位于十二指肠降部的后内侧壁内，较短，长约1cm，末段逐渐变细，胆石嵌顿于此。在十二指肠壁内形成膨大的乏特壶腹，开口于十二指肠乳头。共同通道长1.0～1.1cm，若超过1.5cm即为胆胰管合流异常。在胆总管和胰腺管的末端以及Vater壶腹壁内环绕有环形的平滑肌，称为Oddi括约肌，这一组括约肌能够；控制壶腹口的开放。部分人胆总管和胰腺分别开口与十二指肠乳头或各自拥有一个乳头。一般十二指肠乳头距幽门8～10cm，开口内径1～2mm。胆胰管的共同通道如果因Oddi括约肌痉挛、狭窄、结石、肿瘤等因素而发生梗阻时，会引起胆汁反流入胰腺管内，激活胰酶，引起急性胰腺炎；胰液流入胆总管也可引起胆囊炎。

近年的研究认为胆总管末端不包括壶腹部膨大的部分，而是指胆总管末端囊段鼠尾样狭窄的部分，并将此段取名为"胆总管末端狭窄段"（NDS），此段长（19.3±4.6）mm。

胆囊形似梨状，长8～12cm，宽3～5cm，容量40～60mL。位于肝脏脏面的介于左、右半肝的胆囊窝内，借疏松结缔组织及其外壁的腹膜反折与肝脏相连，两者之间有不少血管、淋巴管和小的迷走胆管，因此剥离胆囊时必须充分地结扎血管和胆管。胆囊底部突出于肝下缘1～2cm，当胆囊管和胆总管有梗阻时，胆囊肿大，常可被触及。

胆囊管的长度变化较大，从1.6～3.5cm，直接与肝总管相连，构成肝总管与胆总管的分界线，其直径为0.2～0.3cm。其汇合点可高可低，最低可达十二指肠上部的后方。汇合的方式也有变异，如角型（多呈锐角）、平行型（胆囊管与肝总管并行一段距离后再汇合，一同被结缔组织鞘索包绕）、螺旋形（胆囊管呈螺旋状环绕肝总管下行后再汇合）。胆囊管与肝总管并行者约占人群的20%，在胆囊切除时必须有高度的警惕性，防止胆总管的损伤。

胆囊管内有螺旋状的皱襞可控材胆汁的出入，胆囊颈与胆囊体相连处有一段狭窄，然后膨大，这部分称为Hartmann袋，胆结石也易嵌顿于此。胆囊管、肝总管和右肝下缘构成一个三角形的区域，称为胆囊三角，此三角区内常有胆囊动脉、肝右动脉或迷走肝右动脉及副肝管经过，手术时应密切注意其解剖关系。

（王新伟）

第四节 胰腺

一、胰腺的形态、位置、毗邻

（一）胰腺的形态

胰腺自右向左分为互相连续的四部：胰头、胰颈、胰体及胰尾。胰腺的形态多为蝌蚪形（占40%），弓形次之（20%），其余 S 形、波浪形、三角形及哑铃形等依次减少。此外，还有一些不规则形。这些形态的变化对胰腺的超声、CT 等检查可提供参考。

胰腺除胰头部较扁平外，其余各部大体有三个面：前面、下面和后面，因而胰断面大体为三棱形。胰头较扁平，垂直径平均为 4.7cm，前后径平均为 1.7cm。从胰头向左伸出一胰头钩突，越至肠系膜上血管的后方，位置较深，因而，此部的小腺瘤常易被忽略。但有时钩突很大，钩突与胰颈之间为胰切迹，可作为胰头与胰颈的分界，肠系膜上血管在此处被包埋于胰腺组织内。胰颈较短，长径平均约2cm，垂直径约 2.8cm，前后径约 1.6cm，向左上方接胰体，被网膜囊幽门部的腹膜所覆盖。胰体较长，呈棱锥形，垂直径平均为 2.5cm，前后径平均为 1.3cm，平均长为 7.8cm，略向前弓凸。胰尾自胰体向左逐渐变窄，居结肠左曲下方，伸入脾肾韧带的两层腹膜之间，因而是胰腺唯一可移动的部分。但其伸入的程度不一，有些可抵及脾门，另一些与脾门相距数厘米。在脾切除术中结扎脾蒂血管时，必须警惕抵达脾门的胰尾，以免损伤或被结扎。

（二）胰腺的位置

胰腺位于腹上部和左季肋部腹膜后间隙中，全长 15～20cm，重 70～100g，横跨第 1～2 腰椎体的前方。大部分被网膜囊后壁的腹膜所覆盖，属腹膜后位器官，而胰尾则全被腹膜包绕，有一定的活动度。

（三）胰腺的毗邻

胰头嵌于十二指肠的左侧（图 1-3），被十二指肠降部和下部所环抱，以致胰头右缘呈现相应的切迹，因而，胰头癌常压迫十二指肠引起梗阻，钡餐十二指肠造影也可见十二指肠受胰腺癌浸润或推移的征象：肠曲扩大，降部内侧面黏膜纹理失常，肠壁蠕动消失或僵硬，肠腔狭窄或充盈缺损等。

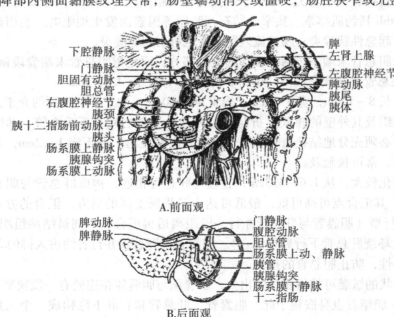

下腔静脉
门静脉
胆固有动脉
胆总管
右腹腔神经节
胰颈
胰十二指肠前动脉弓
胰头
肠系膜上静脉
胰腺钩突
肠系膜上动脉

脾
左肾上腺
左腹腔神经节
脾动脉
胰尾
胰体

A. 前面观

脾动脉
脾静脉

门静脉
腹腔动脉
胆总管
肠系膜上动、静脉
胰管
胰腺钩突
肠系膜下静脉
十二指肠

B. 后面观

图 1-3　胰的毗邻

肝动脉行经胰头上缘而进入肝十二指肠韧带内。胰头后面与右肾动静脉、右精索内血管、下腔静脉、左肾静脉终末部及膈肌右脚相邻。门静脉的起点，多位于胰头后方，相当于胰头上 1/3 部位者占 39%，相当于中 1/3 者占 36%，相当于下 1/3 者占 25%。

胰头癌可压迫下腔静脉及门静脉或其属支，导致下肢水肿及腹腔积液；有时侵犯十二指肠降部遮盖右肾门，右肾手术时注意避免损伤此两结构。胆总管胰段沿胰头后面下降而开口于十二指肠降部，据统计，胆总管后面有舌片样的或散在的胰腺组织覆盖盖者占 60.7%，无胰腺组织覆盖者占 38.7%，胰腺组织呈环状包围胆总管者占 0.7%。这种解剖关系可解释为什么慢性胰腺炎和胰头癌中出现的胆汁滞留和黄疸，且可说明经十二指肠后方暴露胆总管作为探查或施行胆总管末端与十二指肠吻合术的途径是可行的。胰颈上缘与胃幽门和十二指肠上部的起始段邻接，胆总管、肝门静脉及肝动脉经胰颈后上方出入肝十二指肠韧带。胃十二指肠血管和胰十二指肠前上血管经胰颈的右前方下行，肠系膜上血管居胰颈的后方。胰颈与肠系膜上静脉前壁间仅以疏松结缔组织相连，并无小静脉汇入，此处可作为胰腺探查的入路。在胰头癌手术中，常于肠系膜上静脉的左侧切断胰腺。由肠系膜上动脉发出的迷走肝、胆动脉行经胰颈和门静脉后方，出现率为 7%～12%。在该部位手术时应注意勿损伤这些动脉，以免导致肝缺血和坏死。起自肠系膜上动脉的中结肠动脉，一般经胰颈下缘，有时甚至贯穿胰腺进入横结肠系膜，胰腺手术时须注意此种解剖情况。

胰体前缘有横结肠系膜根附着，并将胰体分为前上面和前下面。前上面由与横结肠系膜的上层连接的腹膜所覆盖，组成网膜囊后壁的一部分，胃后壁的溃疡可与此面粘连，从而侵入腺实质。胰体的前下面由横结肠系膜的下层所覆盖，自左向右与结肠左曲、十二指肠空肠曲和空肠襻毗邻。胰体的后面凸向脊柱侧，自右向左依次与腹主动脉、肠系膜上动脉的起始部及围绕此动脉的肠系膜上神经丛、膈肌左脚、左肾上腺及左肾的上极毗邻。脾静脉多数居胰体上缘的后方，常陷于胰体表面的沟内，平行于肾静脉的前上方，因此，脾肾静脉分流术常在此处进行。脾动脉与脾静脉伴行但较浅在，因而胰先后方的手术进路需注意上述解剖特点。

胰的后面借疏松脂肪组织层附着于腹后壁，此脂肪层称胰间隙。间隙中的异常肝动脉主要有起自肠系膜上动脉的代替肝右动脉和代替肝总动脉。作者曾在 300 例解剖中发现这两种异常肝动脉 21 例（7%），它们走行于胰头后方或穿过胰头。故近胰头的胰十二指肠切除术时，应仔细解剖，以免损伤异常肝动脉。当胰腺癌与这些血管粘连或浸润包围胰后血管时，胰的 CT 影像可见局部脂肪层闭塞。据文献报道在 53 例胰腺癌中，CT 影像显示肿瘤与胰后血管粘连或肿瘤浸润包围胰后血管，引起局部脂肪层闭塞者 47 例，占 79.2%。20 例全胰或体、尾癌中 17 例与腹腔及肠系膜上动脉、静脉粘连或局部有肿物，胰头或头体癌 33 例，包围门静脉者 4 例，与肠系膜上动、静脉粘连或有肿物包绕者 20 例。上述 CT 影像提示手术的困难性或不能进行手术的可能性。另外，消瘦患者，胰后脂肪层少，也可出现看不见脂肪层的情况。在此种情况下，在肝静脉内，一次注射 60% 泛影葡胺 60mL 后立即扫描胰腺，可显示胰周血管有无累及，并可显示有无低密度的小癌肿以资鉴别。

总之，由于胰的位置相对固定，且与脊柱紧邻，因此易因钝创而受伤；又因其居腹膜后位，位置较深，故手术探查时常不易鉴别胰腺的炎症或肿瘤及覆盖其表面的胃、横结肠或网膜的病变。此外，由于胰腺缺乏系膜，可部分解释胰腺癌的早期直接侵袭，也与胰腺淋巴引流的解剖有关；又由于后方是坚实的腹后壁，胰腺肿瘤和囊肿易向前经左、右肠系膜窦突向腹前壁。胰腺又紧靠下腔静脉、主动脉和肠系膜上血管，胰外伤易损伤这些大血管，但胰腺常可掩盖出血部位，为了止血，需广泛游离，甚至横断胰腺。另外，因为胰表面有腹膜覆盖，所以急性胰腺炎往往导致渗出性腹膜炎。渗出物先局限于网膜囊内，如果网膜孔被炎症性粘连封闭，局限的炎性产物也可产生假性肿瘤体征。胰晚期癌肿常压迫、侵蚀邻近器官，引起各种症状。如侵蚀十二指肠而引起出血，侵蚀降结肠而引起梗阻，压迫胸导管引起乳糜性腹腔积液，压迫脾静脉引起脾大，压迫腹腔动脉可出现腹上部血管杂音。

二、胰腺的血管

（一）胰的动脉系统

胰腺的大部分血供来自腹腔动脉干的分支（脾、肝总动脉），部分来自肠系膜上动脉系统。胰的各条动脉间有丰富的微细结构，这种结构，对选择性胰动脉造影诊断占位性病变有参考意义。

胰头部血供丰富，有胰十二指肠上前、上后动脉及胰十二指肠下动脉的前、后支，于胰头前、后面靠近十二指肠降部互相吻合，形成十二指肠前、后动脉弓，由弓上发出细小分支供应胰头前、后部及十二指肠。胰头前面，常有一条发自胰背动脉右支的分支与十二指肠上前动脉左支相吻合的胰前动脉弓，其出现率为77%～93.3%。文献记载有一较常见的胰头钩动脉支，它是胰背动脉右支的另一分支，为钩突的胰头的一部分供血。

胰颈和胰头附近有胰背动脉，出现率为96%～100%。其外径（成人）平均为2.2mm，是胰的主要动脉之一。它的起源种类繁多（有11种），其中6种类型较常见（图1-4）。据中国医科大学徐恩多等根据70例标本调查结果统计，起源于脾动脉者较多，有26例（占37.2%）。另5种类型中，起自胰十二指肠上前动脉者3例（4.3%）；起自胃十二指肠动脉者3例（4.3%）；起自腹主动脉、迷走第1肠动脉（起自脾动脉根部）、迷走胆囊动脉（起自肠系膜上动脉）及中结肠动脉者各1例（共5.7%）。起自脾动脉、肠系膜上动脉、肝总动脉及腹腔动脉干末端等处的胰背动脉，在胰颈或胰头的背面，有时绕脾静脉成环状后分为左、右支。右支一般分为两支，其中一支略粗，行于胰头前面成为胰前动脉弓；另一支较细小，弯向下方供养胰头部及钩突，称之为胰头钩动脉支。胰背动脉左支沿胰腺下缘背面左行，称胰下动脉（胰横动脉）。胰背动脉的左、右支多数可贯通整个胰腺全长。有学者认为胰背动脉若受损伤，可引起胰体尾部的血运障碍。Michels指出：行胰头十二指肠切除术，如切断线超过腹主动脉左侧，则有切断胰背动脉的危险，而保留的胰体尾部是否能建立起足够的侧支循环以免局部缺血坏死，要看胰大动脉、其他的胰腺小动脉支及胰尾动脉支的循环情况而定。手术时应尽量找到胰背动脉及其左、右分支（可先行选择性胰动脉造影），在行胰头十二指肠切除时，应只切断其右支，保留左支，而在切除胰体尾部时，则应保留其右支切断其左支。

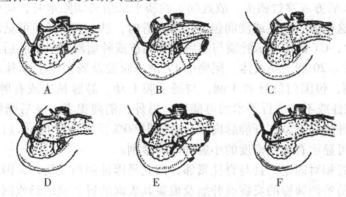

图1-4 胰背动脉的起源类型

A. 26例（37.2%）起源于脾动脉；B. 11例（15.7%）起源于肠系膜上动脉；C. 8例（11.4%）起源于肝总动脉；D. 6例（8.6%）起源于腹腔动脉杆末端；E. 5例（7.1%）起源于第1肠动脉；F. 4例（5.7%）起源于胃网膜右动脉

在胰体尾部下缘有一条胰下动脉（即上述的胰背动脉左支），出现率为100%。胰下动脉长度多占整个胰体尾部全长并与胰尾动脉有较粗的吻合支者占62.9%，占胰体尾部全长的右2/3、右1/2及右1/3者依次减少。了解胰下动脉长度，对移植术有重要意义。Melliere的有关术中动脉造影资料显示约25%的患者胰体尾部的血供仅来自一条胰下动脉，且此动脉与脾动脉间无连接支，如有血栓形成，可导致胰体尾部完全梗死。但本组血管灌注腐蚀标本均见胰下动脉与脾动脉的胰支（包括胰大动脉）间有充分的微细吻合支，且多数标本（62.9%）与发自胃网膜左动脉的胰尾支相吻合。因此，我们认为上述的胰下动脉并不存在，其所以易在胰体尾部发生梗死，可能是此处的吻合支多而细，容易在胰下动脉血栓形成的早期即发生供血不全。

胰体部有一发自脾动脉的胰大动脉，是胰的小动脉中的最粗大者，出现率为 4.7% ~ 100% 。它多发自脾动脉的中 1/3 段内，少数发自内 1/3 段及外 1/3 段内。胰大动脉有人字形、倒 T 形、～形及⌒形等 4 种类型，后 2 种类型加上倒 T 形中的一部分（共 21.4%）均在脾动脉下方形成较粗大的横行动脉支（由它发出许多胰小动脉支），且与胰下动脉相对应，称胰上动脉。胰大动脉的各类型给选择性胰动脉造影提供参考。

胰体部还有一些发自脾动脉的其他小动脉支，一般为 4 ~ 6 支。胰尾部亦有一些（1 ~ 5 支）胰尾小动脉支，发自脾动脉末端或末段、脾动脉下干或下极支或胃网膜左动脉等处。在切取胰体尾行节段移植时，最好在靠近脾门处切断脾蒂，保留胃网膜左动脉等血管，可望在移植后胰尾有足够的血供。

（二）胰的静脉系统

胰的静脉系统较动脉系统复杂，变异较大，所有的胰静脉均通过脾、肠系膜上静脉最后汇入静脉系统。在腐蚀标本上可见胰的各条细小静脉属支间都有丰富的微细结构。这种结构，对选择性胰静脉造影（选择性胰动脉造影的静脉期），诊断胰的占位性病变和施行胰的某些手术均有参考意义。胰的主要静脉通常有同名动脉伴行。

胰头部静脉：有胰十二指肠上前、上后静脉及下前、下后静脉，均较恒定。胰十二指肠上前、下前静脉多有吻合，形成胰头前静脉弓（80%）；上后、下后静脉吻合形成胰头后静脉弓（86.7%）。胰头部常出现 1 ~ 2 条胰切迹的小静脉支（出现率为 38.3%、60%）。它引流胰头前面的部分血液，与引流胰钩突的 1 ~ 2 条钩突小静脉支（出现率为 72%、86%），这两组小静脉均汇入胰切迹附近的肠系膜上静脉后壁或右后壁。这几条小静脉在行胰头十二指肠切除术时，有可能被损伤甚而撕裂肠系膜上静脉，引起不易控制的出血，影响手术进程或被迫停止手术。若术中将该部肠系膜上静脉轻轻翻向左侧并仔细剥离，切断。则小静脉的根部常不难显露，可顺利予以结扎、切断。

胰颈部静脉：有胰上静脉（胰背或胰颈静脉）和胰下静脉（胰横、胰狭静脉）。胰上静脉的出现率较低，据统计为 17% ~ 41% 。此静脉较小，主要由来自胰颈前、后面的小尾支所汇成，有时也有来自靠近胰颈处的胰体或胰头上缘的小尾支参加，无同名动脉伴行。它主要从门静脉后壁或汇合处的后壁汇入，行胰头十二指肠切除术时应注意处理此静脉。

胰下静脉由胰颈前下部或胰体前下部的小支汇成，沿胰的下缘走向右侧，多从肠系膜上或下静脉的左缘汇入，有同名动脉伴行。胰下静脉有大、小之别，在有胰下静脉（67%）的标本中，胰下静脉横贯胰体尾部全长或与胰尾静脉有明显交通支者占 43%；为胰体尾部长度的右 3/4 者占 17%；为胰体尾部长度的右 1/2 者占 7%。其外径（成人）平均为 2.3mm，无静脉瓣。胰下静脉有许多小尾支与胰体尾部小静脉相通连。另从它的汇入部位（肠系膜上静脉等处）来看，可将胰下静脉视为肠系膜上静脉与脾静脉间的另一侧支通路。因此，当门静脉高压症行选择性远端脾肾静脉分流术（Warren 手术）时，可能有高压的门静脉血经胰下静脉回流至脾静脉，而影响手术减压的效果。另外，如果胰下静脉缺如，由于胰头、颈、体、尾部的静脉间均有丰富的小静脉相连通（立体微细结构），估计这也可能影响手术的分流量和治疗效果。

胰体部静脉：胰体部有 6 ~ 12 条小的胰静脉注入脾静脉的前方或前下方，各小静脉间及其与胰下静脉间有丰富的吻合，此为胰静脉系统立体微细结构的重要组成部分。它主要引流胰体后部的血液。

胰尾部静脉：在胰尾部的前面常有 1 ~ 2 条小静脉汇入胃网膜左静脉或脾静脉下段支，在胰尾部的后上方有 4 ~ 6 条小静脉以短干直接汇入脾静脉。在门静脉高压症时，这些小静脉变粗，管壁变薄，在行脾肾静脉吻合术时，为游离出足够长度的脾静脉（一般需 3 ~ 4cm），须仔细分离、结扎，切断这些小静脉支，若小静脉或脾静脉被撕裂出血，则增加手术的困难，或被迫停止分流术。

（三）胰管

1. 胰管概述　内容如下所述。

（1）胰小叶：胰是一个复管泡状腺体，与腮腺类似。胰的被囊菲薄，由疏松结缔组织构成，向腺内发出很多结缔组织间隔，将胰分割成许多小叶，称胰小叶，并在间隔中有微细血管、淋巴管和神经。

（2）胰的导管系统：胰的导管系统可分为闰管、小叶间导管、叶间导管、总排泄管即主、副胰管等。

闰管较大，管径很细，一端与泡心细胞相接，另一端与小叶内导管相连。小叶内导管较闰管略粗，小叶内导管出小叶进入小叶间结缔组织中，成为小叶间导管。各小叶间导管再汇合成叶间导管，即总排泄管的一级属支，它的管径更为增大。一级属支共有 100 ~ 120 支，最后均以接近直角或直角汇入主、副胰管。主、副胰管均有一层厚的致密纤维结缔组织外膜。胰的全部排泄管均覆以单层柱状上皮，且含有一些杯状细胞。

主胰管（Wirsung 管）起于第 12 胸椎水平的胰尾内。其起始部常为两支小管汇合形成主胰管，主胰管几乎总是在第 12 胸椎和第 2 腰椎之间横过脊柱。约有半数人是在第 1 腰椎水平横过。主胰管沿胰的全长由胰尾至胰头部，沿途接受来自胰各小叶的分支（各小叶的胰管），其管径自左至右逐渐增大。主胰管在胰头部多与胆总管汇合，共同开口于十二指肠大乳头，此处通常在第 2 腰椎平面。

副胰管（Santorini 管）有时在胰颈部由主胰管分出，在十二指肠大乳头上方（偏内侧）2 ~ 2.5cm 处（成人）开口于十二指肠小乳头（图 1-5）。

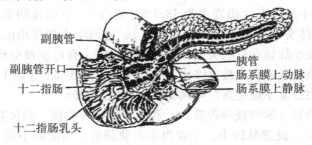

副胰管
副胰管开口
十二指肠
十二指肠乳头
胰管
肠系膜上动脉
肠系膜上静脉

图 1-5　胰管

2. 胰管的类型　主、副胰管可有各种类型。据中国医科大学徐恩多等报告，对 110 例正常胰腺标本进行了观察，发现胰管的形态有 7 种类型。Ⅰ型：为常见型，即主胰管与胆总管汇合后开口于十二指肠大乳头，并有较细的副胰管连通于主胰管，副胰管开口于小乳头，钩突小胰管与主胰管相连通，此型有 45 例，占 40.9%。Ⅱ型：无副胰管，但在胰头上部有一较细的小胰管与主胰管相连通，而另一端多数小胰管并不与十二指肠相通（无小乳头），钩突小胰管与主胰管相连通，此型 27 例，占 24.5%。另有文献报道认为，开口于十二指肠的副胰管缺如与十二指肠溃疡有关。Reich 提出副胰管分泌不足，可能减少十二指肠内容的酸碱度并促进溃疡形成。Ⅲ型：主胰管较粗大，贯通胰的全长，但开口于小乳头，而副胰管较细短，并与主胰管不相通，只引流胰头下部胰液，与胆总管共同开口于大乳头，此型 17 例，占 15.5%。

在上述的Ⅱ、Ⅲ型中，Ⅱ型者无副胰管，Ⅲ型者主、副胰管不相通。因此，当主胰管阻塞，使胆汁、十二指肠液或胰液反流时，可致主胰管内淤滞、压力增高而易发生胰腺炎，其原因在于Ⅱ、Ⅲ型胰管不同于主、副胰管相连通类型的胰管（Ⅰ、Ⅳ、Ⅴ、Ⅵ、Ⅶ型），当主胰管内压升高时，主胰管内液体可经副胰管、小乳头排入十二指肠腔内，使主胰管内压力降低，且在行 ERCP 或 ERP 检查时，胰管的显影可不同于其他类型。Ⅲ型者由于主胰管开口于小乳头，主、副胰管又互不相通，故主胰管不能显影，只有开口于大乳头的副胰管可显影，但其范围只限于胰头下部。对此，如能另行寻得小乳头，由小乳头开口再行 ERP 检查将是有益的。

Ⅳ型：副胰管较细，在胰头上部（靠近胰颈部）与主胰管相连通，开口于小乳头，钩突小胰管连通于副胰管（9 例，占 8.2%）。Ⅴ型：有一较细的副胰管在胰头下部与主胰管相连通，开口于小乳头，钩突小胰管连通于副胰管（6例，占5.5%）。Ⅵ型：主胰管在胰头部呈一圆圈型，另有一副胰管连通于圆圈形主胰管的上方，而钩突小胰管连通于圆圈形的下方（3例，占2.7%），此型文献很少报道，Balduin在76例标本中有3例（约占4%），这是属于正常解剖的变异，临床上不应将其视为病变，这将对ERCP或ERP检查阅片时有所帮助。Ⅶ型：主胰管在胰头上、下部有两处呈锐角（35°~45°）形返折，副胰管与上部的锐角处相连通，钩突小胰管经主胰管浅面与副胰管相连通（3例，占2.7%），主胰管这种呈锐角返折，是否是生前患胰腺炎治愈后的瘢痕牵拉所致？由于所用尸体生前无胰腺疾病史、解剖时肉眼及镜下观局部组织均正常，且胰管无局限性狭窄和扩张等情况，因此，上述问题可以否定，这是属于正常解剖的不同类型。

3. 主胰管在胰的各横断面上的位置　主胰管在胰的各部横断面上的位置，文献报告在100例成人标本中进行观测：①在胰头部由右向左每隔1cm的横断面上，主胰管的后距均很短小，为1~2cm，有的主胰管后面仅为一层纤维膜。②在胰颈部，由右向左每隔0.5cm的断面上，主胰管的后距逐渐增大，为1~2.9mm，前距为4~12mm，有少数标本，主胰管在胰颈部紧靠胰的后面，仅有一层纤维膜覆盖，在胰颈部主胰管上、下距相接近。③在胰体部由有向左每隔1cm断面上，主胰管后距逐渐增大，前距逐渐缩小，直至前、后距之比为5:3~1:1，在胰颈部左侧1cm断面处的胰体部，主胰管的后距平均为5.9mm（3~8mm），在2cm断面处的后距平均为6.2mm（3~9mm）。④在胰尾部末端附近，主胰管常由上、下两个较粗的小胰管胰尾部末端附近，主胰管常由上、下两个较粗的小胰管合成，胰尾部主胰管的前、后距及上、下距均各大致相等。

由以上结果可见，主胰管在胰颈部的后距由右向左逐渐增大。主胰管在胰颈部的后距为1~2.9mm，故行胰十二指肠切除术，在门静脉、肠系膜上静脉前方切断胰颈部行胰肠吻合术时，易将主胰管缝扎，或缝线贯穿部分胰管，造成胰管撕裂，术中不易是现，而术后导致胰瘘。从胰颈左侧界再向左1~2cm，主胰管的后距增至平均各为5.9mm及6.2mm，因此，行胰十二指肠切除术时，在胰颈左侧1~2cm处切断胰体行胰肠吻合术，则可避免损伤主胰管。

4. 主胰管的走向、直径及容量　文献报告主胰管的走向，当其向胰头侧越过胰颈后，主胰管即以前后方向接近90°角向深部转弯，约深入2cm后，再以接近水平方向在胰头实质内，贴近其后侧向胆总管靠拢。对此，如果位于胰头部主胰管内结石，难以从胰前面的纵切口中取出，应取Kocher切口充分游离十二指肠降部及胰头后方，从胰头后侧切开胰管后壁，可易于取出结石或采用其他方法取石。

主胰管直径（标本无性别上的差异）在胰的各部有所不同。在胰头部（恰好在胰管进入十二指肠壁之前的部位）直径最大，其最大直径为3.1~5.3mm（Varley，Krell等）；体部最大直径为2.0~3.5mm（Vrley，Classen等）；尾部为0.9~2.4mm（Varley，Classen等）。

在活体上，Kasugai等发现用2~3mL的造影剂就可使胰管充满，用7~10mL就能使其所有属支和更细小胰管充满。但尸体标本中，Trapnell等发现用0.5~1mL的造影剂即可使胰管系统充满。

5. 大、小乳头在十二指肠腔内的位置及其标志　文献报告，在90例剥离标本中，观察到大、小乳头的位置及其标志有一定规律。位置：大乳头在十二指肠降部中1/3或中、下1/3交界处的后内侧壁。小乳头在十二指肠降部上1/3或中、上1/3交界处的后内侧壁，但小乳头位置比大乳头位置稍偏内前方，成人两乳头相距为2~2.5cm。标志：大乳头的标志是在十二指肠的降段中部有4~5个环形襞，以最下一个环形襞的下方：有一纵襞（大多数），在此纵襞的上端可见大乳头及其开口。有时，大乳头被最下的一个环形襞所遮盖，只有将后者向上翻起才能见到大乳头。少数（3例，3.3%）无纵襞，大乳头仅在最下一个环形襞的下方。小乳头的标志是于大乳头向上4~5个环形襞的上方有一较小的纵襞，在此纵襞的中下1/3交界处或其中部的内侧缘上，可见到小乳头，并常可见到其开口。

在行ERCP或ERP时，于十二指肠腔内如何寻找大、小乳头，是首要的。根据上述的大、小乳头的位置及其解剖标志，一般多可找到。但Ⅱ型者（24.5%），因无副胰管也无小乳头，当然也就不能寻到小乳头。而主胰管开口于小乳头的Ⅲ型者（15.5%），它的小乳头及其开口常比正常者大些，且较为明显，而大乳头比正常者反而略小。

（四）胰的神经

胰由交感和副交感神经纤维所支配。

交感神经的节前纤维来自胸$_5$～胸$_{10}$脊髓节段，通过内脏大神经终于腹腔神经节、肠系膜上神经节或终于沿胰血管分布的小神经节内。交感神经的节后纤维主要或全部终于胰的血管。交感神经主要控制胰的动脉系统，扩张血管增加血流量，影响胰的外分泌。

副交感神经的节前纤维来自迷走神经，直接或通过腹腔神经丛终于胰实质结缔组织间隔中的神经节。副交感神经的节后纤维终于胰腺腺泡及胰岛细胞，有控制胰的内、外分泌作用。胰管的上皮细胞内也有副交感神经纤维控制胰管的扩张和收缩。

以往认为胰的神经发自腹腔神经丛，伴随动脉进入胰内。但后来的研究认为并非如此。Yashioka 等通过 100 例尸体的腹腔神经节到胰的节后神经纤维的解剖学研究后，提出由腹腔神经节发出有不伴随动脉走行到胰的节后纤维，在胰头后面形成胰头丛，包含有支配胰的大部分自主神经纤维。林元间等解剖了 30 例尸体，胰头丛的出现率为 76.6%。胰头丛的神经来源于右腹腔神经节、肝丛、腹腔丛右侧半和肠系膜上丛发出不伴随动脉走行至胰头后面的胰支，其中以两者发出胰支的例数较多，绝大多数的胰支在进入胰腺之前先在胰头后面交织成胰头丛，然后发出 2～10 支进入胰头后面的胰实质内，而以进入胰头后面的右上、中、下和中上等区者较多。

胰头丛位于胰头后面与下腔静脉、左肾静脉之间。胰头丛连同其分支在内有呈三角形者（起始处最大间距 <5mm）、呈扇形或梯形者（起始处最大间距 >5mm）及不规则形者。林元间等的研究，尚有不呈"丛状"分支者占 23.3%，这种形态者，它的胰支有 1～7 支，直接由胰头后面进入胰腺实质内。所有胰支和胰头丛分支的宽度，最小者为 0.1mm，最大者为 4.0nm，以 1.0～0.2mm 和 1.1～2.0mm 者较多见。

胰头丛的丛尖或上底部都对向右腹腔神经节，丛底对向胰头后面和十二指肠降部，丛的前面紧贴胰头后面，丛的后面邻接下腔静脉及左肾静脉。由丛发出的分支主要从胰头后面进入胰头后面的右侧上、中、下三个区和中、上区。

临床上对胰源性腹痛可行胰头丛切断术，此手术只中断胰的痛觉传入通路及来自、到达胰的反射弧，而保留腹部其他器官内脏神经支配的完整性，术后遗留的不良反应较少。

根据局部解剖关系，胰头丛切断术的手术入路以采用十二指肠胰头后入路（Kecher 法）较好，因十二指肠和胰头与腹后壁之间为一疏松的结缔组织间隙，容易剥开，而十二指肠降部仅在前外方被覆腹膜，在十二指肠降部右缘纵行切开腹膜，可使降部充分游离，并可与胰头一并翻向外方被覆腹膜，在十二指肠降部右缘纵行切开腹膜，可使降部充分游离，并可与胰头一并翻向左侧，则胰头后面即充分显露。自右腹腔神经节向胰头后面仔细解剖，清除一些结缔组织，胰头丛即可逐渐显露。当胰头向左侧翻起后，胰头丛亦随之转向左侧而被拉紧，这就不仅躲开了腹后壁的大血管，以有利于胰头丛的分离切断，手术操作较为简便安全。

腹腔神经丛位于胰的后上方，胰腺炎症或肿瘤时，常可刺激或压迫该神经丛而引起背部放射性疼痛。右腹腔神经节一般在左肾静脉入下腔静脉的上交角内，常被下腔静脉部分或全部所覆盖，如完全覆盖，可在左肾静脉上方沿下腔静脉左缘进行解剖，即可见到右腹腔神经节的左侧部或其发出分支的起始段。这一操作对手术很重要，如不熟悉上述解剖关系而见不到有腹腔神经节，则不能进行手术的下一步操作。

肠系膜上丛发出不成丛的胰支向右或向右上方走行，多经肠系膜上静脉后方进入胰切迹右侧缘、胰头后面的中央区及右侧部。治疗胰源性腹痛的胰头丛切断术，不仅要切断由右腹腔神经节发出的胰支，亦要同时将由肠系膜上丛发出参与形成胰头丛的胰支一并切断。从局部解剖关系和文献报告来看，在沿肠系膜上动脉边缘分离切断该丛时，应仔细操作不可过深，以免损伤深面的肠系膜上静脉，因当胰头向左侧翻起后，肠系膜上静脉亦随之转到肠系膜上动脉的右前方或前方，并紧贴在胰头后面的中央区或左侧区内。

（五）胰的淋巴

一般认为胰的淋巴起自腺泡周围毛细淋巴管，血管走行至胰的表面。由于胰淋巴管的所在位置，巴管。在小叶间合成较大的淋巴管，沿微细可将其划分为胰头、胰体和胰尾部淋巴。

1. 胰头部的淋巴管　胰头前面上部发出的集合淋巴管，注入胰十二指肠前上淋巴结。此淋巴结位于十二指肠上曲与胰头前面之间，常有 1~5 个淋巴结。胰头后面上部的集合淋巴管，注入胰十二指肠后上淋巴结。此淋巴结位于胰头后面与十二指肠上曲之间，有 1~3 个淋巴结。胰十二指肠前上及后上淋巴结的传出淋巴管注入幽门下淋巴结，或直接注入沿肝总动脉排列的淋巴结，最后汇入腹腔淋巴结。胰头前面下部发出的集合淋巴管，注入胰十二指肠下淋巴结，此淋巴结位于十二指肠下曲与胰头前面之间。多为 1~3 个。胰头后面下部发出的集合淋巴管，注入胰十二指肠后下淋巴结，此淋巴结位于胰头后面与十二指肠下曲之间，有 1~4 个淋巴结。胰十二指肠前下及后下淋巴结的转出管汇入肠系膜上淋巴结或腹主动脉前淋巴结。

2. 胰体部的淋巴管　胰体左侧（2/3）上部的集合淋巴管注入沿脾动脉排列的胰上淋巴结（2~9个淋巴结，多为 4~5 个）。胰上淋巴结的输出管多沿脾动脉走行，注入腹腔淋巴结，亦可向上注入沿胃左动脉起始部的胃左淋巴结，或向下注入主动脉外侧及主动脉前淋巴结。胰体左侧（2/3）下部的集合淋巴管，向下汇入中结肠淋巴结（1~5 个）。胰体右侧（1/3）上部发出的集合淋巴管，向上汇入沿肝总动脉排列的肝淋巴结，然后汇入腹腔淋巴结。胰体右侧（1/3）下部发出的集合淋巴管，直接汇入肠系膜上淋巴结。胰体后面发出的集合淋巴管向下汇入主动脉外侧淋巴结、主动脉前淋巴结或主动脉、腔静脉淋巴结，少数还可汇入腔静脉前淋巴结或腔静脉外侧淋巴结。

3. 胰尾部的淋巴管　胰尾部的集合淋巴管注入脾门处的脾淋巴结，或注入胰上淋巴结，然后沿脾动脉走行汇入腹腔淋巴结。胰尾部的集合淋巴管还可经横结肠系膜注入中结肠淋巴结，部分可经中结肠淋巴结注入肠系膜上淋巴结。

胰头、体、尾各部发出的集合淋巴管，呈放射状注入胰周围的胰十二指肠前上、后上、前下、后下淋巴结，以及胰上淋巴结、脾淋巴结、中结肠淋巴结及肠系膜上淋巴结，然后沿脾动脉及肝总动脉汇入腹腔淋巴结或肠系膜上淋巴结。胰的一部分集合淋巴管可不沿动脉：汇入上述淋巴结，而向下汇入主动脉外侧、主动脉前淋巴结，以及主动脉腔静脉间淋巴结和腔静脉、外侧淋巴结。行胰十二指肠切除术治疗胰头癌，术后 5 年生存率低（约为 10% 或更低），其原因大部分是由胰腺残端癌复发及胃胆胰周围淋巴结转移所致。故近些年来对胰癌的淋巴结转移及其廓清引起了重视。日本建立了胰腺癌处理规约，将胃、胰、胆周围的淋巴结划分为 18 组。

通常将淋巴结转移径路分为 1、2、3 站，距癌瘤最近、最先转移的淋巴结作为第 1 站，其次为第 2站，最远者为第 3 站。因癌瘤发生的部位不同，淋巴结转移的径路、分站也有所不同。

（王新伟）

第五节　脾脏

脾脏质软而脆，色泽暗红，是人体内最大的免疫器官和重要的储血器官。正常成人脾脏长约 12cm，宽约 7cm，厚约 4cm，重量为 75~250g。脾脏表面覆盖一层结缔组织包膜，内含少量平滑肌组织和弹力纤维组织。脾脏的形状可分为楔形、四面体形和三角形 3 种。

一、脾脏的位置和毗邻

脾脏位于左季肋区深处，胃底与膈之间（图 1-6）。膈面被第 9~11 肋遮盖，长轴与第 10 肋平行。正常情况下，左肋缘下常难以触及脾脏。脾脏的位置可因体位不同和随呼吸运动而变化，平卧比站立时约高 2.5cm。脾脏可分为膈、脏两面，前、后两缘和上、下两极。膈面光滑隆凸，与肋弓和膈相接触。脏面凹陷，中央处有脾门，是脾脏血管、神经和淋巴管出入之处，称为脾蒂。脏面前方与胃底相邻，后端与左肾和左肾上腺接触，下方与横结肠脾曲相邻，脾门邻近胰尾。脾脏前缘锐薄，上极和后缘钝圆，下极略尖。脾脏膈面及前、后缘常含有 1~3 个脾切迹，是脾大时触诊脾脏的重要标志。

二、脾脏的韧带

脾脏为腹膜间位器官，其周围腹膜反折形成多个韧带与邻近脏器相连，对脾脏起到固定和支持的作用，主要包括以下几种（图 1-6）。

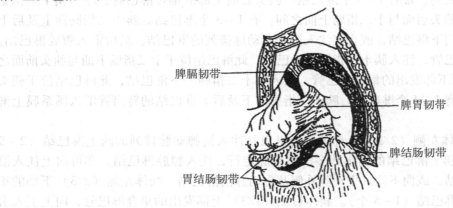

图 1-6 脾的局部解剖和周围韧带

（一）脾胃韧带

是位于脾上、下极和胃大弯之间的双层腹膜，含有胃短血管和胃网膜左血管。脾胃韧带上方较短，手术切断稍有不慎便会误伤胃底部胃壁。

（二）脾肾韧带

位于脾门与左肾前方之间，内含胰尾和脾血管。脾切除时，需首先切开此韧带的后层腹膜，才能充分游离脾脏而易于将其翻出腹腔。

（三）脾膈韧带

位于脾脏上极与膈之间，是脾肾韧带延伸至膈肌的腹膜皱襞。此韧带很短，有时不很明显，常难以钳夹、切断。

（四）脾结肠韧带

位于结肠脾曲与脾脏下极之间。此韧带也较短，常起到撑托脾脏和固定结肠左曲的作用。脾切除离断此韧带时应注意勿损伤结肠。

三、脾脏的血管、淋巴

脾脏是一个高度血管化的实质性脏器，血液循环丰富。脾动脉多发自腹腔干，沿胰背侧面的胰腺上缘向胰尾走行，在接近脾门处常分出数支胃网膜左动脉和胃短动脉，走行于脾胃韧带中。脾动脉可相继分支为脾叶动脉、脾段动脉、小梁动脉和终末动脉经脾门进入脾脏。除主干分支外，脾动脉还可分出不经过脾门而直接进入脾脏的脾上、下极动脉。脾静脉行程较固定，多位于脾动脉的后下方与其伴行，行走于胰腺后面的横沟中。脾静脉沿途收纳胃短静脉、胃网膜左静脉、胃后静脉及肠系膜下静脉等，向右在胰颈处与肠系膜上静脉汇合成门静脉。脾脏淋巴引流常汇入肝门淋巴结，最后至腹腔动脉旁淋巴结。相邻脾叶、段间动静脉吻合少，从而形成了脾实质的相对无血管平面，为多种脾保留手术的实施奠定了坚实的解剖学基础。

四、脾脏的组织学及副脾

脾实质主要由白髓和红髓构成。白髓是围绕在脾脏中央动脉及其分支周围密集的淋巴组织，包括动脉周围淋巴鞘和淋巴小结两个部分。红髓占脾实质的 2/3，位于被膜下、小梁周围和白髓之间，包括脾窦和脾索两个部分。红、白髓之间的移行区称为边缘区，是脾脏内首先接触抗原引起免疫应答的重要场所。副脾常位于脾门、脾蒂及大网膜等处，是与正常脾脏结构相似、功能相同的组织，出现率为10%～25%。副脾数目、位置及大小均不恒定，在脾功能亢进行脾切除时应一并清除，以免症状复发。

五、脾脏的生理功能

脾脏的生理功能复杂、多样，主要包括以下几种。

（一）免疫功能

脾脏具有重要的免疫功能，可产生促吞噬肽、备解素、调理素、补体等免疫活性因子间接激活单核 – 巨噬细胞，通过促进其吞噬作用发挥重要的非特异性免疫功能；脾脏也可通过 T 细胞介导的细胞免疫和 B 细胞介导的体液免疫完成机体的特异性免疫功能。此外，脾脏还具有重要的抗感染和抗肿瘤免疫功能。应当注意的是，脾脏的免疫功能在肿瘤发展过程中具有"双向性"和"时相性"的特点，即在肿瘤早期，脾脏具有正向免疫功能，对机体抗肿瘤免疫有益；肿瘤晚期，脾脏具有负向免疫功能，无益于机体抗肿瘤免疫。

（二）滤血和毁血

脾脏是机体有效的血液滤过器，可通过脾窦壁上的滤孔滤除血液中的病原体、细菌或异物颗粒。脾脏还可通过巨噬细胞吞噬血液中衰老或缺损的红细胞、细胞碎片和血小板。脾脏每天滤血量约 350L，可清除约 20g 的红细胞。

（三）造血和储血

脾脏含有少量造血干细胞（约占骨髓的 1/10），在大量失血、严重溶血和某些破坏血细胞的药物中毒时，脾索内可重新出现造血现象，制造多种血细胞，称为髓样化生。正常生理状态下，脾窦的储血量仅为 40mL 左右，并无重要的临床意义。在剧烈运动或急性失血时，脾窦内的存血即进入血液循环，以增加血容量和红细胞比积。适应血液循环的紧急需要。脾脏明显肿大时，脾窦内的大量储血可起到"自体输血"的作用。

（四）其他

脾脏与肝门静脉循环系统具有密切的解剖关系，因此在调节门静脉压力中发挥了一定作用。临床上采用脾细胞输入和脾移植治疗甲型血友病获得成功，表明脾脏具有合成和储存Ⅷ因子的功能。此外，脾脏还具有内分泌功能，是机体"免疫 – 神经 – 内分泌"网络调节中心的重要组成部分，可分泌多种免疫反应性激素因子和激素受体。

（王新伟）

第二章

肝胆外科常用体格检查

第一节 腹部体表标志及分区

为了准确描述和记录脏器及病变的位置，熟悉腹部体表标志和分区及其内在脏器十分必要。现将常用分区及标志介绍如下。

一、腹部体表标志

（1）胸骨剑突。

（2）肋弓下缘：肋弓系由第 8～10 肋软骨构成，其下缘为体表腹部上界，常用于腹部分区及肝脾测量。

（3）腹上角：为两侧肋弓的交角，剑突根部，用于判断体型及肝测量。

（4）脐：为腹部中心，位于 3～4 腰椎之间，为腹部四区分法及腰椎穿刺的标志。

（5）髂前上棘：髂嵴前方突出点，为九区分法标志及常用骨髓穿刺部位。

（6）腹直肌外缘：相当于锁骨中线的延续，常用做手术切口位置，右侧腹直肌外缘与肋弓下缘交界处为胆囊点。

（7）腹中线（腹白线）：前腹壁上两腹直肌间的腱性正中线，由三种扁平腹肌腱膜的交叉纤维构成。为前正中线的延续，为四区分法的垂直线，此处易有白线疝。

（8）腹股沟韧带：两侧腹股沟韧带与耻骨联合上缘共同构成腹部体表的下界，此处为寻找股动、静脉标志，并为腹股沟疝的通过部位（腹股沟管或腹股沟三角）。

（9）脊肋角：背部两侧第 12 肋骨与脊柱的交角，为肾叩痛位置。

（10）腹直肌腱划：在腹直肌表面可见到数条横沟即为腱划的体表投影有 3 条：脐部正中线两侧、剑突与脐之间正中线之两侧、与剑突尖平齐之正中线两侧。

二、腹部分区

依据腹部自然标志及若干人为画线将腹部分为几个区域。常用的是九区法和四区法。

（一）九区法

由两条水平线和两条垂直线将腹部分为"#"字形的九区，上面的水平线为两侧肋弓下缘连线，下面的水平线为左右髂前上棘连线，两条垂直线是左右髂前上棘至腹中线连线的中点，四线相交将腹部分为左右上腹部（季肋部），左右侧腹部（腰部），左右下腹部（髂窝部）及上腹部、中腹部和下腹部。

各区的脏器分布情况如下。

1. 右上腹部（右季肋部）　肝右叶、胆囊、结肠右曲、右肾、右肾上腺。

2. 左上腹部（左季肋部）　胃、脾、结肠左曲、胰尾、左肾、左肾上腺。

3. 上腹部　胃、肝左叶、十二指肠、胰头和胰体、横结肠、腹主动脉、大网膜。

4. 右侧腹部（右腰部）　升结肠、空肠、右肾。

5. 左侧腹部（左腰部）　降结肠、空肠或回肠，左肾。

6. 中腹部（脐部）　十二指肠下部、空肠及回肠、下垂的胃或横结肠、输尿管、腹主动脉、肠系膜及其淋巴结、大网膜。

7. 右下腹部（右髂部）　盲肠、阑尾、回肠下端、淋巴结、女性右侧卵巢及输卵管、男性右侧精索。

8. 左下腹部（左髂部）　乙状结肠、女性左侧卵巢及输卵管、男性左侧精索及淋巴结。

9. 下腹部　回肠、乙状结肠、输尿管、胀大的膀胱或增大的子宫。

（二）四区法

通过脐分别划一水平线与一垂直线，两线相交，将腹部分为四个区，即右上腹、右下腹、左上腹和左下腹。

各区所包含的主要脏器如下。

1. 右上腹　肝、胆囊、幽门、十二指肠、小肠、胰头、右肾上腺、右肾、结肠肝曲、部分横结肠、腹主动脉。

2. 右下腹　盲肠、阑尾、部分升结肠、小肠、膨胀的膀胱、增大的子宫、女性的右侧输卵管、男性的右侧精索、右输尿管。

3. 左上腹　肝左叶、脾、胃、小肠、胰体、胰尾、左肾上腺、左肾、结肠脾曲、部分横结肠、腹主动脉。

4. 左下腹　乙状结肠、部分降结肠、小肠、膨胀的膀胱、增大的子宫、女性的左侧卵巢和输卵管、男性的左侧精索、左输尿管。

（三）七区法

七区法与九区法相近，即在九区法的基础上，将两侧腹部的三区改为通过脐的水平线分成上下两区。计为左上腹部、左下腹部、上腹部、脐部、下腹部、右上腹部、右下腹部七区。各区的主要脏器分布情况如下。

1. 左上腹部　脾、胃、左肾、左肾上腺、胰尾、结肠脾曲、降结肠。

2. 左下腹部　降结肠、乙状结肠、左输尿管、女性左侧卵巢及输卵管、男性左侧精索。

3. 上腹部　胃、肝左叶、十二指肠、胰头和胰体、横结肠、腹主动脉。

4. 脐部　十二指肠下部、空肠及回肠、下垂的胃或横结肠、腹主动脉、肠系膜及其淋巴结、大网膜。

5. 下腹部　回肠、乙状结肠及直肠、输尿管、胀大的膀胱和增大的子宫。

6. 右上腹部　肝右叶、胆囊、右肾、右肾上腺、结肠肝曲。

7. 右下腹部　回盲部、阑尾、右输尿管、女性右侧卵巢及输卵管、男性右侧精索。

（王新伟）

第二节　视诊

一、腹部视诊要点

（1）嘱患者解小便以排空膀胱。

（2）保持室温，光线宜充足而柔和，最好与腹部表面形成切线角度，这样有利于观察腹部较小的隆起。当患者仰卧位时，光源最好放在头部；如患者取坐位或直立位时，光源不宜放在患者的对面，最好放在腹部的一侧。

（3）被检查者取仰卧位，两下肢伸直，充分暴露腹部。检查者立于其右侧，正面观察其整个腹部，可大致了解其全貌。然后检查者下蹲，双眼与患者腹前壁平齐或稍高，从切线上观察腹部呼吸运动、异常搏动、腹部膨隆与凹陷、胃肠型及蠕动波等。然后检查者可从患者足前向上观察，可对比其腹前壁左右两侧对称部位有何不同。

（4）必要时可嘱患者取鞠躬位或站立位，以利于观察其腹部膨隆、内脏下垂、腹壁与腹股沟疝肿块出现部位及转移方向、腹壁静脉曲张等。并可与仰卧位作对比。

二、腹部视诊的内容

主要有腹部外形、呼吸运动、腹部皮肤、腹壁静脉，以及腹部搏动等。

（一）腹部外形

1. 正常腹部外形的描述　内容如下所述。

（1）腹部平坦：指仰卧位时前腹壁与肋缘至耻骨联合大致位于同一平面或略低凹，见于健康正力型成年人。

（2）腹部饱满：指仰卧位时腹部外形较圆，可高于肋缘及耻骨平面，坐起时脐以下部分稍前凸，见于肥胖者及小儿（尤其餐后）。

（3）腹部低平：指皮下脂肪少，腹部下凹，可见于消瘦者。另外，老年人腹肌松弛，但皮下脂肪较多，腹形略大或呈宽扁。这些都属于正常范围。

2. 腹部外形的异常改变　内容如下所述。

（1）腹部膨隆：平卧时前腹壁显著高于肋缘至耻骨联合平面，外观呈凸起状。

1）全腹膨隆：全腹膨隆的腹部外形多呈球形或扁圆形。常见于下列情况。

腹腔积液：当腹腔内有大量积液时，平卧位时腹壁松弛，液体沉于腹腔两侧，致腹部呈蛙状，称为蛙腹。侧卧或坐位时，因液体流动而使下腹部膨出。临床上多见于肝硬化门脉高压症、心力衰竭、缩窄性心包炎、肾病综合征、胰原性腹腔积液、结核性腹膜炎，以及肝吸虫病的肝大与腹腔积液等。

胃肠积气：胃肠内大量积气可引起全腹膨隆，使腹部呈球形，两侧腰部膨出不明显，其外形多不随体位改变而改变。多见于肠梗阻或肠麻痹。积气亦可在腹腔内，见于胃肠穿孔或治疗性人工气腹时。

腹内巨大包块：见于巨大卵巢囊肿、畸胎瘤、腹膜假性黏液瘤、特大肝海绵状血管瘤等。

其他：妊娠晚期、肥胖、疟疾等，腹部外形亦为球状全腹膨隆。为详细观察全腹膨隆的程度和变化，常需测量腹围，方法为：让患者排尿后平卧，用软尺经脐和第四腰椎棘突绕腹一周，测得的周长即为腹围（脐周腹围），通常以厘米为单位，还可以测其腹部最大周长（最大腹围），同时记录。定期在同样条件下测量比较，观察其变化。

2）局部膨隆：腹部的局限性膨隆常见于脏器肿大、肿瘤或炎症性包块、腹壁上的肿物和疝等。观察时应注意膨隆的部位、大小、外形，是否随呼吸或随体位而改变，有无搏动等。

膨隆的部位如下。

上腹中部膨隆：常见于肝左叶肿大、胃癌、胃扩张（如幽门梗阻、胃扭转）、胰腺肿瘤或囊肿等。

右上腹膨隆：常见于肝大，胆囊肿大及结肠肝曲肿瘤。

左上腹膨隆：常见于脾大、结肠脾区肿瘤或巨结肠。

腰部膨隆：见于多囊肾，巨大肾上腺瘤，巨大肾盂积水或积脓。

脐部膨隆：常因脐疝、腹部炎症性包块（如结核性腹膜炎致肠粘连）引起。

下腹膨隆：常见于子宫增大（妊娠、肌瘤等），膀胱胀大，后者在排尿后可以消失。

右下腹膨隆：见于回盲部结核或肿瘤，克罗恩病及阑尾周围脓肿等。

左下腹膨隆：见于降结肠及乙状结肠肿瘤，亦可因干结粪块所致。

此外，还可因肿大而下垂的肾或卵巢癌或囊肿而致下腹部膨隆。

腹壁包块和腹内包块均可引起局部膨隆，二者的鉴别方法是：嘱患者仰卧抬头，使腹壁肌肉紧张，如肿块更加明显，说明是在腹壁上；若不明显或消失，则提示肿块在腹腔内。

膨隆的外形：局部膨隆似圆形者，多为囊肿、肿瘤或炎性包块；呈长形者，多为肠管病变如肠梗阻、肠扭转、肠套叠或巨结肠症等。

膨隆有无搏动：膨隆有搏动者可能是动脉瘤，或是动脉瘤上面的脏器或肿物。

膨隆与体位：腹壁或腹膜后肿物一般不随体位变更而移位。膨隆随体位变化而明显移动者，可能为游走的肾、脾，带蒂卵巢囊肿等，或大网膜、肠系膜上的肿块。

膨隆与呼吸：随呼吸移动的局部膨隆多为膈下脏器或其肿块。

（2）腹部凹陷：仰卧时前腹壁明显低于肋缘至耻骨的水平面，称腹部凹陷。

1）全腹凹陷：仰卧时前腹壁水平明显低下，见于显著消瘦和重度脱水者。严重时前腹壁凹陷，腹如舟状，称舟状腹，常见于慢性消耗性疾病晚期如结核病、败血症、恶性肿瘤等，也见于垂体前叶功能减退（sheehan 病）、晚期甲状腺功能亢进患者。若吸气时出现腹凹陷见于膈麻痹或上呼吸道梗阻。

2）局部凹陷：多见于手术后腹壁瘢痕收缩、白线疝（腹直肌分裂）、切口疝等。当患者由卧位改为立位或加大腹压时，前者凹陷可更明显，而后二者的局部反而向外膨出，可予鉴别。

（二）呼吸运动

正常人可以见到呼吸时腹壁上下起伏，即为呼吸运动。在男性和儿童，以腹式呼吸为主，在成年女性则以胸式呼吸为主。常见的呼吸运动异常如下。

1. 腹式呼吸减弱　常因腹膜炎症、腹腔积液、急性腹痛、腹腔内巨大肿物或妊娠所致。

2. 腹式呼吸消失　常见于胃肠穿孔所致急性腹膜炎或膈麻痹等。

3. 腹式呼吸增强　较少见，可见于癔症性呼吸或胸腔疾病（积液等）。

（三）腹壁皮肤

此处仅介绍腹部皮肤检查的注意事项。

1. 皮疹　不同种类的皮疹提示不同疾病。

（1）充血性或出血性皮疹：常出现于发疹性高热疾病或某些传染病（如麻疹、猩红热、斑疹伤寒）及药物过敏等。

（2）紫癜或荨麻疹：可能是腹痛的病因。

（3）疱疹：一侧腹部或腰部的疱疹（沿脊神经走行分布）提示带状疱疹的诊断，易误诊为急腹症，应引起注意。

2. 色素　正常情况下，腹部皮肤颜色较暴露部位稍淡。常见的异常情况有如下几种。

（1）褐色素沉着：散在点状深褐色色素沉着常为血色病。皮肤皱褶处（如腹股沟及系腰带部位）有褐色素沉着，可见于肾上腺皮质功能减退（Addison 病）。妇女妊娠时，在脐与耻骨之间的中线上有褐色素沉着，常持续至分娩后才逐渐消退。

（2）库伦（Cullen）与特纳（Grey–Turner）征：脐部周围皮下迁移性瘀斑，皮肤呈蓝色，称库伦征，见于急性出血性胰腺炎或宫外孕破裂等。此征有时可出在现左腰部，使此部位皮肤呈蓝色，为血液自腹膜后间隙渗到侧腹壁的皮下所致，称为特纳征。

（3）腹部和腰部不规则的斑片状色素沉着：见于多发性神经纤维瘤。

此外长久的热敷腹部可留下红褐色环状或地图样痕迹，类似皮疹，需注意辨别。

3. 腹纹　包括白纹、紫纹和妊娠纹，多分布于下腹部。

（1）白纹：是由于肥胖致腹壁真皮裂开而呈银白色条纹。

（2）妊娠纹：出现于下腹部和髂部，下腹部者以耻骨为中心略成放射状。条纹处皮肤较薄，在妊娠期呈淡蓝色或粉红色，产后则转为白色而长期存在，其成因系真皮层的结缔组织因张力而断裂所致。

（3）紫纹：出现部位除下腹部和臀部外，还可见于股外侧和肩背部。是皮质醇增多症的常见征象，由于皮质激素引起蛋白分解增强和被迅速沉积的皮下脂肪膨胀，以致紫纹处的真皮萎缩变薄，上面覆盖一层薄薄表皮，而此症的皮下毛细血管网丰富，红细胞偏多，故条纹呈紫色。

4. 瘢痕　腹部瘢痕多为外伤、手术或皮肤感染的遗迹，有时对诊断和鉴别很有帮助，特别是某些特定部位的手术瘢痕，常提示患者的手术史。如右下腹 McBurney 切口瘢痕标志阑尾手术，右上腹直肌旁切口瘢痕标志胆囊手术，左上腹弧形切口瘢痕标志脾切除术等。

5. 疝　腹部疝为腹腔内容物经腹壁或骨盆壁的间隙或薄弱部分向体表突出而形成。腹壁可见的疝多为腹外疝。常见的有以下几种。

（1）脐疝：多见于婴幼儿，成人则可见于经产妇或有大量腹腔积液的患者。

（2）白线疝：可见于先天性两侧腹直肌闭合不良者。

（3）切口疝：见于手术瘢痕愈合不良处。

（4）股疝：位于腹股沟韧带中部，多见于女性。

（5）腹股沟斜疝：偏于腹股沟韧带内侧，男性腹股沟斜疝可下降至阴囊。该疝多在直立位或咳嗽用力时明显，卧位时可缩小或消失，亦可以手法还纳，如有嵌顿则引起急性腹痛。

6. 脐　内容如下所述。

（1）凸出或凹陷：正常情况下脐与腹壁相平或稍凹陷，儿童或腹壁薄者脐可稍突出。若脐部向外明显突出，见于腹内压力增高，如腹腔积液或妊娠时。肥胖时虽腹部膨隆，但脐部凹陷。此点有助于鉴别肥胖与腹内压增高。

（2）脐凹分泌物：分泌物呈浆液性或脓性，有臭味，多为炎症所致。分泌物呈水样，有尿臊味，为脐尿管未闭的征象。

（3）脐部溃烂：可能为化脓性或结核性炎症；如溃疡坚硬、固定而突出，多为癌性。

7. 腹部体毛　男性胸骨前的体毛可向下延伸达脐部。男性阴毛的分布多呈菱形，尖端向上，可沿前正中线直达脐部；女性阴毛为倒三角形，上缘为一水平线，止于耻骨联合上缘处，界限清楚。异常改变有如下几种。

（1）腹部体毛增多或女性阴毛呈男性型分布，见于皮质醇增多症和肾上腺性变态综合征。

（2）腹部体毛稀少：见于垂体前叶功能减退症、黏液性水肿和性腺功能减退症。

（四）腹壁静脉

正常情况下腹壁静脉一般不显露，在较瘦或皮肤白皙的人才隐约可见，明显消瘦和腹壁松弛的老年人可见静脉暴露于皮肤，但较直，并不迂曲、怒张。若腹壁静脉明显且有曲张现象，表示已有侧支循环建立，多见于门静脉、上腔静脉及下腔静脉三大静脉阻塞引起。腹压增加的情况如腹腔积液、腹腔巨大肿物、妊娠等也可见静脉暴露。

为辨别腹壁静脉曲张的来源需检查其血流方向。

1. 检查方法　内容如下所述。

（1）选择一段没有分支的腹壁静脉，检查者将手示指和中指并拢压在静脉上，然后示指固定原位阻断血流；中指挤出该段静脉内血液至一定距离，不超过静脉分支点。

（2）中指放开：若此段静脉迅速又被充盈，说明此静脉血流流向为从中指向示指方向；如不充盈，则血流方向相反。

（3）中指仍压原处，为阻断血流，以示指挤出一段静脉血后放开，若此段静脉迅速又被充盈，说明静脉血流方向为从示指向中指方向。

2. 结果判定　内容如下所述。

（1）肝门静脉阻塞有门脉高压时，腹壁曲张静脉常以脐为中心向四周伸展。典型的可呈"海蛇神头"样扩张现象，但罕见。静脉血流方向与正常人相同，即脐以上者向上流，脐以下者向下流。

（2）下腔静脉阻塞时，腹部两侧浅静脉皆见扩张或曲张，有时延及胸壁两侧，脐上下的静脉血流方向皆向上。

（3）上腔静脉阻塞时，上腹壁或胸壁的浅静脉曲张，血流均转向下方。

（五）胃肠型和蠕动波

正常成年人腹部一般看不到胃和肠的轮廓及蠕动波，在小儿、腹壁菲薄或松弛的老年人、经产妇或极度消瘦者可能见到。病理情况下可见于胃肠道梗阻者。

1. 胃肠型　胃肠道发生梗阻时，梗阻近端的胃或肠段饱满而隆起，可显出各自的轮廓，称为胃型或肠型。

2. 蠕动波　指幽门梗阻或肠梗阻时，可分别见到胃肠的蠕动。若胃蠕动波自左肋缘下开始，缓慢地向右推进，到达右腹直肌下（幽门区）消失，此为正蠕动波。若见到胃蠕动波自右向左推进则为逆蠕动波。肠梗阻时亦可看到肠蠕动波，小肠阻塞所致的蠕动波多见于脐部。如发生肠麻痹，则蠕动波消失。在观察蠕动波时，常需采取适当角度（如改俯视为从侧方观察）方可察见。亦可用手轻拍腹壁而诱发之。

（六）上腹部搏动

上腹部搏动大多数系由腹主动脉搏动传导所致，可见于正常较瘦者。病理情况下常见的有以下两种。

（1）腹主动脉瘤或肝血管瘤时在上腹部可见明显搏动。

（2）二尖瓣狭窄或三尖瓣关闭不全引起右心室增大，于吸气时可在上腹部见到明显搏动。两者鉴别的方法：用示指及中指指腹贴于剑突下部，于吸气时指尖部感到搏动为右心室增大，如于呼气时指腹感到搏动明显，则为腹主动脉搏动。

（王新伟）

第三节　触诊

触诊是腹部检查的主要方法，对腹部体征的认知和疾病的诊断有重要作用。有些体征如腹膜刺激征、腹部包块、脏器肿大等主要靠触诊发现。

一、腹部触诊检查目的和方法

（一）根据检查目的不同，嘱被检查者采取不同体位

若取仰卧位检查时，头垫低枕，两手自然放于躯干两侧，两下肢屈曲并稍分开，平静状态下做腹式呼吸，以放松腹肌，并使膈下脏器上下移动；检查肝、脾时，可分别采用向左、向右侧卧位；检查肾时可用坐位或立位；检查腹部肿瘤时可用肘膝位。

（二）触诊方法

（1）浅触诊法：用以检查腹壁的紧张度及有无压痛、肿块、搏动感。

（2）深部滑行触诊法：用以检查腹腔脏器或肿块，触诊肝脾时尤其注意与呼吸运动的配合。

（3）双手触诊法：主要用于肾的触诊，也可用于脾触诊。

（4）深压触诊法：用于检查压痛及反跳痛。

（5）冲击触诊法：用于有腹腔积液的患者检查腹腔内肿大的脏器或肿块。

（6）钩指触诊法：适于腹壁薄软者和儿童

（7）反跳痛触诊法：反跳痛是腹膜壁层已受炎症累及的征象，当突然抬手时腹膜被牵拉引起疼痛。多见于腹内脏器病变累及邻近腹膜时，也见于原发性腹膜炎。当腹内脏器炎症尚未累及腹膜壁层时，可仅有压痛而无反跳痛。

二、腹部触诊要点

腹部包块：当腹腔内有肿大或异位的脏器、炎症性包块、囊肿、肿大淋巴结、胃内结石及良、恶性肿瘤等病变时，均可触及包块，称为腹腔内肿块。另外，在腹部触诊中，有些正常的块物，可能被误为腹腔内肿块。因此，应首先将"腹腔内假肿块"与病理性包块区别开来。

1. 易被误认为异常的正常腹部可触到的器官　内容如下所述。

（1）腹直肌肌腹及腱划：在腹肌发达者或运动员，腹壁中上部可触到腹直肌肌腹，隆起略呈圆形或方块较硬，其间有横行凹沟，为腱划。易误为腹壁肿物或肝缘。特点为在中线两侧对称出现，较浅

表，于抬头腹肌紧张时更明显。可以此与肝及腹腔内肿物区别。

（2）腰椎椎体及骶骨岬：在形体消瘦及腹壁薄软者，脐附近中线位常可触到骨样硬度的包块，自腹后壁向前突出，有时可触到其上有搏动，此即腰椎（$L_4 \sim L_5$）椎体或骶骨岬（骶椎，向前的突出）。有时易将其误为后腹壁肿瘤。在其左前方常可查到腹主动脉搏动，如有腹主动脉瘤时，可触到膨大部分，并有震颤。

（3）横结肠：正常较瘦的人，于上腹部可触到一中间下垂的横行索条，腊肠样粗细，光滑柔软，滑行触诊时可推动，即为横结肠。有时横结肠可下垂达脐部或以下，呈"U"字形，因其上、下缘均可触知，故仔细检查不难与肝缘区别。

（4）盲肠：除腹壁过厚者外，大多数人在右下腹 McBurney 点稍上内部位可触到盲肠。正常时触之如圆柱状，其下部为梨状扩大的盲端，稍能移动。表面光滑，无压痛。

（5）乙状结肠粪块：正常乙状结肠用滑行触诊法常可触到，内存粪便时也能触到，为光滑索条状，而无压痛。可被手指推动。当有干结粪块潴留于内时，可触到类圆形包块或较粗索条，可有轻压痛，易误为肿瘤。鉴别点为：乙状结肠粪块于排便或洗肠后包块移位或消失。

（6）腹主动脉：腹壁薄，紧张度低者，在右脐部，沿腹中线偏左深压可触到搏动的腹主动脉。按压时可致轻度疼痛，应与腹主动脉瘤相鉴别。

（7）右肾下极：位置较深，边缘圆钝，触诊时指端难以深入，正常人多不易触及。

（8）尿潴留引起的膀胱胀大：有时可被认为囊性肿瘤。

2. 腹腔内肿块检查时的注意点　如在腹部触到上述内容以外的包块，应视为异常，多有病理意义。在触到这些包块时需注意其部位、大小、形态、质地、压痛、搏动、移动度、与腹壁的关系等。现分述如下。

（1）肿块所在部位：在腹部某处触及的包块，常来源于该处腹内的脏器。

1）上腹中部与脐周肿块：可能为胃、胰腺肝左叶、腹主动脉瘤等的肿瘤、囊肿或胃内结石。

2）右上腹肿块：如肝、胆囊、结肠右曲等肿块。

3）左上腹肿块：可能为脾、肾、胰、结肠左曲等肿块。

4）两侧腹部的肿块：可为结肠的肿瘤、肾肿大或肾下垂、肾上腺肿瘤、嗜铬细胞瘤等。

5）右下腹部肿块：见于阑尾、回盲部、盲肠、局限性肠炎、右附件、右髂窝肿块等。

6）左下腹部肿块：如乙状结肠、左髂窝、左附件肿块等。

7）下腹部肿块：多为膀胱、子宫、附件等的肿块。

8）无一定好发部位的肿块：多为小肠、大网膜和腹膜肿块。

腹股沟韧带上方的肿块：可能来自卵巢及其他盆腔器官。

（2）肿块形状：触到包块要注意其形状如何，轮廓是否清楚，规则与否，有否切迹等。较有特点的如下。

1）胆囊肿大多呈梨形。

2）脾脏肿大的特征之一是所形成的包块的前缘有明显切迹。

3）肿大的肝脏，其下缘多较锐利。

4）肾肿大的下极仍呈半圆形。

5）索条状或管状肿物，短时间内形态多变者，多为蛔虫团或肠套叠，输卵管积水等。

6）腹腔内的囊肿，多呈圆形或卵圆形。

7）形态不规则的，多考虑恶性肿瘤、炎性肿块或结核性包块。

（3）肿块境界是否清楚：炎性肿块与恶性肿瘤的边界，多模糊不清；脏器肿大、良性肿瘤、胆囊等肿块，境界一般较清晰。

（4）肿块表面光滑度：肿块表面光滑的，多为脏器肿大、积水、囊肿等；表面凸凹不平的，可能为恶性肿瘤。

（5）肿块大小：凡触及的包块均应用软尺测量其长、宽和厚度。难以测出时，可大概估计，明确大小以便于动态观察。也可用公认大小的实物作比喻，如拳头大、鸡蛋大、核桃大、蚕豆大等。包块的大小对诊断某些病变有意义。如巨大包块多发生于卵巢、肾、肝、胰和子宫等实质性脏器，且以囊肿居多。腹膜后淋巴结结核和肿瘤也可达到很大的程度。胃肠道肿物很少超过其内腔横径，因为未达横径长度就已出现了梗阻。如包块大小变异不定，甚至自行消失，则可能是痉挛、充气的肠襻引起。

（6）肿块质地：柔软而富有张力的包块，要怀疑为过度充盈的腹腔内空腔脏器，如胃扩张、膀胱尿潴留、胆汁潴留等。

若为囊性包块，质地柔软，见于囊肿、脓肿，如卵巢囊肿、多囊肾等。

若包块中等硬或坚硬，见于肿瘤、炎性或结核浸润块，如胃癌、肝癌、回盲部结核等。

（7）肿块压痛：肿块有明显压痛的，多为炎性包块、绞窄性肠梗阻、脏器扭转等。如位于右下腹的包块压痛明显，常为阑尾脓肿、肠结核或克罗恩病。

（8）肿块的移动度：局部炎性包块或脓肿及腹腔后壁的肿瘤，一般不能移动。

移动度大的多为带蒂的肿物或游走的脏器，如游走肾、游走脾及卵巢囊肿等。

若包块随呼吸而上下移动，多为肝、脾、胃、肾或其肿物。胆囊因附在肝下，横结肠因借胃结肠韧带与胃相连，故其肿物亦随呼吸而上下移动。

若包块能用手推动者，可能来自胃、肠或肠系膜等。

（9）搏动：消瘦者可以在腹部见到或触到动脉的搏动。如在中线附近触到明显的膨胀性搏动，则应考虑腹主动脉或其分支的动脉瘤。

（10）肿块与腹壁的关系：要区别腹部触及的包块是腹壁包块还是腹内包块。鉴别的方法是：让患者做仰卧起坐的动作时，如该包块仍可清楚触及者为腹壁包块。若变的不清楚或消失者为腹内包块。如系腹内包块，为了确定是否与皮肤相连，可设法捏起皮肤和皮下组织，如捏不起该处皮肤或反而出现牵缩性凹陷，则表示该包块与腹壁间有粘连。如局部皮肤和包块能单独自由捏起，则表示该包块与腹内脏器组织无关。

3. 上腹部常见的包块　有胃癌、胰腺癌、肝左叶肿大等。

（1）胃癌：多见于中年以上男性。包块常位于上腹部或脐上方。包块与肝脾分开，质地坚硬，边缘不清，呈结节状。早期可随呼吸移动，晚期则固定，多伴有胃排空受阻，呕吐物呈咖啡色。左侧锁骨上窝及直肠旁窝淋巴结可能发现转移癌。胃液分析胃酸缺乏，X线钡餐与纤维胃镜检查可确定诊断。

（2）胰腺癌及胰腺囊肿：胰腺位置较深，由于其前面被胃和大网膜遮盖，触诊常受限制。如能触及包块，胰头癌位于上腹部偏右，胰体癌则在上腹部偏左，包块质地坚硬，轮廓不清。但胰头癌有进行性黄疸，钡餐透视可见十二指肠圈扩大变形或呈倒"3"字征，两者综合，可确立诊断。胰腺囊肿多在上腹部偏左，大小不定，多呈圆形，表面光滑，有囊性感，无明显压痛。

（3）肝左叶癌：剑突下肝明显增大，边缘钝圆，坚硬、有压痛，有时该处可闻血管杂音。

4. 左上腹部常见的包块　主要是肿大的脾及肾，其次是横结肠脾曲癌肿与胰尾部的肿瘤。

（1）脾大：肿大脾自左肋缘向下或右下方伸出，表面光滑，随呼吸移动，内侧可触及切迹。Traube区缩小或消失。

（2）左肾肿大：左肾肿大或下垂（游走肾）可在左上腹部触到，肾肿大时表面可不规则，多囊肾触之为囊样感，而肾癌则很坚硬。

（3）结肠脾曲癌肿：可在左肋缘下触及，表面凸凹不平。X线钡剂灌肠或纤维结肠镜检查可证实。

5. 右上腹部常见的包块　多数系由肝与胆囊肿大所致，有肾肿大及结肠肝曲的癌肿亦可在右上腹部触及。

肝大首先必须与肝下垂相鉴别（靠肝上界，肝上下径），肝下垂不引起自觉症状。肝大则为病理性，常见于以下疾病：

（1）肝硬化：肝大小不一，常早期肿大，晚期缩小。无压痛，表面有时能触及颗粒，质地硬，脾常中度以上增大。可有腹壁静脉曲张及腹腔积液。

（2）肝癌：肝呈进行性肿大，质硬，表面常可触及大小不等结节，有压痛。可伴有腹腔积液。常为血性，可能找到瘤细胞。B超可有助诊断。

（3）脂肪肝：肝大而韧，边缘钝，常见于体型肥胖者，脾无肿大。

（4）瘀血肝：右心衰竭、心包积液或肝静脉－下腔静脉阻塞（Budd－Chiari征）时，肝因瘀血而呈弥漫性肿大，表面光滑，边缘钝圆，质韧。

（王新伟）

第四节　叩诊

腹部叩诊的目的是检查三方面情况：腹部正常浊音区和鼓音区扩大或缩小；异常浊音区或鼓音区的部位、大小及其随体位而改变的情况；脏器或肿块境界、大小的确定。另外，还可以验证和补充视诊和触诊所得的结果。

腹部叩诊有直接叩诊法和间接叩诊法，但多采用间接叩诊法，因其较为可靠。叩诊内容如下。

一、腹部叩诊音

1. 正常腹部叩诊音分布　正常情况下，腹部叩诊大部分区域均为鼓音，只有肝脾所在部位，增大的膀胱和子宫占据的部位，以及两侧腹部近腰肌处叩诊为浊音。

2. 鼓音范围的改变　内容如下所述。

（1）鼓音范围缩小：当肝、脾或其他脏器极度肿大，腹腔内肿瘤或大量腹腔积液时，病变部位可出现浊音或实音，导致鼓音范围缩小。

（2）鼓音范围增大或异常鼓音：当胃肠高度胀气，人工气腹和胃肠穿孔时，鼓音范围增大或出现于不应有鼓音的部位（如肝浊界内）。

二、腹腔脏器的叩诊

（一）肝脏及胆囊叩诊

目的是叩诊肝上下界和肝区、胆囊有无叩击痛。

1. 肝上、下界叩诊　内容如下所述。

（1）叩诊方法：肝浊音界叩诊

1）确定肝上界：一般是沿右锁骨中线、右腋中线和右肩胛线，由肺区向下叩向腹部。叩指用力要适当，勿过轻或过重。当由清音转为浊音时，即为肝上界。此处相当于被肺遮盖的肝顶部，故又称肝相对浊音界。再向下叩1～2肋间，则浊音变为实音，此处的肝不再为肺遮盖而直接贴近胸壁，称肝绝对浊音界（亦为肺下界）。

2）确定肝下界：一般是由腹部鼓音区沿右锁骨中线或正中线向上叩，由鼓音转为浊音处即是肝下界。但因肝下界与胃、结肠等重叠，很难叩准，故多用触诊与叩诊相结合来确定，一般叩得的肝下界比触得的肝下缘高1～2cm，但若肝缘明显增厚，则两项结果较为接近。

（2）正常肝上、下界：匀称体型者的肝脏在右锁骨中线上，上界为第5肋间，下界位于右季肋下缘，二者之间距离为肝上下径，9～11cm；在右腋中线上，其上界为第7肋间，下界相当于第10肋骨水平；在右肩胛线上，其上界为第10肋间。矮胖体型者肝上下界均可高出一个肋间，瘦长体型者则可低一个肋间。

（3）肝上、下界改变：几种肝浊音界变化如下。

1）肝浊音界扩大：见于肝癌、肝脓肿、肝炎、肝瘀血和多囊肝等。

2）肝浊音界缩小：见于急性重型肝炎、肝硬化和胃肠胀气等。

3）肝浊音界消失代之以鼓音者，多由于肝表面覆有气体所致，是急性胃肠穿孔的一个重要征象，但也可见于腹部大手术后数日内、人工气腹后、间位结肠（结肠位于肝与横膈之间）、全内脏转位等。

4）肝浊音界向上移位：见于右肺纤维化、右下肺不张及气腹鼓肠等。

5）肝浊音界向下移位：见于肺气肿、右侧张力性气胸等。

2. 肝区及胆囊叩击痛　肝区叩击痛对诊断肝炎、肝脓肿有一定的意义；胆囊位置较深，用叩诊方法不能叩出其大小，但出现胆囊叩击痛，有助于胆囊炎的诊断。

（二）脾脏叩诊

当脾脏触诊不满意或在肋下触到很少的脾缘时，宜用脾脏叩诊法进一步检查脾脏大小。

1. 脾脏叩诊方法　一般脾脏浊音区的确定宜采用轻叩法。患者仰卧或右侧卧位，检查者用指指叩诊法沿左腋中线由后向前轻叩诊，当由清音变为浊音时，即为脾区边缘；然后继续向前叩诊，当变为鼓音时（胃泡鼓音区），即为脾前缘。

2. 正常脾脏浊音区　前界不超过腋前线，后界与肾脏浊音区之间隔有结肠鼓音区。脾脏浊音区为腋中线第9～11肋之间，其宽度4～7cm。

3. 脾浊音区改变　脾浊音区扩大见于各种原因所致的脾大。脾浊音区缩小见于左侧气胸、胃扩张、鼓肠等。

（三）胃泡鼓音区

胃泡鼓音区又称特劳伯鼓音区（Traube's area）。是在左前胸下部叩出的呈半圆形的鼓音区，为胃内含气所致。其上界为膈及肺下缘，下界为肋弓，左界为脾脏，右界为肝左缘。正常情况下，此区的大小既与胃泡含气量多少有关，也受邻近器官和组织的影响。常见的异常改变如下。

1. 胃泡鼓音区明显扩大　见于胃扩张，幽门梗阻等。

2. 胃泡鼓音区明显缩小　见于心包积液，左侧胸腔积液，肝左叶肿大，脾大等。

3. 胃泡鼓音区全转为浊音　多由于胃内充满液体或食物所致，见于进食过多所致急性胃扩张或溺水患者。

（四）肾脏叩诊

肾区叩诊主要检查肾有无叩击痛。

1. 检查方法　患者采取立位、坐位或侧卧位，医生用左手掌平放在患者的肾区，右手握拳用由轻到中等强度的力量向左手背进行叩击。

2. 结果判定　正常时肾区无叩击痛。当有肾炎、肾盂肾炎、肾结石及肾周围炎时，肾区有不同程度的叩击痛。

（五）膀胱叩诊

当膀胱触诊不满意时，可用叩诊进行检查。

用间接或直接叩诊法，由耻骨联合上方逐步向外叩诊，或由四周向耻骨联合上方叩诊。膀胱空虚时，因耻骨上方有肠管存在，叩诊呈鼓音，叩不出膀胱的轮廓。当膀胱内有尿液充盈时，在耻骨上方可叩出圆形浊音区。排尿或导尿后复查，如浊音区转为鼓音，即为尿潴留所致的膀胱胀大。中期妊娠的子宫、子宫肌瘤或卵巢囊肿等，该区叩诊时也可呈浊音，应注意区别。

三、移动性浊音

移动性浊音指腹腔积液时，因体位改变而出现的浊音区变动的现象。

（一）检查方法

嘱患者仰卧，用间接叩诊法由脐部开始逐渐叩向腹部两侧，若有腹腔积液则两侧呈浊音。而腹中部由于肠管内有气体而在液面浮起，故叩诊呈鼓音。当患者变换体位时，液体因重力而移动，浊音也随之变动。嘱患者侧卧时，因腹腔积液积于下部肠管上浮故叩下部呈浊音，上侧腹部转为鼓音。

如果腹腔积液量少，用以上方法不能查出时，可让患者取肘膝位，使脐部处于最低部位。由侧腹部向脐部叩诊，如由鼓音转为浊音，则提示有腹腔积液的可能。也可让患者站立，如下腹部积有液体而呈浊音，液体的上界呈一水平线，在此水平线上为浮动的肠曲，叩诊呈鼓音。

（二）结果判定

移动性浊音阳性是腹腔内有游离液体的一个可靠征象。当腹腔内游离腹腔积液在 1 000mL 以上时，即可查出移动性浊音。

（三）腹腔积液的鉴别

下列情况易误为腹腔积液，应注意鉴别。

（1）肠管内有大量液体潴留时，可因患者体位的移动，出现移动性浊音，但常伴有肠梗阻的征象。

（2）巨大的卵巢囊肿，亦可使腹部出现大面积浊音，但其浊音为非移动性，鉴别点如下。

1）卵巢囊肿所致浊音区于仰卧时常在中腹部，鼓音区则在腹部两侧，这是由于肠管被卵巢囊肿压挤至两侧腹部所致。

2）卵巢囊肿的浊音不呈移动性。

3）尺压试验也可鉴别，方法：当患者仰卧时，用一硬尺横置于腹壁上，检查者两手将尺下压。如为卵巢囊肿，则腹主动脉的搏动可经囊肿传到硬尺，使尺发生节奏性跳动；如为腹腔积液，则硬尺无此种跳动。

（王新伟）

第五节　听诊

腹部听诊用于检查肠鸣音、血管杂音、摩擦音和搔弹音等。

一、肠鸣音

肠蠕动时，肠管内气体和液体随之而流动，产生一种断断续续的咕噜声（或气过水声）称为肠鸣音（boborygmus）。肠鸣音声响和音调变异较大，检查者要耐心、细致，听诊时间不应少于 5min，或反复多次地进行听诊。

肠鸣音的强度、频率、音调性质与高低等反映肠蠕动强弱、肠内容的多少及肠壁的紧度等状况。正常肠鸣音在脐部听得最清楚，时隐时现，时强时弱，每分钟出现 4 ~ 5 次。病理情况下可有增强、减弱或消失。

1. 肠鸣音增强　肠蠕动增强时，肠鸣音达每分钟 10 次以上，但音调不特别高亢，称肠鸣音活跃，见于急性胃肠炎、服泻药后或胃肠道大出血时；如次数多且肠鸣音响亮、高亢，甚至呈叮当声或金属音，称肠鸣音亢进，见于机械性肠梗阻。此类患者肠腔扩大，积气增多，肠壁被胀大变薄，且极度紧张，与亢进的肠鸣音可产生共鸣，因而在腹部可听到高亢的金属性音调。如肠梗阻持续存在，肠壁肌肉劳损，肠壁蠕动减弱时，肠鸣音亦减弱。

2. 肠鸣音减弱　肠鸣音明显少于正常，或数分钟才听到 1 次，称肠鸣音减弱，见于老年性便秘、腹膜炎、电解质紊乱（低血钾）、胃肠动力低下等。

3. 肠鸣音消失　若持续听诊 3 ~ 5min 未听到肠鸣音，此时应重点听诊右下腹，并可用手指轻叩或搔弹腹部仍无肠鸣音，称为肠鸣音消失，见于急性腹膜炎或麻痹性肠梗阻。

二、血管杂音

腹部血管杂音对诊断某些疾病有一定作用。血管杂音有动脉性和静脉性杂音。

1. 动脉性杂音　杂音出现的部位不同常提示不同病变。

（1）中腹部的收缩期血管杂音（喷射性杂音），常提示腹主动脉瘤或腹主动脉狭窄。前者可在该部位触到搏动的包块；后者则搏动减弱，下肢血压低于上肢，严重者触不到足背动脉搏动。

（2）左、右上腹部的收缩期血管杂音，常提示肾动脉的狭窄，可见于年轻的高血压患者。

（3）下腹两侧的杂音，应考虑髂动脉狭窄。

（4）当左叶肝癌压迫肝动脉或腹主动脉时，亦可在包块部位听到吹风样血管杂音。

2. 静脉性杂音　为连续的嗡鸣声，无收缩期与舒张期性质。常出现于脐周或上腹部，尤其是腹壁静脉曲张严重时，此音提示门静脉高压有侧支循环形成。

三、摩擦音

在脾梗死、脾周围炎、肝周围炎或胆囊炎累及局部腹膜等情况下，可于深呼吸时，在各相应部位听到摩擦音，重时触诊亦有摩擦感。

四、搔弹音

在腹部听诊搔弹音（scratch sound）的改变可协助测定肝下缘和微量腹腔积液，还可以用来测定扩张的胃界。

1. 肝下缘的测定　内容如下所述。

（1）方法：取仰卧位，医生以左手持听诊器置于剑突下的肝左叶上，右手指沿右锁骨中线自脐向上轻弹或搔刮腹壁，搔弹处未达肝缘时，只听到遥远而轻微的声音，当搔弹至肝表面时，声音明显增强而近耳。此因实质性脏器对声音的传导优于空腔脏器之故。

（2）意义：当肝下缘触诊不清楚时，可用此方法协助定界。常用于腹壁较厚或不能满意地配合触诊的患者。有时也用以鉴别右上腹肿物是否为肿大的肝脏。

2. 微量腹腔积液的测定　内容如下所述。

（1）方法：患者取肘膝位数分钟，使腹腔积液积聚于腹内最低处的脐区。将膜式听诊器体件贴于此处腹壁，医师以手指在一侧腹壁轻弹，听其声响。然后将体件向对侧腹部移动，继续轻弹，如声音突然变响此时体件所在处即为腹腔积液边缘。

（2）意义：此法检查可鉴定出少至120毫升的游离腹腔积液。

五、腹部振水音

腹部振水音（abdominal splashing sound），又称"拍水音"。系胃内有大量气体和液体共同存在时，当身体受到摇动而发出的声音。

1. 方法　嘱被检查者仰卧，腹部尽量放松。检查者将两手置于其腰部或髂部，连续振摇数次，或以微屈的手指连续迅速冲击被检者上腹部，如腹部空腔脏器中存在大量液体和气体即可发生气、液撞击声，此时检查者侧耳贴近患者腹部或用听诊器，即可听到腹部振水音。

2. 意义　临床上多见于幽门梗阻、急性胃扩张、胃下垂、乙状结肠扭转、肠梗阻等。但正常人饮水后也可出现。

（王新伟）

第三章

门静脉高压症

第一节　解剖生理和发病机制

门静脉系统中因血流受阻，血液淤积而压力增高，临床表现为脾肿大、脾功能亢进、胃底食管静脉曲张、呕血和腹腔积液等症状时称为门静脉高压症。正常门静脉压力为 0.98 ~ 1.47kPa（100 ~ 150mmH$_2$O），超过 2.45kPa（250mmH$_2$O）时即为门静脉高压。

（一）外科解剖

门静脉主干由肠系膜上、下静脉和脾静脉汇合而成，其中约20%的血液来自脾脏。在肝门处门静脉主干分左、右两支进入左、右半肝，经多次分支后在肝小叶间（汇管区）形成小叶间静脉。小叶间静脉的分支进入肝小叶内，其终末支门静脉小静脉扩大成肝血窦（肝的毛细血管网）。肝小叶内的肝血窦汇集至中央静脉，后者出肝小叶在小叶间汇合，先成为小叶下静脉，最终成为左、中、右肝静脉，分别开口于下腔静脉。

门静脉系统始于胃、肠、脾、胰等内脏的毛细血管网，终于肝血窦。门静脉系统内无静脉瓣，在门静脉的各属支均可测门静脉压力。门静脉和腔静脉系之间有下列交通支存在，门静脉高压时可使门腔交通支开放（图3-1）。

（1）在食管下端和胃底，胃冠状静脉胃支、食管支经食管静脉-奇静脉交通。

（2）胃短静脉和胃网膜左静脉分支与食管静脉丛交通。

（3）在脐周，脐旁静脉和脐静脉与腹壁浅、深静脉交通。

（4）在直肠下端和肛管，直肠上静脉与直肠下静脉、肛管静脉交通。

（5）在腹膜后，肠系膜上、下静脉经 Retzius 静脉丛与下腔静脉分支交通。

从解剖学上来看，门静脉的属支可分为脾胃区和肠区，两者之间有明显的界线，这就为近代提出的门静脉血流功能性分区（compartment）理论提供了解剖学基础，并由此分成脾胃区和肠区门静脉高压两种类型。脾胃区引流胃、脾及一部分胰腺的静脉，这些静脉进入脾静脉和冠状静脉，然后汇入门静脉；而肠区则由引流小肠和右半结肠血流的肠系膜上静脉和引流左半结肠静脉血流的肠系膜下静脉组成，直接汇入门静脉。近来不少学者认为门静脉高压症不需分流全门静脉血液，分流手术只需分流食管下端和胃底的静脉，即脾胃区静脉血流，Warren 提倡的选择性分流术就是根据这一解剖特点而设计的。

由此可见，门静脉系统是介于腹腔脏器和肝脏两个毛细血管网之间的静脉系统。由于该静脉内无静脉瓣，门静脉压力的高低是由腹腔脏器循环回血量与肝脏血液流出道的阻力两者的关系所决定的。当肝脏内血流和流出道阻力增加时，门静脉压力即升高；如肝脏流出道的阻力不变，而当门静脉血流量增加时，其压力必然随之升高。

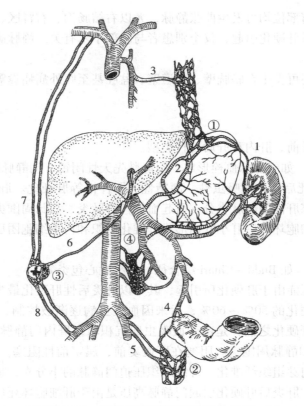

图 3-1 门脉系和腔静脉系间的交通支
1. 胃短静脉；2. 胃冠状静脉；3. 奇静脉；4. 直肠上静脉；5. 直肠下静脉、肛管静脉；
6. 脐旁静脉；7. 腹上深静脉；8. 腹下深静脉；①胃底、食管下段交通支；②直肠下
端、肛管交通支；③前腹壁交通支；④腹膜后交通支

（二）罕见的曲张静脉

门静脉高压症发生的曲张静脉最常见于食管下段和胃底，除了侧支循环外，还可在多处出现门-体和门-门侧支循环，如在十二指肠、空肠、回肠、结肠、直肠、肠造口、胆管和腹腔等处，有作者将这些罕见的曲张静脉称之为异位曲张静脉。由于近年来广泛采用硬化剂注射治疗来阻断胃冠状静脉-奇静脉间的侧支循环，异位静脉曲张的发生将会逐渐增多。

1. **肠道** 最常发生在十二指肠，尤其在球部、结肠、直肠次之，空肠最少见。在肝内门静脉阻塞时，门静脉血流通过胃网膜静脉、胃十二指肠静脉和胰十二指肠静脉反流至十二指肠静脉，后者经腹膜后静脉丛与下腔静脉交通；在肝外门静脉阻塞时，更有门静脉阻塞远、近端的门-门侧支循环。在空、回肠异位曲张静脉病例，多数有腹部手术史，术后小肠祥与腹壁、腹膜后静脉丛形成侧支。结肠、直肠曲张静脉多发生在食管曲张静脉栓塞治疗之后。

肠道曲张静脉的诊断比较困难，破裂时发现为消化道出血，X线钡剂检查，结肠内镜检查或可显示病变，但选择性腹腔动脉或肠系膜上动脉造影是特异性最强的一种诊断方法。

2. **肠造口** 多见于溃疡性结肠炎、克罗恩病等肠道炎性疾病的患者。肠系膜静脉通过肠造口与腹壁静脉交通，在造口的黏膜和皮肤连接处形成曲张静脉。在检查时可见造口周围腹壁皮下静脉显露，皮肤呈蓝色，内镜检查可见造口内有曲张静脉。

3. **胆管** 肝外门静脉阻塞时，多条沿胆总管和胆囊行的静脉与胆囊静脉和幽门静脉和吻合，所有侧支血管也可在胆总管壁内行走，胆管造影表现为胆管壁结节状或锯齿状充盈缺损，破裂时则发生胆管出血。

4. **腹腔** 肠系膜与腔静脉属支的交通多在肠壁内形成曲张静脉，而在肠壁外的腹腔内形成的曲张

静脉则较少见。腹腔内任何部位均可发生曲张静脉，尤以右结肠沟、右肾区、小肠系膜根部、肝胃韧带和脾周围等处好发。多数系肝硬化引起，仅个别患者与腹部手术有关。静脉破裂则表现为血腹，出血量多，较凶险。

罕见的异位曲张静脉还可发生在膀胱壁、阴道壁、盆腔甚至腹外疝疝囊等处，一般为肠系膜静脉与髂静脉交通的结果。

（三）病因

根据阻塞部位可分为肝前、肝内和肝后三种类型。

1. 肝前型（肝外型）　如门静脉血栓形成、门静脉先天性闭锁、动静脉瘘和门静脉受外来压迫等。

2. 肝内型　如肝炎坏死后性、血吸虫性、酒精性、胆汁性等肝硬化。肝内型可分为窦前阻塞和窦后阻塞。血吸虫卵沉积堵塞肝内门静脉小分支引起血栓性静脉炎、静脉周围炎，其阻塞在肝血窦前。肝炎坏死后肝硬化，由于肝细胞坏死后肝小叶内形成纤维化组织和再生细胞团压迫肝血窦和中央静脉，其阻塞在肝血窦后。

3. 肝后型（肝上型）　如 Budd - Chiari 综合征、缩窄性心包炎等。

90% 以上的门静脉高压症由于肝硬化所引起，其中以肝炎后性肝硬化最为常见。过去华东、华中地区血吸虫性肝硬化曾占肝硬化的 50%～60%，后来因血吸虫病逐渐被控制，发病率已明显下降。血吸虫病的门静脉高压发生于肝硬化之前，是由于血吸虫卵沉积堵塞肝内门静脉小分支（汇管区小叶间静脉）而引起血栓性静脉炎和静脉周围炎。阻塞在肝血窦前，属窦前性阻塞。到后期虫卵引起汇管区嗜酸细胞肉芽肿，其周围的肉芽组织纤维化，纤维组织压迫门静脉的小分支，加重了梗阻，并使肝细胞索受压萎缩，发展为肝硬化。肝炎后肝硬化引起门静脉高压是由于肝细胞坏死后在肝小叶内形成的纤维化组织和再生的肝细胞团使容易受压的肝血窦和中央静脉受压扭曲阻塞所致。阻塞发生在肝血窦后，属窦后性阻塞。

（四）发病机制和病理生理变化

肝脏由肝动脉和门静脉共同供血。肝脏的血流量平均每分钟 1 500mL，占心排出量的 1/4，其中 20%～30% 来自肝动脉，70%～80% 来自门静脉。门静脉系统血流的调节主要发生在两个部位，即内脏的毛细血管前部分和肝血窦前部分。前者决定门静脉的血流量，后者决定门静脉血流在肝内所受的阻力。门静脉的压力取决于门静脉的血流量和阻力以及下腔静脉的压力。肝动脉的血在肝血窦内与门静脉的血混合。肝血窦相当于其他组织的毛细血管，管壁内皮细胞空隙极大，通透性高，故大量血浆蛋白质可渗出血窦，肝淋巴蛋白质含量是各器官淋巴中最高的。肝动脉及门静脉分支进入肝血窦处口径狭小，有一定阻力，故正常门静脉压比一般静脉压稍高。在正常情况下，肝动脉的压力约为门静脉压力的 8～10 倍。肝动脉进入肝血窦前先经过多次分支形成毛细血管，因此对动脉血起了大幅度的降压作用。终末门小静脉和终末肝小动脉均有平滑肌内皮细胞可以调节进入肝血窦的血液流量和阻力。肝血窦壁的库普弗细胞及其出口处的内皮细胞均可胀缩以改变其突出于腔内的程度，调节流出至肝静脉血液的流量和阻力。毛细血管进入肝血窦后突然变宽。肝血窦轮流开放，平时只有 1/5 的肝血窦有血流通过，肝总血流量增加时，更多的肝血窦开放，以容纳更多的血液，起缓冲作用，减少门静脉压力变化。以上这些因素均使血液进入肝血窦后流速变慢压力降低，使肝血窦维持在低压、低灌注状态。肝血窦内血流缓慢有利于细胞与血液间的充分物质交换。

门静脉血液回流受阻后门静脉压力升高，身体即作出以下反应：

1. 门体交通支开放　门静脉与体静脉系统在胃食管交界处、直肠肛门交界处、脐周、后腹膜都存在着交通支。这些交通支平日关闭，门静脉压力增高时这些交通支开放，这是一种代偿性反应使门静脉的部分血液可通过其交通支回流至体静脉。

这些肝外门体静脉自然分流的结果使门静脉对肝脏的供血减少，大量血液不经肝窦与肝细胞进行交换直接流入体循环。正常门静脉血液中含有来自胰腺的与维持肝细胞营养和促使肝细胞再生有密切关系的肝营养因子（可能是胰岛素和胰高糖素）。门体自然分流的结果使门静脉血液中的肝营养因子不能到达肝细胞，其他一些物质未经肝脏灭活或解毒即逸入体循环。

2. 肝动脉血流增加　门静脉高压时门静脉回流受阻，又有肝外自然的门体分流，肝脏的总血流量减少，身体为了维持肝总血流量不变，使肝动脉血流量代偿性增加，肝总血流量中肝动脉与门静脉血所占的比例随病变的发展而改变，门静脉血所占的比例越来越下降，肝动脉血所占比例越来越上升。

3. 动静脉短路开放和高血流动力改变　正常情况下血液中有一些对血管动力（血流量和阻力）有改变作用的液递物质都要经过肝脏被灭活，肝硬化引起门静脉高压时，肝外有自然门体分流，肝脏功能又有损害，肝内酶系统发生障碍，液递物质的代谢发生紊乱，大量这种液递物质未经灭活即进入体循环，使血液中的浓度增高。这些液递物质对肝内外血管系统不同部位的血管床和括约肌有不同的作用。有的作用于窦后，增加肝静脉的阻力；有的作用于窦前，增加门静脉的阻力；有的增加心排出量，减少周围血管的阻力，增加体循环和内脏动脉的血流量，并使内脏（胃、脾）的动静脉短路开放，全身处于高排低阻的高血流动力状态，其结果使门静脉的血流增加。这些液递物质均能使门静脉的压力进一步升高。门静脉高压患者高血流动力学的表现有：脾动脉增粗并出现震颤，脾血氧饱和度增高，脾动脉至脾静脉的循环时间缩短等。此外，正常人汇管区的小叶间动脉与小叶间静脉之间有动静脉短路，处于关闭状态，门静脉高压时可以开放，大量肝动脉血通过短路流至肝内门静脉分支，并离肝逆流而出，使门静脉压力更加升高，门静脉主干从输入血管变为输出血管（图 3-2）。

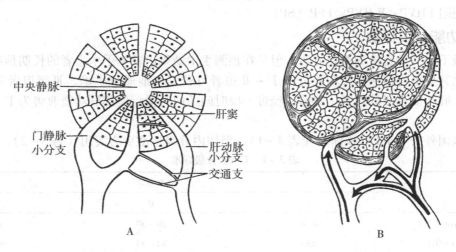

图 3-2　门静脉、肝动脉小分支之间的交通支在门静脉高压症发病中的作用
A. 正常时，门静脉、肝动脉小分支分别流入肝窦，它们之间的交通支细而不开放；B. 肝硬化时，交通支开放，压力高的肝动脉血流流入压力低的门静脉，从而使门静脉压更加增高

从以上的病理生理变化可见门静脉高压的形成有原发的因素，即门静脉系统的梗阻，是机械性的，使门静脉阻力增加流量减少；也有继发的因素，即高血流动力状态，是功能性的，使内脏动脉血流增加阻力减少。一般称前者为背向机制，后者为前向机制。

（五）门静脉压力的测定

术前、术中、术后测门静脉压力对诊断、选择手术方法及判断预后均有帮助。

1. 术前或术后测定方法

（1）脾穿刺脾髓测压（SP）：用针经皮刺入脾脏内测压。门静脉有阻塞时压力均升高。

（2）经皮肝穿刺肝内门静脉分支测压（PVP）：肝前性门静脉高压病例压力不高，肝内或肝后性门静脉高压病例压力均升高。

（3）肝静脉插管测压：穿刺股静脉，将导管经股静脉、下腔静脉插至肝静脉主干内；或穿刺肘静脉，导管经右心房、下腔静脉插至肝静脉主干内，此时测得的压力为游离肝静脉压（FHVP）。继续插入导管，至不能再插入为止，此时导管头堵住肝静脉开口，所测得的压力为肝静脉楔压（WHVP），正常值为 1.33～3.99kPa（10～30mmHg）。由于肝静脉直通肝血窦，所以肝静脉楔压反映肝血窦压。正常人的游离肝静脉压与肝静脉楔压或脾内压接近。窦前阻塞时肝静脉楔压不升高，窦后阻塞时则肝静脉楔压升高。肝静脉楔压与游离肝静脉压之差提示肝血窦压增高的程度，称为肝静脉压梯度。

2. 术中测定方法

（1）门静脉压：直接穿刺门静脉主干（FPP）或门静脉分支，如大网膜静脉。

（2）肝侧门静脉闭锁压（HOPP）和脏侧门静脉闭锁压（SOPP）：术中暂时钳夹门静脉主干，在阻塞肝侧的门静脉测得的压力为 HOPP，正常值为 0.49～0.98kPa（50～100mmH$_2$O）；在阻塞脏侧的门静脉测得的压力为 SOPP，正常值为 3.92～5.58kPa（400～600mmH$_2$O）。SOPP 与 HOPP 的压力差相当于门静脉入肝血流的最大灌注压（MPP），反映门静脉入肝的血流量。HOPP＞SOPP 时门静脉血离肝逆流。门静脉高压时 SOPP 与 FPP 之差代表门静脉侧支开放的程度，差值愈小分流量愈大，向肝血流量愈小。

正常 FHVP≌kWHVP≌FPP（SP）

肝前梗阻 FHVP≌WHVP＜FPP（SP）

肝内窦前梗阻 FHVP≌WHVP＜FPP（SP）

肝内窦后梗阻 FHVP＜WHVP≌FPP（SP）

（六）肝功能分级标准

肝功能分级不是一种直接的测定方法，但是在预测手术结果以及未手术患者的长期预后方面，还没有其他的方法比其更值得信赖。肝功能分级 Ⅰ～Ⅱ 患者可较安全地通过手术，Ⅲ 级患者手术危险性较大，不宜手术。肝功能 Ⅲ 级的患者手术前，经过一段时间的内科治疗使其肝功能改善为 Ⅰ～Ⅱ 级，手术的危险性变小。

肝功能分级国外有 Child 分级标准（表 3-1），但国内分级标准更为实用（表 3-2）。

表 3-1　Child 分级标准

肝功能情况	分级标准		
	A	B	C
血清胆红素（μmol/L）	＜20	20～30	＞30
人血白蛋白（g/L）	≥35	30～35	≤30
腹腔积液	无	少量，易消退	多量，不易消退
精神神经异常	无	轻度	重度
营养状况	好	尚可	差

表 3-2　国内肝功能分级标准

检查项目	分级标准		
	Ⅰ	Ⅱ	Ⅲ
血清胆红素（μmol/L）	＜20	20～34	＞34
人血白蛋白（g/L）	≥35	26～34	≤25
凝血酶原时间延长（s）	1～3	4～6	＞6
SGPT（赖氏单位）	＜40	40～80	＞80
腹腔积液	无	±	+～++
肝性脑病	无	无	有

（肖福斌）

第二节　门静脉高压症的诊断和治疗

一、临床表现

门静脉高压症可发生于任何年龄，多见于 30～60 岁的中年男性。病因中以慢性肝炎为最常见，在我国占 80% 以上，其他病因有血吸虫病、长期酗酒、药物中毒、自身免疫性疾病和先天异常等。其临床表现包括两方面：一是原发疾病本身如慢性肝炎、肝硬化或血吸虫病引起的虚弱乏力、食欲缺乏、嗜睡等。另一类是门静脉高压所引起的，如脾肿大和脾功能亢进、呕血黑便及腹腔积液等。

（一）门静脉高压的症状

1. 脾肿大和脾功能亢进　所有门静脉高压症患者都有不同程度的脾肿大。体检时，多数可在肋缘下扪及脾脏，严重者脾下极可达脐水平以下。随着病情进展，患者均伴有脾功能亢进症状，出现反复感染、牙龈及鼻出血、皮下瘀点瘀斑、女性月经过多和头晕乏力等症状。

2. 黑便和（或）呕血　所有患者均有食管胃底静脉曲张（图 3-3），其中 50%～60% 可在一定诱因下发生曲张静脉破裂出血。诱因有胃酸反流、机械性损伤和腹压增加。出血的表现形式可以是黑便，也可以是呕血伴黑便，这与出血量和出血速度相关。如出血量大、速度快，大量血液来不及从胃排空，即可发生呕血伴黑便，出血量特大时，可呕吐鲜血伴血块，稀血便也呈暗红色。少量的出血可以通过胃肠道排出而仅表现为黑便。由于食管胃底交通支特殊的位置和组织结构，加上肝功能损害使凝血因子合成发生障碍，脾功能亢进使血小板减少，因此出血不易自止。

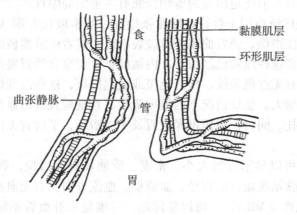

图 3-3　食管下端静脉曲张

出血早期可出现脉搏加快、血压下降等血容量不足的表现，如不采取措施或者出血速度极快，患者很快就进入休克状态。组织灌注不足、缺氧等可使肝功能进一步损害，最终导致肝性脑病。据冷希圣统计，上消化道大出血是门静脉高压症死亡的主要原因之一，占 42%。首次大出血的死亡率为 19.3%，再次出血的死亡率为 58%。而一旦发生出血，1 年内再出血率可达 70%，2 年内接近 100%。

3. 腹腔积液　1/3 患者有腹腔积液。腹腔积液的产生往往提示肝功能失代偿，出血、感染和手术创伤可以加重腹腔积液。少量腹腔积液时患者可以没有症状，大量腹腔积液时患者出现腹胀、气急、下肢水肿和尿少等症状，合并感染时会出现腹膜炎征象。如果腹腔积液通过保肝、利尿和休养等治疗得以消退，至少说明肝功能有部分代偿能力。有些患者的腹腔积液甚难消退，即所谓难治性腹腔积液，提示预后不佳。

（二）体征

患者一般营养不良，可有慢性肝病的征象如面色晦暗、巩膜黄染、肝掌、蜘蛛痣、男性乳房发育和睾丸萎缩。腹部检查可见前腹壁曲张静脉，程度不一，严重者呈蚯蚓样，俗称"水蛇头"。肝右叶不肿大，肝左叶可在剑突下扪及，质地硬，边缘锐利，形态不规则。脾脏肿大超过左肋缘，严重者可达脐下。肝浊音界缩小，移动性浊音阳性。部分患者下肢有指压性水肿。

（三）实验室检查

1. 血常规　脾功能亢进时全血细胞均减少，其中白细胞和血小板下降最早，程度最重。前者可降至 $3 \times 10^9/L$ 以下，后者可降至 $30 \times 10^9/L$ 以下。红细胞减少往往出现较晚，程度较轻。

2. 肝功能　门静脉高压症患者的肝功能均有不同程度异常，表现为总胆红素升高，白蛋白降低，球蛋白升高，白球蛋白比例倒置，凝血因子时间延长，转氨酶升高等。肝炎后和酒精性肝硬化的肝功能异常往往比血吸虫性肝硬化严重。

3. 免疫学检查　肝硬化时血清 IgG、IgA、IgM 均可升高，一般以 IgG 升高为最显著，可有非特异性自身抗体，如抗核抗体、抗平滑肌抗体等。乙肝患者的乙肝病毒标记可阳性，同时应检测 HBsAg、Hb-cAb IgM 和 IgG、HbeAg、HbeAb 和 HBV - DNA，了解有无病毒复制。丙肝患者的抗 HCV 抗体阳性。乙肝合并丁肝患者抗 HDV 阳性。

肝活检虽然可以明确肝硬化的病因和程度，肝炎的活动性，但是无法了解门静脉高压的严重程度，而且可能引起出血、胆漏，存在一定的风险，应该慎用。

（四）特殊检查

1. 食管吞钡 X 线检查　钡剂充盈时，曲张静脉使食管轮廓呈虫蚀状改变；排空时，曲张静脉表现为蚯蚓样或串珠样负影。此项检查简便而安全，容易被患者接受。但是它仅能显示曲张静脉的部位和程度，无法判断出血的部位，对上消化道出血的鉴别诊断有一定的局限性。

2. 内镜检查　内镜已经广泛应用于食管静脉曲张检查，基本取代吞钡 X 线检查，成为首选。过去认为内镜检查容易引起机械性损伤，诱发曲张静脉破裂出血。随着内镜器械的更新换代和操作技术的熟练，对有经验的内镜医师而言这种风险已经很小。内镜检查可观察食管胃底曲张静脉的范围、大小和数目，观察曲张静脉表面黏膜有无红色条纹、樱红色斑或血泡样斑，这些改变统称为红色征，红色征往往预示着患者出血的风险明显加大。急症情况下内镜可清楚、直观地观察出血部位，有条件时，可对曲张静脉进行硬化剂注射或者套扎。同时，内镜可深入胃及十二指肠，了解有无出血病灶，有很好的鉴别诊断价值。

3. 腹部超声检查　B 超可以显示肝的大小、密度、质地及有无占位，脾脏大小，腹腔积液量。彩色多普勒超声可以显示门静脉系统血管的直径、血流量、血流方向、有无血栓以及侧支血管开放程度。

4. 磁共振门静脉系统成像（MRA）　可以整体地、三维显示肝血管系统、门静脉系统、侧支血管分布位置、肾血管及肾功能状态，具有无创、快捷、准确和直观等优点，对门静脉高压症的手术决策有重要的指导作用。MRA 结合多普勒超声已经成为门静脉高压症的术前常规检查项目。

5. CT　CT 结合超声检查可以了解肝体积、密度及质地，腹腔积液量，有助于判断患者对手术的耐受力和预后，但更重要的是排除可能同时存在的原发性肝癌。

二、诊断

详细询问病史以了解病因。例如有无血吸虫病、病毒性肝炎、酗酒或者药物中毒等引起肝硬化的病史；有无腹部外伤、手术、感染或者晚期肿瘤等可能引起门静脉炎症、栓塞或外在压迫的因素。询问上消化道出血的情况，主要是出血的时间、程度、次数、频度和治疗措施。有无输血史。了解有无脾功能亢进的表现，如贫血、经常感冒、牙龈和皮下出血、月经量多等。了解是否有过腹腔积液的表现，如腹胀、食欲缺乏、乏力和下肢水肿等。

体检时注意营养状况，有无贫血貌、黄疸、肝掌、蜘蛛痣、腹壁脐周静脉曲张、肝脾肿大及腹腔积液等。

对于血常规变化不完全符合脾功能亢进者，必要时需行骨髓穿刺涂片检查，以除外骨髓造血功能障碍。按照 Child 标准或者国内标准对肝功能检查指标进行分级，以评价患者的肝功能储备。病原学检查时应同时检测甲胎蛋白以除外伴发肝癌的可能。

影像学检查可显示肝、脾、门静脉系统的改变，内镜检查可显示食管胃底曲张静脉的情况，两者结合可为门静脉高压症提供一幅三维图像。这既有助于明确诊断，又可为制订治疗方案提供参考。

如有典型的病史，结合实验室检查、影像学检查和内镜检查，门静脉高压症的诊断均可确立。

三、鉴别诊断

1. 上消化道出血　凡遇急性上消化道出血患者，首先要鉴别出血的原因及部位，除了曲张静脉破裂出血以外，常见原因还有胃癌和胃十二指肠溃疡。

从病史上分析，胃癌好发于老年患者，多数有较长时间的中上腹隐痛不适、食欲缺乏、呕吐和消瘦。门静脉高压症好发于中年患者，有较长的肝炎、血吸虫病或者酗酒病史，表现为面色晦暗、肝掌、蜘蛛痣、腹壁静脉曲张、脾肿大和腹腔积液。溃疡病好发于青年患者，季节变化易发，多数有空腹痛、嗳气和泛酸等典型症状。从出血方式和量上分析，溃疡病和胃癌的出血量少，速度慢，以黑便为主，药物治疗有效。曲张静脉破裂的出血量大，速度快，以呕吐鲜血为主，同时伴有暗红色血便，药物治疗往往无效。

内镜检查对于急性上消化道出血的鉴别诊断很有价值，它既能及时地查明出血部位，进而明确出血原因，也能做应急止血治疗。值得注意的是，在门静脉高压症伴上消化道出血的患者中，有25%不是因为曲张静脉破裂，而是门脉高压性胃黏膜病变（PHG）或者胃溃疡。这些患者常合并有反流性胃炎，同时胃黏膜瘀血、缺氧，从而导致胃黏膜糜烂出血。

如果情况不允许做内镜检查，可采用双气囊三腔管压迫法来帮助鉴别诊断。如经气囊填塞压迫后出血停止，胃管吸引液中不再有新鲜血液，可确定为食管胃底曲张静脉破裂出血。三腔管压迫同时也可用来暂时止血，避免患者失血过多，为下一步治疗争取时间。

2. 脾肿大和脾功能亢进　许多血液系统疾病也可能有脾肿大、周围血全血细胞减少等情况，但这些患者无肝炎病史，肝功能正常，内镜和影像学检查也没有门静脉压力增高的征象，一般容易鉴别。鉴别困难时可行骨髓穿刺涂片或活检。

3. 腹腔积液　肝硬化腹腔积液需要与肝静脉阻塞综合征（Budd - Chiari syndrome）、缩窄性心包炎、恶性肿瘤以及腹腔炎症（特别是结核性腹膜炎）引起的腹腔积液作鉴别。除了典型的病史和体征以外，影像学检查是很好的鉴别方法。绝大多数可借此得到明确的诊断。如果怀疑是恶性肿瘤和炎症引起的腹腔积液，还可通过腹腔穿刺抽液来获得直接证据。

四、治疗

肝硬化的病理过程是不可逆的，由肝硬化引起的门静脉高压症也是无法彻底治愈的。外科治疗只是针对其所引起的继发症状，如食管胃底静脉曲张、脾肿大和脾功能亢进、腹腔积液而进行。其中又以防治食管胃底曲张静脉破裂出血为最主要的任务，目的是为了暂时挽救患者的生命，延缓肝功能的衰竭。本节主要介绍这方面的内容。

根据食管胃底曲张静脉破裂出血的自然病程，预防和控制上消化道出血的治疗包括三个层次：①预防首次出血，即初级预防；②控制活动性急性出血；③预防再出血，后两项称为次级预防。

（一）预防首次出血

药物是预防曲张静脉出血的重要方法。首选非选择性 β 受体阻滞剂，如普萘洛尔、纳多洛尔及噻吗洛尔等，这类药物的作用机制是：

（1）通过 β_1 受体阻滞减少心排出量，反射性引起脾动脉收缩，减少门静脉血流量。

（2）通过 β_2 受体阻滞，促进内脏动脉收缩，减少门静脉血流量。

（3）直接作用于门静脉侧支循环，降低食管、胃区域的血流量。

研究证实给予足量非选择性 β 受体阻滞剂后门静脉压力可降低 20% ~ 30%，奇静脉压力可降低

30%，首次出血的相对风险降低45%～50%，绝对风险降低10%。目前临床常用的是普萘洛尔（心得安），10～20mg，一天2次，每隔1～3天增加原剂量的50%使之达到有效浓度。目标是使静息时心率下降到基础心率的75%或达50～60次/分，然后维持治疗至少1个月。可长期用药，根据心率调整剂量。普萘洛尔的禁忌证包括窦性心动过缓、支气管哮喘、慢性阻塞性肺部疾病、心力衰竭、低血压、房室传导阻滞及胰岛素依赖性糖尿病等。

扩血管药物如硝酸酯类也能降低门静脉和侧支循环的阻力，从而降低门静脉压力。但没有证据表明其在降低首次出血发生率和死亡率方面的优势。所以，目前不主张单独或联合使用硝酸酯类药物来预防首次出血。

内镜治疗也可以用于预防首次出血。相比硬化剂治疗，套扎治疗根除曲张静脉快，并发症少，疗效优于药物治疗，因此可推荐使用。

是否需要行手术以预防首次出血，目前还存在争议。大量统计数据表明，肝硬化患者中约有40%存在食管胃底静脉曲张，而其中50%～60%可能并发大出血。这说明有食管胃底静脉曲张不一定会发生大出血。临床上还看到，部分从未出血的患者在预防性手术后反而发生大出血。另外，肝炎后肝硬化患者的肝功能损害都比较严重，手术对他们来说都是巨大的负担，因此一般不主张做预防性手术。

（二）控制活动性急性出血

食管胃底曲张静脉破裂出血的特点是来势迅猛，出血量大，如不及时治疗很快就会危及生命。因此，处理一定要争分夺秒，不一定非要等待诊断明确。

1. 初步处理　包括维持循环、呼吸功能和护肝疗法三个方面。在严密监测血压、脉搏和呼吸的同时，应立即补液、输血，防止休克。如果收缩压低于10.7kPa（80mmHg），估计失血量已达800mL以上，应快速输血。补液、输血时应该注意：切忌过量输血，由于肝硬化患者均存在水钠潴留，血浆容量比正常人高，过多的输注反而会导致门静脉压力增高而再出血。因此，在补充丧失量时只需维持有效循环或使血细胞比容维持在30%即可。以输注24小时内新鲜血为宜，由于肝硬化患者缺乏凝血因子并伴有纤溶系统异常，血小板也明显减少，大量输注库存血会加重凝血功能障碍。另外，肝硬化患者红细胞内缺乏具有将氧转运到组织能力的2，3-双磷酸甘油酸，而库存血中此物质也呈进行性降低，因此新鲜血不但能纠正凝血功能障碍，而且还能改善组织的氧供。如果无条件输注新鲜血，可在输血的同时加输适量新鲜血浆及血小板。避免或少用含盐溶液，因为肝硬化患者存在高醛固酮血症，水钠潴留，含盐溶液会促进腹腔积液的形成。

出血时应维持呼吸道的通畅，给氧。有大量呕血时应让患者头侧转，防止误吸导致窒息。年老体弱、病情危重者可考虑呼吸机维持呼吸。

出血时应给予护肝药物，改善肝功能。忌用任何对肝肾有损害的药物，如镇静剂、氨基糖苷类抗生素。出血时容易并发肝性脑病，原因有血氨升高、脑缺氧、低钾血症和过量使用镇静剂等，而血氨升高是主要原因。因此，预防肝性脑病除了积极改善肝血供以外，可给予高浓度葡萄糖液和大量维生素，必要时还可加用脱氨药物如乙酰谷氨酰胺与谷氨酸盐，以及左旋多巴（对抗假性神经递质制剂）。支链氨基酸对维持营养和防治肝性脑病有重要价值。同时清除肠道内积血。为抑制肠道细菌繁殖以减少氨的形成和吸收，可经胃管或三腔管用低温盐水灌洗胃腔内积血。然后用50%硫酸镁60mL加新霉素4g由胃管内注入，亦可口服10%甘露醇溶液导泻或盐水溶液灌肠。忌用肥皂水灌肠，因碱性环境有利于氨的吸收，易诱发肝性脑病。半乳糖苷-果糖口服或灌肠也可减少氨的吸收，还可以促进肠蠕动，加快肠道积血的排出。

由于呕吐（吐血）、胃肠减压及冲洗，患者容易出现低钾血症和代谢性碱中毒。使用利尿剂也可增加尿钾的丢失，加重碱中毒。两者共同作用既可以阻碍氧向组织中释放，又可增加氨通过血-脑屏障的能力，加重肝功能的损害，诱发肝性脑病。因此，应密切监测血气分析和电解质，及时纠正低钾血症和代谢性碱中毒。

2. 止血治疗

（1）药物止血：门静脉压力的高低取决于门静脉血流量的多少，以及肝内和门体间侧支循环的压力高低这两个因素。门静脉血流量取决于心输出量和内脏小动脉的张力。血管收缩剂和血管扩张剂是经常使用的两类止血药物，前者选择性作用于内脏血管床，通过减少门静脉血流量直接降低门静脉压力，而后者是通过减小门静脉和肝窦的阻力来降低门静脉压力，两类药物联合应用可以最大限度地达到降压的目的。

特利加压素（terlipressin）是人工合成的赖氨酸血管加压素，具有双重效应：即刻发挥缩血管作用，然后其末端甘氨酰基脱落，转化为血管加压素继续发挥晚发的缩血管效应。因此它的生物活性更持久，且因为对平滑肌无作用而使全身反应轻，临床推荐为一线使用。特利加压素的标准给药方式为：最初 24 小时用 2mg，每 4 小时静注 1 次，随后 24 小时用 1mg，每 4 小时静注 1 次。

血管加压素（vasopressin）：属半衰期很短的肽类，具有强烈的收缩内脏血管、减少心排出量、减慢心率、减少门静脉血流量以及降低肝静脉楔压的作用。常用剂量：以 5% 葡萄糖将药物稀释成 0.1 ~ 0.3U/mL，用 0.4U/min 速度作外周静脉滴注，并维持 24 小时。若有效，第 2 天减半用量，第 3 天用 1/4 剂量。此药最严重的并发症为脑血管意外、下肢及心肌缺血，因此不作为一线治疗。使用时应同时静脉滴注硝酸甘油（10 ~ 50μg/min），这样不仅可抵消对心肌的不良反应，而且可使门静脉压力下降更明显。另外，血管加压素还具有抗利尿激素作用，可导致稀释性低钠血症、尿少及腹绞痛，使用时应注意。

生长抑素（somatostatin）：天然的生长抑素为 14 肽，由下丘脑的正中隆起和胰岛的 α 细胞合成和分泌。除了具有调节内分泌激素的作用外，还具有血管活性作用，故可用于急性出血的治疗。生长抑素可选择性地减少内脏尤其是肝的血流量，因此具有降低门静脉压力和减少侧支循环血流量的作用。同时对全身其他部位血管没有影响，心搏出量和血压不会改变。生长抑素在肝代谢，其半衰期非常短，正常人仅 2 ~ 3 分钟，肝硬化者为 3 ~ 4.8 分钟。所以需要不间断静脉滴注。用法为首剂 250μg 静脉推注，继以 250μg/h 持续静滴，必要时可将剂量加倍。有证据表明双倍剂量的效果优于标准剂量。人工合成的 8 肽生长抑素类似物——奥曲肽（octreotide），其半衰期可达 70 ~ 90 分钟，作用更强，持续时间更长。用法为首剂 100μg 静推，继以 25 ~ 50μg/h 持续静脉滴注。生长抑素应该在出血后尽早使用，一般维持 3 ~ 5 天，如果 5 天以后仍然无效应考虑改用其他止血措施。

（2）三腔管止血：由于患者出血程度的减轻和药物控制出血的效率提高，真正需要使用三腔管来止血的患者明显减少，约占 5% ~ 10%。这项措施是过渡性的，目的就是暂时止血或减少出血量，为后续治疗赢得时间。它操作简便，不需要特殊设备，止血疗效确切，可以在大多数医院开展。现在最常用的是双气囊三腔管，胃气囊呈球形，容积 200mL，用于压迫胃底及贲门以减少自胃向食管曲张静脉的血流，也能直接压迫胃底的曲张静脉。食管气囊呈椭圆形，容积 150mL，用于直接压迫食管下段的曲张静脉。三腔管还有一腔通胃腔，经此腔可以行吸引、冲洗和注入药物、营养等治疗。三腔管主要用于下列情况：药物治疗无效且无内镜治疗条件；内镜治疗无效且无手术条件；作为术前准备以减少失血量，改善患者情况的措施。首次使用三腔管止血的有效率达 80%，但拔管后再出血率约 21% ~ 46%，且与肝功能代偿情况直接有关。再出血后再压迫的止血率仅为 60%，而第二次止血后再出血率为 40%。

应用三腔管的患者应安置在监护室里。放置前应做好解释工作，减轻患者的心理负担。放置时应该迅速、准确。放置后应让患者侧卧或头部侧转，便于吐出唾液。定时吸尽咽喉部分泌物，以防发生吸入性肺炎。三腔管放置后应作标记，严密观察，慎防气囊上滑堵塞咽喉引起窒息。注水及牵引力量要适度，一般牵引力为 250g。放置期间应每隔 12 小时将气囊放空 10 ~ 20 分钟，以免压迫过久使食管胃底黏膜糜烂、坏死，甚至破裂。三腔管一般先放置 24 小时，如出血停止，可先排空食管气囊，再排空胃气囊，观察 12 ~ 24 小时。如又有出血可再向胃、食管气囊注水并牵引，如确已止血，可将管慢慢拉出，拔管前宜让患者口服适量液状石蜡。放置三腔管的时间不宜超过 3 ~ 5 天，如果仍有出血则三腔管压迫治疗无效，应考虑采取其他方法。三腔管的并发症发生率为 10% ~ 20%，主要有鼻孔区压迫性坏死、吸入性肺炎、纵隔填塞、窒息、食管破裂等。已有致死性并发症的报道。

（3）内镜止血：急症内镜既可以明确或证实出血的部位，又可以进行止血治疗，是非手术止血中必不可少的、首选的方法。

硬化剂注射治疗（EST）：经内镜将硬化剂注射到食管胃底的曲张静脉周围或血管腔内，既可栓塞或压迫曲张静脉而控制出血，又可保留其他高压的门静脉属支以维持肝的血供。常用硬化剂为1%乙氧硬化醇（aethoxy - sklerol），每次注射3～4个点，每点4～5mL，快速推注。注射后局部变白，24小时形成静脉血栓、局部坏死。7天左右形成溃疡，1个月左右纤维化。出血患者经药物或三腔管压迫初步奏效后6～24小时或止血后1～5天就可行EST。初步止血成功后，需在3天或1周后重复注射。如经注射治疗后未再出血，亦应在半年及一年时再注射一次，以防血管再通而再次出血。EST的急症止血率可达90%以上，但近期再出血率为25%～30%。说明EST适用于急症止血，待出血停止后还应采用其他措施以防止再出血。EST的并发症发生率为9%，主要有胸痛、食管黏膜脱落、食管漏、食管狭窄、一过性菌血症、门静脉栓塞及肺栓塞等。

食管曲张静脉套扎治疗（EBL）：在内镜下用橡皮圈套扎曲张静脉以达到止血的目的。其方法是在贲门上5cm范围内套扎6～8个部位的曲张静脉。EBL的急症止血率为70%～96%，并发症发生率低于EST，但再出血率高于EST。

EST和EBL不适合用于胃底曲张静脉破裂出血，因为胃底组织较薄，易致穿孔。

组织粘合剂注射治疗：组织粘合剂是一种合成胶，常用的是氰丙烯酸盐粘合剂。粘合剂一旦与弱碱性物质如水或者血液接触则迅速发生聚合反应，有使血管闭塞的效果。方法是将1∶1的碘油和粘合剂混合液1～2mL快速注入曲张静脉腔内，每次注射1～2点。注射后粘合剂立即闭塞血管，使血管发生炎症反应，最终纤维化，而粘合剂团块作为异物被自然排入胃腔，这一过程约需1～12个月。此方法的急症止血率为97%，近期再出血率仅5%。并发症发生率为5.1%，主要有咳嗽、脾梗死、小支气管动脉栓塞、脓毒症、短暂偏瘫等。此方法可用于胃底曲张静脉破裂出血的治疗。

（4）介入治疗止血：介入治疗包括脾动脉部分栓塞术（PSE）、经皮肝食管胃底曲张静脉栓塞术（PTVE）和经颈静脉肝内门腔静脉分流术（TIPSS）。后两者可用于急症止血治疗。

PTVE：1974年由瑞典人Landerquist和Vang首先应用于临床。在局部麻醉下经皮穿刺肝内门静脉，插入导管选择性地送入胃冠状静脉，注入栓塞剂堵塞曲张静脉可达到止血目的。常用栓塞剂有无水乙醇、吸收性明胶海绵和不锈钢圈等。这种方法适用于药物、三腔管和内镜治疗无效而肝功能严重失代偿的患者。PTVE的急症止血率为70%～95%，与内镜治疗相当。技术失败率为5%～30%。早期再出血率为20%～50%。并发症有腹腔内出血、血气胸和动脉栓塞（肺、脑、门静脉）等。由于PTVE不能降低门静脉压力，再出血率较高，故它只是一种暂时性的止血措施。待患者病情稳定、肝功能部分恢复后，还应该采取其他的治疗预防再出血。

TIPSS：1988年由德国人Richter首先应用于临床。它是利用特殊的器械，通过颈静脉在肝内的肝静脉和门静脉之间建立起一个有效的分流通道，使一部分门静脉血不通过肝而直接进入体循环，从而降低门静脉压力，达到止血的目的。常用的金属内支架有Wallstent、Palmaz、Strecker - stent及国产内支架等。适应证有：肝移植患者在等待肝供体期间发生大出血；非手术治疗无效而外科手术风险极大的出血患者；外科手术后或内镜治疗后再出血的患者。如肝内外门静脉系统有血栓或闭塞则不适用。据资料报道，TIPSS术后门静脉主干压力可由29.3mmHg±2.4mmHg降至16.5mmHg±1.5mmHg。血流量可由13.5cm/s±4.8cm/s增至52.0cm/s±14.5cm/s。曲张静脉消失率为75%，急症止血率为88%，技术成功率为85%～96%。并发症有腹腔内出血、胆管损伤、肝功能损害、感染和肝性脑病等。TIPSS术后支架的高狭窄率和闭塞率是影响其中远期疗效的主要因素。6个月、12个月的严重狭窄或闭塞发生率分别为17%～50%、23%～87%。若能解决好这一问题，则TIPSS可能得到更广泛的应用。

（5）手术止血：如果选择适当，前述的几种治疗方法可使大多数患者出血停止或者减轻，顺利地度过出血的危险期，为下一步预防再出血治疗创造全身和局部条件。所以，目前多不主张在出血时行急诊手术。当然，如果经过24～48小时非手术治疗，出血仍未被控制，或虽一度停止又复发出血，此时过多的等待只会导致休克、肝功能恶化，丧失手术时机。因此，在这种情况下，只要患者肝功能尚可，如没有明显黄疸和肝性脑病，转氨酶正常，少量腹腔积液，就应该积极地施行急症手术以挽救生命，手术方式以创伤小、时间短、止血效果确切的断流术为主。据资料报道断流术的急症止血率为94.9%。

（三）预防再出血

如前所述，门静脉高压症患者一旦发生出血，1 年内再出血率可达 70%，2 年内接近 100%。每次出血都可加重肝功能损害，最终导致肝功能衰竭。所以，预防再出血不仅能及时挽救患者的生命，而且能阻止或延缓肝功能的恶化，所以是治疗过程中的重要举措。

1. 内镜治疗　由于技术和器械的进步，内镜已经成为预防再出血的重要手段。其优点是操作容易、创伤小，可重复使用，在一定时期内可降低再出血风险。缺点是曲张静脉复发率高，因此长期效果不甚理想。相比硬化剂注射，套扎术更加适合用于预防再出血。

2. 药物治疗　β 受体阻滞剂是预防再出血的主要药物。与内镜相比，药物具有风险低、花费少的优点，但再出血率较高。因此，现在多数是将药物和内镜治疗联合应用。文献报道，套扎术联合 β 受体阻滞剂的疗效优于单独使用药物或内镜治疗的疗效。

3. 介入治疗　脾动脉部分栓塞术（PSE）可以用于预防再出血。优点是创伤小、并发症少、适应证广，特别适用于年老体弱、肝功能严重衰竭无法耐受手术的患者。但是，PSE 降低门静脉压力的作用是短暂的，一般 3～4 天后就逐渐恢复到术前水平。因此其远期疗效不理想。而且脾动脉分支栓塞后，其所供应的脾组织发生缺血、坏死，继而与膈肌致密性粘连，侧支血管形成，增加以后脾切除术的难度。因此，对于以后可能手术治疗的患者来说，PSE 应当慎用。

经颈静脉肝内门腔静脉分流术（TIPSS）相当于外科分流手术，也可用于预防再出血。但是，TIPSS 术后的高狭窄率和闭塞率是影响其中长期效果的主要因素，所以目前主要应用于年老体弱、肝功能 Child C 级不适合手术，或者在等待肝移植期间有出血危险的患者。

4. 手术治疗　虽然肝移植是治疗门静脉高压症的最好方法，但是由于供肝有限，治疗费用昂贵等原因，肝移植还难成为常规治疗手段。因此，传统的分流或断流手术在预防再出血中仍然占有重要地位。尽管手术也是一种治标不治本的方法，但相对于其他治疗手段来说，其预防再出血的长期效果仍有优势。

（1）手术时机：手术时机的选择非常重要，因为出血后患者的全身状况和肝功能都有不同程度的减退。表现为营养不良、贫血、黄疸、腹腔积液和凝血功能障碍。过早手术不仅会使手术本身风险增加，而且会增加术后并发症发生率和死亡率。但是过长时间的准备可能会等来再次出血，从而错失手术时机。有上消化道大出血史的患者，只要肝功能条件允许，宜尽早手术。近期有大出血的患者，在积极护肝、控制门静脉压力的准备下，宜在 1 个月内择期手术。

（2）术式选择：以往的经验是根据肝功能 Child 分级来选择手术方式：对 A、B 级的患者，可选择行分流或断流术。对 C 级的患者应积极内科治疗，待恢复到 B 级时再手术，术式也宜选择断流术。若肝功能始终处于 C 级，则应放弃手术。但是肝功能 Child 分级反映的是肝功能储备，强调的是手术的耐受性，它没有考虑门静脉系统的血流动力学变化。

随着对门静脉系统血流动力学的认识加深，现在的个体化治疗是强调根据术前和（或）术中获得的门静脉系统数据来选择手术方式。术前主要依靠影像学资料，其中最简便和常用的是磁共振门静脉系统成像（MRA）和彩超，从中可以估计门静脉血流量和血流方向，为术式的选择提供一定的参考：①如果门静脉为向肝血流且灌注接近正常，可行断流术；②如果门静脉为离肝血流，可行脾 - 肾静脉分流术、肠 - 腔静脉侧侧或架桥分流术，不宜行断流术、肠 - 腔静脉端侧分流术及远端脾 - 肾静脉分流术；③如果门静脉系统广泛血栓形成，则不宜行断流术或任何类型的分流术。术中插管直接测定门静脉压力是最简单、可靠的方法，比较切脾前后的门静脉压力改变对选择术式、判断预后具有较强的指导意义。如果切脾后门静脉压力小于 35mmH$_2$O，仅行断流术即可。如大于 35mmH$_2$O，则宜在断流术基础上再加行分流术，如脾 - 肾或脾 - 腔静脉分流术。

（3）分流术：分流术是使门静脉系统的血流全部或部分不经过肝而流入体静脉系统，降低门静脉压力，从而达到止血的目的。分流术的种类很多，根据对门静脉血流的不同影响分为完全性、部分性和选择性 3 种（图 3 - 4）。完全性分流有门 - 腔静脉分流术。部分性分流有脾 - 肾或脾 - 腔静脉分流术、肠 - 腔静脉分流术及限制性门 - 腔静脉分流术等。选择性分流有远端脾 - 肾分流术（Warren 术）和冠-腔静脉分流术。这样的分类是有时限性的，如部分性分流随着时间的推移可转变为完全性分流，选择性分流到后期可能失去特性而成为完全性分流。血管吻合的方式也很多，有端侧、侧端、侧侧和H架桥，主要根据手术类型、局部解剖条件和术者的经验来选择。许多分流术式由于操作复杂、并发症多和疗效不甚理想而已被淘汰，目前国内应用比较多的有脾-肾静脉分流术、脾-腔静脉分流术、肠-腔静脉侧侧或H架桥分流术和远端脾-肾分流术（Warren术）。

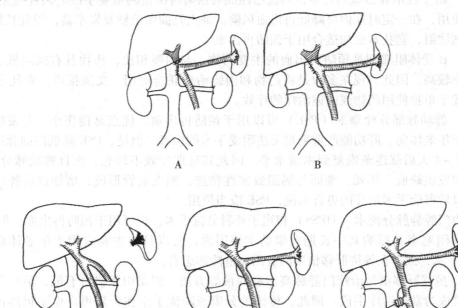

图3-4 门体分流术

A. 端侧门腔静脉分流术；B. 侧侧门腔静脉分流术；C. 脾肾静脉分流术；D. 端侧下
腔-肠系膜上静脉分流术；E. 侧侧下腔-肠系膜上静脉H架桥分流术

脾-肾静脉分流术：1947年由Linton首先应用于临床。方法就是脾切除后行脾静脉与左肾静脉端侧吻合，使门静脉血通过肾静脉直接进入体循环（图3-5）。它的优点在于：直接降低胃脾区静脉压力；减少脾脏回血负荷，同时有效解除脾功能亢进症状；维持一定的门静脉向肝血流，减少肝性脑病的发生；脾静脉口径相对固定，不会随时间推移而明显扩张；保留门静脉和肠系膜上静脉的完整性，留作以后手术备用。适应证：肝功能Child A、B级，反复发生上消化道出血伴中度以上脾肿大和明显的脾功能亢进，食管胃底中重度静脉曲张，术中脾切除后门静脉压力>35cmH$_2$O，脾静脉直径>10mm，左肾静脉直径>8mm，左肾功能良好。禁忌证：年龄>60岁，伴有严重的心、肺、肾等器官功能不全；肝功能Child C级；急性上消化道大出血；有食管胃底静脉曲张，但无上消化道出血史；有胰腺炎史或脾静脉内血栓形成。

脾-腔静脉分流术：1961年由麻田首先应用于临床，是脾-肾分流术的变种（图3-6），适用于肥胖、肾静脉显露困难和肾有病变的患者。由于下腔静脉管壁厚、管径大，故无论是解剖还是血管吻合均较肾静脉容易。另外，下腔静脉血流量大，吻合口不易发生狭窄或血栓形成。其疗效优于脾-肾分流术，而肝性脑病发生率低于门-腔分流术。但是，由于脾、腔静脉距离较远，所以要求脾静脉游离要足够长，在有胰腺炎症或脾蒂较短的患者，解剖难度较大。另外，在吻合时要尽量避免脾静脉扭曲及成角，防止吻合口栓塞。所以，从解剖条件上来看能适合此术式的患者并不多。适应证和禁忌证同脾-肾分流术。

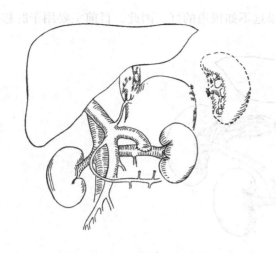

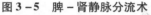

图 3-5 脾-肾静脉分流术

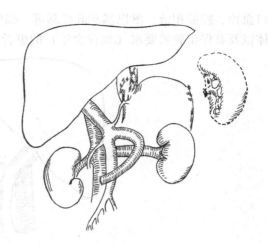

图 3-6 脾-腔静脉分流术

肠-腔静脉分流术：50 年代初由法国的 Marion 和 Clatworthy 首先应用于临床。现在多用于术后再出血和联合手术中。该术式的优点是操作简便、分流量适中、降压范围合理、术后肝性脑病发生率低。常用的吻合方式有 H 型架桥（图 3-7）、侧侧吻合（图 3-8）和端侧吻合。后者由于存在术后下肢水肿和严重的肝性脑病而被弃用。H 型架桥有两个吻合口，且血流流经此处时呈直角状态，所以容易导致血流缓慢、淤滞，血栓形成。这在选用人造血管架桥时更加明显。侧侧吻合时血流可以直接从高压的肠系膜上静脉注入下腔静脉，不需要转两个直角，降压效果即刻出现且不容易形成血栓。因此，目前首选侧侧吻合，吻合口径小于 10mm。此方法受局部解剖条件的限制较多，如肠系膜上静脉的外科干长度过短或肠、腔静脉间距过宽，易使吻合口张力过大甚至吻合困难。所以在解剖条件不理想时宜采用 H 形架桥。适应证：反复发生上消化道出血，食管胃底中重度静脉曲张，且脾、肾静脉局部条件不理想；断流术后或门-体分流术后再出血。

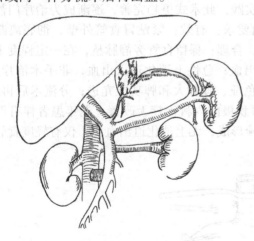

图 3-7 肠-腔静脉 H 型架桥术

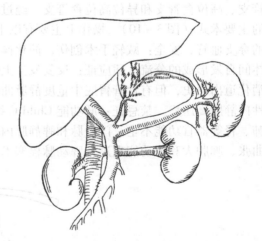

图 3-8 肠-腔静脉侧侧吻合术

远端脾-肾静脉分流术（Warren 手术）：1967 年由 Warren 首先应用于临床。1989 年 Warren 又提出应在分流前完全离断脾静脉的胰腺属支。因此，现在的 Warren 手术应包括远端脾肾分流术＋脾胰断流术（图 3-9），它属于选择性分流术。在门静脉高压状态下，内脏循环分为肠系膜区和胃脾区，两者在功能上保持相对独立。Warren 手术能够降低胃脾区的压力和血流量以防止食管胃底曲张静脉破裂出血，同时保持肠系膜区的高压状态以保证门静脉向肝血流。为防止术后脾静脉"盗血"，要求术中结扎脾静脉的所有属支、肠系膜下静脉、胃右静脉、胃网膜右静脉和胃左静脉。虽然此术式在理论上最符合门静脉高压症的病理生理改变，但在实践中仍存在不少问题，比如手术操作复杂，手术时间长，术后易产生吻合口血栓、腹腔积液、淋巴漏和乳糜漏等，临床效果远不如报道的好。因此，目前主要用于肝移植等待供体以及有保留脾脏要求（如青少年）的患者。

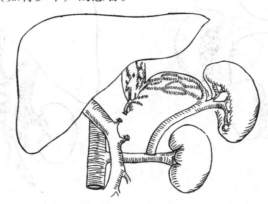

图 3-9　远端脾-肾静脉分流术

（4）断流术：断流术是通过阻断门、奇静脉之间的反常血流，达到止血的目的。近年来国内应用广泛，目前已占到门静脉高压症手术的90%。与分流术相比，断流术有以下特点：术后门静脉压力不降反升，增加了门静脉向肝血流；主要阻断脾胃区，特别是胃左静脉（冠状静脉食管支）的血流，针对性强，止血效果迅速而确切；术后并发症少，肝功能损害轻，肝性脑病发生率低；手术适应证相对较宽；操作简单易行，适合在基层医院开展。断流术的方式很多，国内主要应用贲门周围血管离断术（Hassab 手术）以及联合断流术（改良 Sugiura 手术）。

贲门周围血管离断术（Hassab 手术）：1967 年由 Hassab 首先应用于临床。原方法仅游离食管下段约3cm，没有切断、结扎高位食管支和（或）异位高位食管支。虽然操作简单，急症止血效果确切，但术后再出血率较高。因此，裘法祖等对其进行了改进，要求至少游离食管下段5~7cm，结扎冠状静脉食管支、高位食管支和异位高位食管支。经过多年的实践，此术式更趋完善，逐渐成为治疗门静脉高压症的主要术式（图 3-10）。操作上主要有以下几方面要求：有效：紧贴胃食管外壁，彻底离断所有进入的穿支血管；安全：减轻手术创伤，简化操作步骤；合理：保留食管旁静脉丛，在一定程度上保留门-体间自发形成的分流。适应证：反复发生上消化道出血；急性上消化道大出血，非手术治疗无效；无上消化道出血史，但有食管胃底中重度静脉曲张伴红色征、脾肿大和脾功能亢进；分流术后再出血；区域性门静脉高压症。禁忌证：肝功能 Child C 级，经过积极的内科治疗无改善；老年患者伴有严重的心、肺、肾等器官功能不全；门静脉和脾静脉内广泛血栓形成；无上消化道出血史，仅有轻度食管胃底静脉曲张、脾肿大和脾功能亢进；脾动脉栓塞术后。

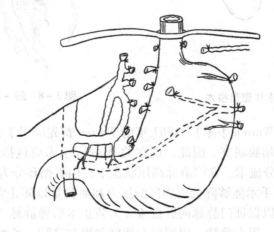

图 3-10　贲门周围血管离断术

联合断流术（改良 Sugiura 术）：1973 年由 Sugiura 首先应用于临床。Sugiura 认为食管胃底黏膜下曲张静脉内的反常血流约占到脾胃区的 1/8～1/6，这是 Hassab 术后再出血率较高的主要原因。因此，他主张在 Hassab 手术后再横断食管下端或胃底的黏膜下静脉网以降低再出血率。Sugiura 报道 671 例的手术死亡率为 4.9%，术后再出血率为 1.4%，无肝性脑病。由于 Sugiura 术式要分胸、腹二期施行，患者往往无法耐受，手术死亡率高。因此，许多学者对 Sugiura 术进行了改良，目前常用的方法是完全经腹行脾切除 + Hassab 术，然后再阻断食管胃底黏膜下的反常血流。阻断方法有：食管下端或胃底横断再吻合术；食管下端胃底切除术；食管下端或胃底环形缝扎术；胃底黏膜下血管环扎术；Nissen 胃底折叠术等。目前这部分操作基本上由吻合器或闭合器来完成。认为改良 Sugiura 术是治疗门静脉高压症的理想术式。手术适应证和禁忌证同贲门周围血管离断术。

（5）联合手术：由于分流、断流术的疗效不能令人满意，因此，从 20 世纪 90 年代开始有人尝试行联合手术，以期取长补短，获得较分流或断流单一手术更好的临床效果。所谓的联合手术就是在一次手术中同时做断流术和分流术，断流术采用贲门周围血管离断术，分流术采用脾 - 肾静脉分流术，肠 - 腔静脉侧侧或 H 型架桥分流术。目前认为分、断流联合手术具有以下优点：直接去除引起上消化道出血的食管胃底曲张静脉，减少再出血的机会；缓解离断侧支后的门静脉高血流状态，降低门静脉压力；减轻和预防门静脉高压性胃病。第二军医大学长征医院总结了 12 年 117 例联合手术的效果。与术前相比，门静脉直径平均缩小 0.4cm，压力平均下降 16%。无手术死亡，近期无再出血，远期再出血率为8.3%，肝性脑病发生率为 16.6%。5、10 年生存率分别为 98.3% 及 84.6%。吴志勇等指出在各种联合手术中，脾切除、脾 - 肾静脉分流加贲门周围血管离断术不受门静脉血流动力学状态的限制，手术适应证宽。而且可预防脾、门静脉血栓形成，保持肠系膜上 - 门静脉的血流通畅，为将来可能的分流术或肝移植保留合适的血管条件。认为这种术式可作为联合手术中的首选。但也有学者提出，门静脉高压症的手术效果取决于患者的肝功能状况，与术式关系不大。既然如此，就没有必要在断流术的基础上再加分流术，这样只能增加手术难度和创伤，延长手术时间，加重肝功能的损害。至今，究竟分、断流联合手术有何优势，尚需要更多前瞻性临床研究进行深入的探讨。

（肖福斌）

第三节　Budd - Chiari 综合征

Budd - Chiari 综合征是由于肝静脉及其肝段和（或）肝上段下腔静脉完全或不完全阻塞性病变引起的肝静脉回流障碍所致的肝后型门静脉高压症，伴或不伴有下腔静脉高压。

Lambron 于 1842 年首例报道本病，1845 年英国内科医师 George Budd 首先描述 1 例肝静脉血栓形成的病例，1899 年奥地利病理学家 Hans Chiari 又报道 3 例并收集 7 例静脉内膜炎并发的肝静脉阻塞病例，遂命名 Budd - Chiari 综合征。从文献分析，欧美病例多为肝静脉阻塞致病，而亚非病例多为下腔静脉阻塞致病。

（一）病因

肝静脉阻塞或下腔静脉阻塞多半由于：血液高凝状态（口服避孕药、红血细胞增多症引起）所致的肝静脉血栓形成；静脉受肿瘤的外来压迫；癌肿侵犯肝静脉（如肝癌）或下腔静脉（如肾癌、肾上腺癌）；下腔静脉先天性发育异常（隔膜形成，狭窄、闭锁）；静脉腔内赘生物如各种癌栓及下腔静脉平滑肌肿瘤。

我国与英、美等西方国家以血栓形成病例居多，而在日本则 1/3 病例是由于肝段下腔静脉隔膜的畸形。肝段下腔静脉的隔膜一般极薄，1～2mm 厚，位于离下腔静脉在右心房的开口处 3～4cm。41% 在肝静脉开口之上，40% 隔膜从左下斜行至右上，在左、中肝静脉与右肝静脉开口之间，将静脉隔开，19% 在肝静脉开口之下。在下腔静脉隔膜、狭窄或闭锁畸形，肝静脉可无开口，开口为血栓所堵，或开口通畅。即使肝静脉开口通畅，肝静脉血液回流可因近端的下腔静脉阻塞而受障碍。关于 Budd - Chiari 综合征时肝静脉和肝段下腔静脉阻塞的分类繁多。

Takeuchi 将其分为三类：A 型为肝段下腔静脉膜性梗阻不伴肝静脉阻塞；B 型为单侧（左侧较多）肝静脉阻塞；C 型为全部肝静脉阻塞。Hirrooka 又将本病分为七型：Ⅰ型是肝段下腔静脉膜性梗阻不伴肝静脉阻塞；Ⅱ型是肝段下腔静脉膜性梗阻伴肝静脉阻塞；Ⅲ型是膈肌部分的下腔静脉狭窄；Ⅳ型是肝段下腔静脉血栓形成；Ⅴ型是肝段下腔静脉狭窄伴肝静脉阻塞；Ⅵ型是肝段下腔静脉闭塞伴肝静脉阻塞；Ⅶ型是单纯肝静脉阻塞，其中Ⅰ型占 35.3%，Ⅶ型 30.6%，最为多见。

（二）临床表现

单纯肝静脉血栓形成急性期患者有发热、右上腹痛、迅速出现大量腹腔积液、黄疸、肝大，肝区有触痛，少尿。数日或数周内可以因循环衰竭（休克）、肝功能衰竭或消化道出血死亡。单纯肝静脉血栓形成非急性期的表现是门静脉高压，肝脾肿大，顽固性腹腔积液，食管静脉曲张破裂出血。若为单纯下腔静脉阻塞，则有胸腹壁及背部浅表静脉曲张及下肢静脉曲张、肿胀、色素沉着和溃疡。因肝静脉和下腔静脉阻塞，心脏回血减少形成小心脏，患者可有气促。

（三）辅助诊断

1. 实验室检查　显示肝功能异常，凝血因子时间延长，慢性期与肝硬化类似。

2. B 型超声显像　可在膈面顶部、第二肝门处探测肝静脉及下腔静脉阻塞的部位和长度以确定是否隔膜型。

3. 肝脏核素扫描　肝脏尾叶的静脉血由肝短静脉直接回流至下腔静脉。单纯肝静脉阻塞时肝短静脉通畅，核素扫描检查可见肝区放射性稀疏，而尾叶放射性密集。

4. CT 扫描和 MRI 显像　对本病有定性诊断价值，CT 检查可见肝脏呈弥漫性低密度球形增大和腹腔积液，下腔静脉和肝静脉内呈现衰退的腔内充盈缺损，增强扫描时可见肝门处有斑点状增强，门静脉呈现离肝血流，肝可出现低密度带状影，绕以边缘增强，提示血管内血栓形成，对诊断本病具有重要价值。MRI 显像显示肝内低强度信号，组织内自由水增加，并可显示肝静脉和下腔静脉开放状态，并能将血管内新鲜与机化血栓加以区分，同样可显示肝内和肝外的侧支循环。

5. 下腔静脉造影及测压　从股静脉上行插管，经下腔静脉进入肝静脉开口，注射造影剂看肝静脉是否阻塞。若为肝段下腔静脉阻塞，除从股静脉插管外，同时从前臂或颈静脉下行插管，经右心房至下腔静脉，上下同时注射造影剂造影，可显示阻塞的部位、长度和形态，肝静脉通畅情况和侧支循环情况，有助于手术适应证的决定和手术方法的选择。下腔静脉插管造影时可测下腔静脉压力。正常下腔静脉压力为 0.78 ~ 1.18kPa（80 ~ 120cmH$_2$O），肝段下腔静脉阻塞时上肢静脉压正常，下腔静脉压力在 2.94kPa（300cmH$_2$O）以上。单纯肝静脉阻塞时，尾叶代偿性肥大可压迫下腔静脉，下腔静脉造影时可见该段下腔静脉变狭。

6. 内镜或食管钡餐　了解食管及胃底静脉曲张情况，并可在内镜下注射硬化剂或曲张静脉套扎术。从肝功能检查以及辅助诊断方法，本病与其他肝硬化门静脉高压症不难鉴别。

（四）治疗

单纯肝静脉血栓形成急性期（起病 1 个月内）可用抗凝和溶栓剂治疗。但大多数病例于血栓形成后几周或几个月才确诊。慢性期可以手术解除下腔静脉和肝静脉的阻塞。解除肝静脉回流障碍比解除下腔静脉回流障碍更为重要，因肝静脉回流障碍引起的门静脉高压可导致肝功能的进行性损害、顽固性腹腔积液和食管静脉曲张出血，对病者的生命威胁更大。

外科治疗视病变是单纯肝静脉阻塞抑或肝段或肝上段下腔静脉阻塞而异。外科手术治疗可分为直接和间接两类。

1. 直接手术方法　Budd - Chiari 综合征为膜性阻塞，而肝静脉通畅者，可经皮气囊导管破膜扩张置放裸支架，也可经右心房破膜。

（1）经皮气囊导管破膜术：对下腔静脉膜性狭窄患者适用。经股静脉插入扩张气囊导管至下腔静脉狭窄孔下方，在 X 线透视监测下将导管插过狭窄段，向气囊内注入造影剂使之膨胀，再拉下导管以撕裂隔膜，然后置放适合大小的裸支架，要长期抗凝治疗。

（2）经右心房手指直接破膜术：亦称 Kimura 手术，适用于下腔静脉膜性闭锁或膜性狭窄患者。开右胸，切开右心耳，以左示指插入探查右心房和下腔静脉，如探及膜状物，可用指尖加压破膜，如反复3 次仍不能破膜时，说明膜厚，宜改术式；如探及膜性狭窄，可用示指向狭窄周边各方施压破膜。这种手术仅能撕裂隔膜，术后可能再度狭窄和闭塞（图 3 – 11）。

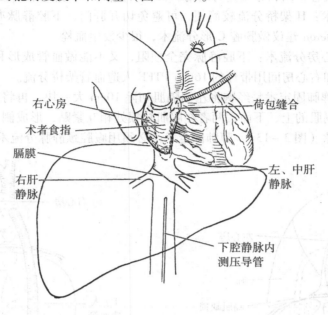

图 3 – 11　下腔静脉隔膜捅开术示意图

（3）直视下手术：对于腔静脉狭窄广泛或下腔静脉和肝静脉梗阻的患者，则可采用体外循环、低温停跳或常温下直视手术。施行切除部分肝脏和肝静脉罹病部分，随后将肝静脉直接吻合于右心房；还可用自体心包补片做下腔静脉成形术和其他各种切除下腔静脉和肝静脉病变等手术（图 3 – 12）。也可通过手术在血管内放置金属支架，防止再狭窄。

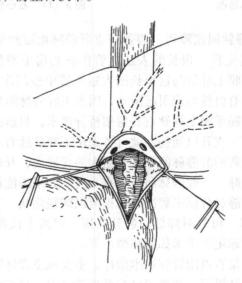

图 3 – 12　下腔静脉内病变和包括肝静脉开口在内的肝组织切除后显示肝静脉开口

2. 间接手术方法　单纯肝静脉阻塞下腔静通畅，不适合于破膜手术或破膜不能成功者，可作门体分流术或脾肺固定术，降低门静脉压力和下腔静脉压力，防止发生各种并发症。图 3 – 12 下腔静脉内病变和包括肝静脉开口在内的肝组织切除后显示肝静脉开口。

（1）腔房分流术：又称 Ohara 手术，适用于下腔静脉广泛阻塞的患者，手术时右心房与肝后下腔静脉间做人造血管架桥术，使用的人造血管直径 16～18mm，长 4～5cm。

（2）门腔静脉分流术：只有下腔静脉压力比门静脉压力低时使用，要求两静脉做直接侧侧吻合，勿使用间置自体或人造血管，以利分流更为通畅。Orloff 曾有 1 400 例大宗报道，效果较好。

（3）肠腔静脉分流术：H 架桥分流较简便，可避免切开肝门，下腔静脉亦不受损，以利于以后可能施行的肝移植术。Cameron 建议做肠腔 C 形分流术，很少发生血栓。

（4）肠系膜上静脉心房分流术：下腔静脉完全梗阻，又不能做血管成形和破膜术的患者可适用此术式，在肠系膜上静脉和右心房间用带环的 16mm PTFE 人造血管架桥分流。

（5）脾肺固定术：脾肺固定术是经胸将左侧膈肌切除 10cm 大一块，再将脾脏上极（包膜切除后）与左下肺膈面分别缝于膈肌的上、下面，两者在膈肌缺损处相互紧贴，形成侧支，使高压的门静脉血经脾、肺流入低压的体静脉（图 3－13）。脾肺固定术前必须用腹腔颈静脉分流术控制腹腔积液。

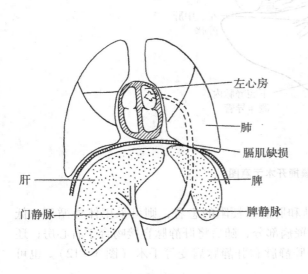

图 3－13　脾肺固定术示意图

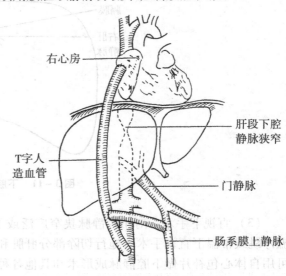

图 3－14　右心房下腔静脉肠系膜上静脉 T 形分流术

3. 肝段下腔静脉阻塞伴肝静脉回流障碍　假若三支肝静脉血液回流都受障碍须作右心房下腔静脉肠系膜上静脉 T 形分流术。这是先将一根长的人造血管作右心房下腔静脉或右髂总静脉架桥分流术，再用另一根短的人造血管在肠系膜上静脉与这根长的人造血管中段间作 T 形吻合（图 3－14）。这个手术比较复杂，术后人造血管容易有血栓形成引起阻塞，因为下腔静脉阻塞本身并不引起病者死亡，所以有时对此类患者用脾肺固定术或肠系膜上静脉右心房架桥分流术，只解决门静脉高压；不处理下腔静脉阻塞。左、中、右肝静脉中只有一支开口通畅，就可考虑用下腔静脉右心房架桥分流术降低下腔静脉压力。在肝内，开口通畅与开口闭塞的肝静脉间往往有粗大的交通支，开口闭塞的肝静脉内的血液可以通过该交通支，经开口通畅的肝静脉、下腔静脉回流至右心房。如果不能作去除梗阻或降低门静脉或下腔静脉压力的手术，则可作腹腔颈静脉分流术解决腹腔积液以减轻症状。

4. 经颈静脉肝内门体分流术　可暂时降低门静脉高压，但尚无长期疗效评价。在急性型病例可施行此术，争取时间，等待以后做确定性手术如肝移植术等。

5. 肝移植术　Budd－Chiari 是否可用肝移植术治疗，主要视患者肝脏储备能力决定，如肝性脑病情况、白蛋白和胆红素值、肝活检结果等。如患者已有肝功能衰竭，目前已处于慢性肝病终末期，施行其他外科手术治疗病情又迅速恶化时，均为肝移植术的适应证。目前 Budd－Chiari 综合征的肝移植效果较满意，5 年生存率在 45%～80% 之间，但肝移植术后患者常发生血栓形成，均应长期抗凝治疗。

（肖福斌）

第四章

肝脏外科

第一节 急性肝衰竭

急性肝衰竭（AHF）是由多种病因引起的一种综合征。AHF 的死亡率非常高，早期诊断、及时治疗是提高存活率的关键。药物疗法，新型生物人工肝支持系统和肝移植是当前治疗急性肝衰竭的主要手段。

一、概念

急性肝衰竭是急性肝损害或慢性肝损害急性发作，在半年内快速发展的严重肝功能障碍，血浆凝血酶原活动度≤40％，伴有或不伴有肝性脑病。在 10d 内发生 AHF，以肝性脑病为突出表现称为暴发型 AHF，于 10d 至 2 月（8 周）以内发生 AHF 称为亚急性型 AHF。于 2 月至半年（24 周）以内发生 AHF 称为缓发型 AHF。

二、发病机制

（一）暴发性病毒性肝炎（FVH）的发病机制

HBV 感染引起的 FVH 的发生率远比其他病毒为多。乙型 FVH 的发病机制主要是原发性损伤以及继发性损伤。

1. 原发性损伤

（1）免疫病理反应：原发性免疫病理损伤以 Tc 细胞毒反应为主，效应细胞是 LFA - 1 阳性 Tc 细胞，靶细胞是表达 HbcAg、MHCl - 1 和 ICAM - 1 三种抗原的肝细胞，ICAM - 1/LFA - 1 相互作用能强化 Tc 细胞对靶肝细胞的毒性效应。Tc 细胞毒反应是造成乙型 FVH 广泛细胞坏死的基本机制。

（2）病毒本身的作用：HBV 前细胞基因突变，加重肝细胞损伤引起 FVH。

2. 继发性损伤　在原发性免疫病理损伤的基础上；肝脏屏障功能受损，肠道菌内毒素易通过肝脏形成自发性肠源性内毒素血症，内毒素则刺激肝内外单核－巨噬细胞释放大量细胞因子，如 TNF - α、IL - 1、IL - 6、IL - 8、血栓素、血小板激活因子、白三烯和内皮素等，加重肝细胞的损害。HBV 致敏或感染的肝细胞对 TNF - α 的敏感性增强。TNF - α 致肝细胞坏死的直接作用主要是通过复杂的生化过程破坏肝细胞膜结构和 DNA；间接作用是通过损伤肝窦内皮细胞，导致大量肝细胞缺血缺氧性坏死。

（二）肝性脑病的发病机制

肝性脑病的发病机制是肝细胞功能衰竭，肝脏功能失代偿，毒性代谢产物在血液循环里堆积，而致脑功能障碍。

1. 毒性物质的产生　急性肝衰竭时，肝细胞功能衰竭，清除氨的能力降低或丧失，同时由于消化功能障碍，或胃肠道出血，肠道产氨增多，直接进入体循环的氨也增多，血氨升高；重症肝炎时，肝细胞大量变性坏死，继发高胰岛血症，使血浆里 BCAA 减少，加之对芳香族氨基酸（AAA）代谢减少，

AAA 相对升高。血浆相对高的 AAA 进入脑内，阻碍脑神经传导功能，发生脑功能障碍，重症肝病时，肝脏的清除明显降低，透过血脑屏障（BBB）增多，并发挥脑神经的作用。

2. 血脑屏障　重症肝病时由于氨内毒素对 BBB 的损伤和血流动力学改变对 BBB 的损伤，使 BBB 通透性增加，干扰了脑神经功能。

3. 毒性物质对脑神经细胞的作用

（1）氨对脑神经细胞的毒性：氨减少神经介质产生，干扰脑能量代谢，还通过与 K^+ 竞争抑制神经细胞的 $Na^+ - K^+ - ATP$ 酶活性，对神经细脑膜产生毒性作用。

（2）抑制性神经传递介的作用：肝性脑病时肝脏不能有效清除 γ - 氨基丁酸（GABA），使血中 GABA 增加，同时毒性物质损伤 BBB，GABA 入脑增多，导致脑神经突触后膜 GABA 受体数量增多，与 GABA 结合，神经元过度极化，发生中枢神经系统功能抑制。

（3）假性神经传递介质对脑神经的抑制作用：肝性脑病时血液循环中 BCAA 减少，进入脑的 AAA 相对增多，大量的 AAA 竞争性消耗酸羟化酶，影响酪氨酸形成左旋多巴真性神经传递介质。而假性神经介质竞争性取代真性神经传递介质，造成中枢神经功能的抑制。

（4）硫醇、酚及血清抑制因子对脑神经细胞的毒性：硫醇、酚及血清抑制因子对 $Na^+ - K^+ - ATP$ 酶发生抑制，影响神经的传导功能，导致神经细胞水肿。

（5）色氨酸对脑功能的影响：急性肝性脑病时脑内游离色氨酸明显升高。色氨酸代谢产物是 5 - 羟色胺，在控制睡眠中起着重要作用，过量时引起重型肝炎患者意识丧失。

三、临床表现

（一）急性重型肝炎

一部分患者无明显诱因，既往无肝炎病史，无其他原因引起的慢性肝病史，起病急骤，黄疸急剧加深，出现肝臭、急性肾功能衰竭，迅速出现精神神经症状。上述情况出现在发病 10d 以内。

1. 一般情况及消化道症状　患者早期出现体质极度虚弱，全身情况极差，高度乏力，伴有中度发热或高热，出现严重的消化道症状，频繁的恶心呕吐、重度腹胀，亦可出现顽固性呃逆。如肠鸣音减少，甚至消失，提示内毒素血症中毒性肠麻痹，反映病情严重。

2. 黄疸　患者早期出现尿色如浓茶，以后迅速出现皮肤巩膜黄染，随着病情进展，黄疸迅速加深，平均每日血清总胆红素上升超过 17 μmol/L 以上。

3. 肝脏改变、肝功能异常　患者肝脏进行性缩小，B 超及 CT 扫描提示肝脏缩小。肝功能出现明显异常，ALT 最初明显升高，在达到一定高峰后，随病情急剧恶化而迅速下降，甚至正常，与此同时黄疸继续增高，称为"胆 - 酶分离"现象。急性重型肝炎约有 70% 患者出现此现象。

4. 凝血机制障碍　急性重型肝炎患者几乎都会出现凝血机制障碍。患者表现为皮肤紫癜或淤斑、牙龈及口腔黏膜出血、鼻衄和注射部位渗血。少数患者有消化道出血的症状。严重时还可发生上消化道出血、颅内出血以及 DIC。约半数左右的患者血小板明显减少。凝血酶原时间明显延长，凝血酶原活动度降低 <40%。急性重型肝炎患者胆碱酯酶活性明显降低，血清铁 >1 800μg/L，转铁蛋白下降达 <1 000μ/L。

5. 肝性脑病　肝性脑病是急性重型肝炎最突出并具有诊断意义的早期临床表现。一般在起病 10d 以内迅速出现精神神经症状。从性格改变、迅速出现记忆或定向力失调、睡眠节律倒置，出现谵妄、狂躁不安、嗜睡加深，最后迅速进入昏迷。神经系统体征在早期出现腱反射亢进、踝阵挛、锥体束征。扑翼式震颤是肝性昏迷的特征表现，进入昏迷后各种反射减弱或消失，肌张力从增高变为降低，瞳孔散大或明显缩小。

6. 肝臭　肝臭在肝昏迷前期即可出现，是一种含有刺激性的水果腐烂气味，与肝昏迷前期患者的病情严重程度有关。

7. 肝肾综合征　肝肾综合征是指重症肝炎等严重肝实质性病变时所发生的进行性肾功能障碍。患者尿中出现蛋白、红细胞、管型，血中尿素氨、肌酐增加，二氧化碳结合力下降。

8. 循环系统及呼吸系统改变　急性重型肝炎患者，临床上可出现心悸、气短、胸闷、顽固性低血压及休克等，还可出现呼吸衰竭、肺水肿等表现。

9. 电解质紊乱及酸碱失衡　常见低血钾症，血钾浓度低于 3.5mmol/L，重型肝炎后期可出现高血钠症、低血钾症。持续性低血钾是细胞濒临死亡的表现。

患者早期常有换气过度致呼吸性碱中毒，低钾致代谢性中毒，肾功能衰弱发生代谢性酸中毒，脑水肿呼吸抑制致呼吸性酸中毒。

10. 低血糖　约 40% 急性重型肝炎患者可发生低血糖。

11. 脑水肿　急性重型肝炎的患者多有不同程度的脑水肿。

12. 其他　急性重型肝炎患者常并发各种感染，还可出现门脉高压、腹腔积液以及胰腺损害。

（二）亚急性重型肝炎临床表现

亚急性重型肝炎是指急性黄疸型肝炎起病后 10d 以上，2 个月之内出现黄疸迅速上升至高黄疸，肝脏迅速缩小，肝功能严重损害，凝血酶原时间明显延长，凝血酶原活动度 <40%，出现内毒素血症症状，明显食欲不振、恶心、呕吐、重度腹胀及腹腔积液，同时出现不同程度精神神经症状，可有明显出血现象，后期可出现肾功能衰竭及脑水肿等多器官衰竭综合征。亚急性重型肝炎无慢性肝炎及肝硬化病史。

1. 全身情况　患者早期出现乏力，消化道症状明显，明显腹胀常是腹腔积液的先兆症状，随病情发展伴鼓胀迅速出现腹腔积液，一般在起病后 2~3 周出现腹腔积液。

2. 精神神经症状及肝昏迷

（1）部分患者在发病早期可出现程度不同的精神神经症状。

（2）肝昏迷时（或肝昏迷前）：①肝臭。②扑翼样震颤。③锥体束征。④踝阵挛。⑤膝反射：早期亢进、肌张力、颈部抵抗力和锥体束征。进入深昏迷后各种反射迟钝甚至消失。肝昏迷时半数左右患者出现血氨明显增高。氨基酸测定时，支链氨基酸与芳香氨基酸比值下降至 1 以下。

3. 黄疸与胆－酶分离现象　亚急性重型患者肝功能出现严重损害，临床表现为肝脏进行性缩小。在胆红素继续进行性增高，而谷丙转氨酶在达到一定高峰后逐渐下降，甚至可降至正常（但病情不见减轻）形成"胆－酶分离"现象。

4. 出血现象与凝血机制障碍　亚急性重型肝炎有明显的出血倾向，并有严重的凝血机制障碍。凝血酶原时间明显延长，凝血酶原活动度降低 <40%，血清胆碱酯酶活力降低。

其他化验检查如血清蛋白降低、球蛋白升高、白/球蛋白比例倒置、血清碱性磷酸酶降低。

5. 感染　患者常合并细菌或霉菌感染。细菌感染多见于原发性腹膜炎、胆管系统感染、肠道、呼吸道及泌尿系统感染等。

四、诊断标准

（一）临床诊断标准

1. 急性重型肝炎（暴发型肝衰竭）　急性黄疸型肝炎，起病 10d 内迅速出现精神、神经症状而排除其他原因者，患者肝浊音区进行缩小，黄疸迅速加深，肝功能异常（特别是凝血酶原时间延长，凝血酶原活动度低于 40%），应重视昏迷前驱症状，以便做出早期论断。

2. 亚急性重型肝炎（亚急性肝衰竭）　急性黄疸型肝炎，起病后 10d 以上 8 周以内具有以下指征。

（1）出现 Ⅱ 度以上肝性脑病症状。

（2）黄疸迅速上升，数日内血清胆红素上升大于 170mmol/L，肝功能严重损害（血清谷丙转氨酶升高，浊度试验阳性，白/球蛋白倒置，丙种球蛋白升高），凝血酶原时间明显延长。

（3）高度乏力，明显食欲减退或恶心、呕吐、重度腹胀及腹腔积液，可有明显出血现象。

（二）病理组织学诊断标准

1. 急性水肿性重型肝炎　以严重的弥漫性肝细胞肿胀为主，脑膜明显，脑浆淡染或近似透明，细胞相互挤压呈多边形，类似植物细胞。小叶结构紊乱，小叶中有多数大小不等的坏死灶，肿胀的肝细胞间有明显的毛细胆管淤胆。

2. 急性坏死性重型肝炎　广泛的肝坏死，肝细胞消失遗留网织支架，肝窦充血，有中性、单核、淋巴细胞及大量吞噬细胞浸润，部分残存的网状结构中可见小胆管淤胆。

五、治疗

AHF 病势凶险，预后差，死亡率高。治疗原则是全面综合性治疗，维持生命，促进肝细胞的再生，恢复体内生命机能，达到治疗的目的。

（一）一般治疗

1. 一般治疗　AHF 患者给予重症监护，防止交叉感染。

（1）对昏迷者应注意口腔及皮肤护理，定时翻身。

（2）饮食应保证每日 420 ～ 840kJ 热量供应，禁食高蛋白饮食。

（3）保持大便通畅，可服用乳果糖（10mL/次）或乳酸菌冲剂，每晚保留灌肠，可用乳果糖或 1% 米醋灌汤，减少肠道氨的吸收。

2. 促进肝细胞再生　促肝细胞生长素每天 120mg，20 ～ 30d 一疗程。

3. 胰高糖素 – 胰岛素疗法　剂量为胰高糖素 1mg 与正规胰岛素 8 ～ 10U，加入葡萄糖 500mL，每日静脉滴注 1 次，2 周为一疗程。

（二）病因治疗

针对引起 AHF 的不同病因给予治疗。

（三）感染的治疗

1. 原发性腹膜炎的治疗　因腹膜炎感染多以大肠杆菌、副大肠杆菌等革兰阴性杆菌为主，在腹腔积液的细菌培养结果出来前，先使用针对革兰阴性杆菌为主的抗生素。

（1）氧哌嗪青霉素：抗菌谱广，对革兰阴性菌作用较强，并且毒性较低，对绿脓杆菌及大肠杆菌等有较强的抑制作用，轻度感染用量为 4 ～ 8g/d，分次肌内注射或静脉滴注。重度感染者用量为 8 ～ 16g/d。

（2）头孢类：第二代头孢抗菌谱较广，对革兰阳性、阴性菌及多数肠杆菌科细菌有效，对绿脓杆菌无作用；第二代头孢对肠杆菌群、绿脓杆菌均有较强抗菌活力，对厌氧菌也有效。因腹腔感染常有需氧和厌氧菌混合感染，常用第二代头孢药物。通常剂量均为 2 ～ 6g/d，静滴或肌内注射，甚少有肾毒性。

（3）甲硝达唑：对厌氧菌有强大杀菌作用，口服吸收完全，600mg ～ 2.4g/d，分 3 ～ 4 次口服。不能口服者可静脉滴注。

对严重感染者可联合用药。

2. 呼吸道、胆管、泌尿道及肠道感染治疗

（1）肺炎或肺内感染：常用青霉素 G 治疗，1 600 ～ 3 200kU/d，分 3 ～ 4 次肌内注射或静滴。耐药或疗效差者应换药。

（2）胆管感染：一般是青霉素加链霉素或加庆大霉素。氨苄青霉素亦可选用。

（3）肠道感染：常用新霉素 0.5g，每日 4 次；SMZ 1g，每日 2 次；黄连素片 0.2g，每日 3 次。

（四）腹腔积液的治疗

（1）控制水钠摄入量。

（2）促使水钠排出：甘露醇、山梨醇为渗透性利尿剂，呋塞米主要作用于肾小管袢。安体舒通等作用于远端肾小管，联合用不同作用点的利尿剂，可增强利尿效果，减少用药量及不良反应。应用利尿剂应注意并发症如低血钾、低血钠等。

（3）补充白蛋白或促进白蛋白的合成：可适当补充白蛋白，还可应用促进蛋白合成的药物如马洛替酯糖衣片（0.2g 口服每日 3 次）以及氨基酸制剂等。

（4）腹腔穿刺：进行腹腔穿刺放腹腔积液治疗，应注意补充蛋白，防止诱发肝昏迷，同时还应注意适应证的选择。

（肖福斌）

第二节　肝性脑病

肝性脑病（hepatic encephalopathy，HE）是由于各种急慢性严重肝病或门体分流引起的，以机体代谢紊乱为基础、中枢神经系统功能失调的综合征，其主要临床表现为行为，精神失常，智力减退、意识障碍甚至昏迷。临床上以慢性肝病，主要是肝硬化多见，门脉高压导致门腔静脉之间建立侧支循环，从而使大量的门静脉血绕过肝脏进入体循环，是脑病发生的病理生理基础。肝性脑病随着诱发因素的去除，大多可以恢复，但易反复发作。近年，更强调亚临床型肝性脑病的早期识别。所谓亚临床型肝性脑病指无明显临床表现和生化异常，只能通过精细的心理测试和（或）电生理检测才能做出诊断的肝性脑病，现在主张称为轻微型肝性脑病。

一、诊断步骤

（一）病史采集要点

1. 起病情况　急性肝衰竭所致肝性脑病通常起病较急，发展较快；慢性肝病引起者多数缓慢起病，但可反复发作，又可分为发作性、持续性、轻微型肝性脑病；存在明显门体分流，但无肝病者少见，起病多数与门体分流量有关。

2. 主要临床表现　肝性脑病的临床表现因原有肝病的性质、肝功能损害的轻重以及诱因的不同而很不一致。急性肝性脑病常见于暴发型病毒性肝炎和药物性肝损伤，有大量肝细胞坏死和急性肝衰竭，诱因不明显，患者可无前驱症状，起病数日内即进入昏迷直至死亡。慢性肝性脑病多见于肝硬化患者，由于门体侧支循环和慢性肝衰竭所致，可反复发作，常有上消化道出血、感染、便秘、放腹腔积液、进食高蛋白饮食、大量排钾利尿等诱因。肝硬化终末期肝性脑病逐渐加重，最后导致患者死亡。根据神经系统表现、意识障碍程度和脑电图改变，将肝性脑病分为5期：即0期（亚临床期）、I期（前驱期）、II期（昏迷前期）、III期（昏睡期）、IV期（昏迷期）。实际各期之间常无明确界限，可重叠症状。

3. 既往病史　注意有无药物、毒物接触史，有无代谢性肝病、病毒性肝炎、酒精性肝病史，有无门体分流手术史。

（二）进一步检查项目

1. 肝功能检查　肝功能明显损害，胆红素升高，胆酶分离，凝血酶原时间延长，低清蛋白。

2. 血氨　静脉血氨多升高，但急性肝性脑病血氨可以正常。血氨并不总与症状平行，所以连续监测血氨对诊断有帮助，属诊断所必需。

3. 其他生化检查　如血电解质、血糖、肾功能等。

4. 脑电图　肝性脑病患者脑电图节律变慢，正常α波减少，可出现三相波，但脑电图对轻微HE和I期HE诊断价值不大，其改变特异性不强。

5. 心理智能测验　包括数字连接试验、连线试验、语言试验、韦氏成人智力量表等，对轻微HE有诊断价值。

6. 脑电诱发电位检测　包括脑干听觉诱发电位、视觉诱发电位和体表诱发电位对轻微HE有诊断价值。

7. 影像技术　如CT、MRI、PET、磁共振光谱分析，对HE的诊断有一定作用，但费用贵。

二、诊断对策

（一）诊断要点

（1）严重肝病和（或）广泛门体侧支循环。

— 63 —

（2）临床表现有精神错乱、行为失常、意识障碍。

（3）肝性脑病的诱因。

（4）明显肝功能损害或血氨升高。

扑翼样震颤和典型的脑电图改变有重要参考价值。轻微型 HE 诊断依靠智能测试和诱发电位检查。

（二）鉴别诊断

对 HE 的诊断，必须排除代谢性脑病、颅内感染、脑血管意外、颅内占位病变等。

1. 精神病　以精神症状为唯一突出表现的 HE 易被误诊为精神病。因此遇到精神错乱而原因不明的患者，应警惕肝性脑病。

2. 其他昏迷性疾病

（1）代谢性脑病：如糖尿病酮症酸中毒、低血糖、尿毒症、低钠、高钠血症等。根据基础疾病史，结合实验室检查易于鉴别。

（2）颅脑病变：各种脑血管意外、颅内肿瘤、脑炎、脑膜炎、脑脓肿，根据神经系统症状体征，结合头颅 CT、MRI 检查以及脑脊液检查，可明确诊断。

（3）中毒性脑病：因乙醇中毒、戒酒、药物中毒、毒物及重金属中毒所致的脑病，根据相关病史，结合实验室检查可做出鉴别诊断。

三、治疗对策

（一）治疗原则

去除诱因，防治并发症。

（二）治疗计划

1. 消除诱因　出血、感染、低钾碱中毒、水电解质紊乱是肝硬化常见并发症，也是 HE 诱因，应及时预防及处理。原则上禁用吗啡、哌替啶等镇静镇痛药。如患者有烦躁不安或抽搐，可减量使用地西泮、组织胺 H_1 受体拮抗剂。

2. 减少肠源性毒物来源、生成及吸收

（1）饮食管理：禁食蛋白质，供给足够热能和维生素，神志恢复后，逐渐增加蛋白质摄入，植物蛋白含支链氨基酸较多，因此较动物蛋白好。

（2）清洁肠道、降低肠道内 pH：可减少肠内毒性代谢产物产生与吸收，口服轻泻剂、乳果糖、山梨醇、大黄可清除肠内积血及积粪，醋酸灌肠可降低血氨浓度。乳果糖在肠道内不吸收，可被肠道内细菌分解成乳酸和醋酸，使肠道 pH 降低，肠腔中 NH_4^+ 增加，氨吸收减少，同时血中的氨向 pH 低的肠腔渗透，形成 NH_4^+ 排出体外。乳果糖还有利于益生菌如双杆菌等生长，抑制分解蛋白细菌的生长，从而使肠道产氨减少。乳果糖使肠道渗透压增高，减少结肠内水分吸收，小分子酸可促进肠蠕动，从而引起腹泻，不利于氨和其他有害物质的吸收。乳果糖储存方式可采用口服和灌肠两种方法，口服剂量视个人情况调整，对不能口服的患者可采取灌肠。

（3）抑制肠道细菌：口服新霉素、氟哌酸或甲硝唑可抑制肠菌生长，减少氨的生成。

3. 促进体内毒物消除　肝性脑病时，血氨大多升高，常用去氨药物有谷氨酸、精氨酸、门冬氨酸钾镁、乙酰谷氨酰胺等静脉滴注。

4. 苯二氮䓬（BZ）受体拮抗剂　氟马西尼是 BZ 受体拮抗剂，通过与中枢 BZ 受体结合，可有催醒作用，并且无明显不良反应。

5. 补充支链氨基酸　可纠正氨基酸失衡，减少进入脑内的芳香氨基酸，降低假性神经递质对大脑的抑制作用，纠正负氮平衡，促进蛋白合成。

6. 人工肝　可代偿肝脏解毒和生物合成功能，稳定内环境，提供肝细胞再生的条件和时间，也可作为等待肝移植的过渡治疗手段。如血液滤过、血浆置换、生物透析吸附及生物人工肝支持系统。

7. 肝移植　对无法逆转的肝性脑病，肝移植不失为一种有效的治疗方法。

四、预后评估

肝性脑病预后主要与原发病性质、程度及有无诱因，以及诱因能否去除有关。无诱因的暴发性肝衰竭及终末期肝病预后较差，随着移植手术技术的进步和抗排斥药物的发展，肝移植给肝性脑病的治疗带来了新希望，但价格昂贵及供体不足仍是目前主要困难。

（肖福斌）

第三节　肝肺综合征

肝硬化患者出现肺通气、血流动力学和通气/灌注比例等异常的危险性增加。在早期，运动性呼吸困难和呼吸加速等轻微症状常是慢性肝病时的一般情况较差所致。随着疾病进展，呼吸困难可发生在静息状态，并可见杵状指、指端和口唇发绀及皮肤蜘蛛痣等临床表现。20%～40%肝硬化患者常见低氧血症和肺内分流。在一些严重患者中，氧分压（PaO_2）可低于8.0kPa（60mmHg）。并发低氧血症的肝硬化患者被命名为肝肺综合征（hepatic pulmonary syndrome，HPS），即指有进展性肝病、肺内血管扩张和低氧血症三联征。

一、临床表现

呼吸困难是肝病时最常见的症状之一，亦可见于其他肺部疾患，如胸膜、肺实质或者肺血管病变。疲劳是进展期肝病患者的普遍主诉，可由于贫血引起，使患者体力活动时气促和睡眠不佳。从平卧位转变成站立位时有呼吸短促者提示有低氧血症。肝病患者如见有杵状指、甲床发绀和皮肤蜘蛛痣时，应注意HPS的可能。

HPS的自然病程很难确定，大多发生于进展期肝病，儿童和成人均可有发绀表现。一旦严重低氧血症出现，诊断确立后2.5年内的死亡率可达41%。一些并发症如感染或脓毒血症等，可使呼吸道的症状迅速恶化。

二、诊断

HPS的诊断标准为：①有慢性肝病。②无心肺疾病，胸部X线摄片正常，或由于血管重新分布的肺底部小结节样阴影。③肺内气体交换异常，包括肺泡－动脉氧梯度升高[＞2.7kPa（20mmHg）]伴或不伴低氧血症[PaO_2＜8.0kPa（60mmHg）]。④有肺内血管分流的证据。

（一）肺内血管分流

在评价可疑HPS时有几种途径可供选择。[99m]Tc标记巨聚合清蛋白（[99m]Tc MMA）做肺灌注扫描或胸腔对比增强（CE）、超声心动图有肺内分流。正常肺毛细血管只8μm宽。HPS肺扫描时可通过15μm微粒。在[99m]Tc MMA肺扫描时，扩张的肺血管可通过超过20μmm的清蛋白凝聚物。脑部有超过5%的放射性核素标记的清蛋白，提示异常。肺血管扩张率测定通过CE心超描记，其范围在5%～47%，CE心超扫描阳性率和低氧血症范围在5%～29%。对比心超扫描对肺血管扩张的诊断比[99m]Tc MMA肺扫描更灵敏。但必须强调的是，HPS时的低氧血症并不仅仅由分流所致，通气/灌注比例失调、氧弥散功能下降、心排血量和全身血流动力学的改变均起到一定作用。

肺血管造影证明HPS至少有两种血管异常，表现在动脉显影期出现弥漫海绵状/红色现象和散在性的动静脉分流。后者可应用栓塞疗法显著改善动脉氧合作用。另外，血管可扩展至肺外周，已证实可存在胸膜下动脉末端扩张或毛细血管扩张，对这些病变做栓塞疗法的疗效尚有待进一步考核。HPS者肺血管造影报道"正常"者并不多见，常提示快速静脉充盈。

（二）低氧血症

HPS患者常有低氧血症，从仰卧位移至站立位时，可有明显的动脉血氧合作用降低，呼吸室内空气或吸 100% 纯氧者均有 PaO_2 降低（两者无明显差异）。HPS 时，低氧血症的发生是由肺总容量降低、气道梗阻、弥散功能受损和动静脉分流引起的。轻度缺氧常由一些非特异的因素引起，如间质水肿、腹腔积液、胸腔积液和轻度呼吸道阻塞等。这些情况能影响肺容量和通气/灌注失调（V/Q）。应用多种惰性气体排除技术（MIGET）和 100% 纯氧吸入，显示低氧血症是前毛细血管/毛细血管扩张下的低通气/灌注比（即通气而有过度灌注，Ⅰ型）和直接动静脉交通支形成的解剖学分流（有灌注而无通气，Ⅱ型）的结果。有些 HPS 患者可有弥散功能障碍而加重低氧血症。通气/灌注比率、动脉血气分析和肺泡 – 动脉氧含量差异 $[D（A－a）O_2]$ 的检测是评价低氧血症的标准途径，在大多数医院的肺功能实验室可开展，在肝硬化情况下，存在大的肺内分流部分和低氧血症高度提示 HPS 诊断。体位改变对于分流、氧合作用和 $D（A－a）O_2$ 的影响进一步证实肺底部的肺内分流的存在。右心插管检测肺动脉压和血流动力学改变是重要的辅助诊断方法。在严重低氧血症患者中，应考虑进行肺血管造影以排除大的分流血管存在的可能性，一些中心开展了栓塞或其他技术以阻断大的分流血管，进而改善患者的氧合作用。

（三）进展期肝病

HPS 的进展期肝病大多伴门静脉高压的肝硬化。但亦可为非肝硬化性门静脉高压症，儿童和成人的肝病均可并发 HPS。还应指出，HPS 时的低氧血症程度和测定的肝脏合成或代谢功能间无明显的相关性。

三、治疗

目前，HPS 的治疗大多为支持性措施，且疗效有限。吸氧对于纠正通气/灌注比例失调和低氧性肺血管收缩，改善组织供氧均为必要。另外，腹腔积液的控制和优化全身和肺内血流动力学，也是重要的辅助治疗措施。

（一）药物治疗

HPS 的内科治疗的疗效不令人满意。对血管介导物（如生长抑素类似物）等系列的临床验证，未能证实可改善 PaO_2。二甲磺酸阿米三嗪可促进慢性阻塞性肺病患者的缺氧性血管收缩，但对 HPS 的确切机制尚不清楚。有报道认为该药可轻度改善 HPS 患者的氧合作用，用法为 50～100mg 口服，每日 3 次，维持 3 周。NSAIDs 类似物，如吲哚美辛、大剂量阿司匹林（2g/d），可抑制前列腺素的合成，可能恢复 HPS 患者对缩血管活性介质如血管紧张素Ⅱ的敏感性。曾有人提倡用于 HPS 的治疗，但还有待于进一步验证。有报道应用大蒜制剂治疗 HPS，8 例患者的 PaO_2 平均增高了 1.5kPa（11mmHg），还有待于大系列地验证其重复性。β 受体阻滞剂、雌激素、血浆置换等均曾试用于 HPS，以期能改善其氧合作用，但均未成功。有报道环磷酰胺和泼尼松可逆转 HPS，但由于其不良反应较多，目前很少应用。

（二）血管内介入治疗

有人以使用经颈静脉肝内门 – 体分流术（TIPS）作为肝移植前准备，对改善 HPS 患者的低氧血症可能有益，但仅为个案报道。应用肺血管圈状栓塞以堵塞散发性动静脉交通支，对改善散发性肺内血管分流患者的氧合具有一定作用，特别是对低氧血症且对纯氧吸入反应差的患者疗效较好，但对于弥散性肺内血管分流的患者的作用有限。此疗法有并发脑梗死的危险。

（三）原位肝移植

HPS 严重的低氧血症过去被作为同种原位肝移植的绝对或相对禁忌证。现已将严格选择的病例作为接受肝移植的对象。在等待肝移植的患者中，约有半数存在不同程度的低氧血症，其中 HPS 者占 13%～47%。有报道显示，HPS 伴严重低血氧者 $[PaO_2 < 6.7kPa（50mmHg）]$ 经肝移植后亦可获得完全缓解。81 例因 HPS 接受肝移植患者的回顾性研究显示，移植前的氧合作用异常可在移植后 3～15 个月内恢复正常（儿童和成人相同）；需长期插管作人工机械性通气者约 22% 在肝移植后能存活；肝移植后的死亡率与移植前 PaO_2 降低的严重度有关，移植前 $PaO_2 < 6.7kPa（50mmHg）$ 者，肝移植后 90d 内

的死亡率为30%，但无一例在术中死亡，故在决定做肝移植前，应测定 PaO$_2$ 对吸入100%纯氧后的效应，同时做^{99m}Tc MMA 肺扫描，以评估 HPS 的严重程度，此对肝移植的预后有重要参考价值，当然亦要处理好肝移植后的一些并发症，以提高其存活率。

（肖福斌）

第四节　肝肾综合征

肝硬化和腹腔积液的患者常发生肝肾综合征（hepatorenal syndrome，HRS），这是一种肾衰竭的特殊形式，理论上而言，肾脏本身并没有组织学上的异常。HRS 在肝硬化伴腹腔积液住院患者中的发生率为10%左右，肝硬化伴腹腔积液患者1年发生率约20%，5年发生率可达40%。HRS 是重症肝病的严重并发症，一旦发生，存活率很低、预后很差。

1996年由国际腹腔积液研究协会推荐肝肾综合征的定义如下：肝肾综合征是慢性肝病患者出现进展性肝衰竭和门静脉高压时，以肾功能不全、内源性血管活性物质异常和动脉循环血流动力学改变为特征的一组临床综合征。该综合征在急性肝衰竭患者也可发生。其血流动力学特征主要为：肾脏血管显著收缩，肾小球滤过率（GFR）低；而肾外血管以扩张为主，从而使全身体循环血管阻力降低并伴动脉性低血压。HRS 也可发生于其他慢性或急性肝病患者，如乙醇性肝病或急性肝功能衰竭。

目前国际上大多采用国际腹腔积液研究协会1996年推荐的诊断标准。

近10年来，有关 HRS 的发病机制的研究，依然关注于外周动脉扩张学说。在治疗上，由于肝移植技术的成熟和开展，可以从根本上解决 HRS 的病因——严重肝病；运用新型垂体后叶素（血管加压素）类似物和血液净化治疗，取得一定疗效，也提高了患者在等待肝移植期间存活的可能。

一、发生机制

HRS 的发生机制十分复杂。它的发生主要是严重肝病和门静脉高压导致全身血流动力学改变和随之引起的肾脏血流代偿性减少的结果。运用外周动脉扩张学说，能基本解释肾脏血液循环、缩血管物质的激活和全身血流动力学异常之间的关系。

（一）动脉扩张学说

在肝硬化时，存在肾外的全身的适应性反应。由于肝脏内血管床阻力增加，形成门静脉高压，局部扩张血管的物质合成增多，其中最主要的物质是一氧化氮（NO、血管内皮舒张因子）等。在这些扩血管物质的作用下，内脏小动脉扩张，造成有效动脉血容量不足（动脉循环的相对充盈不足和高动力循环并存），这种动脉压力降低、充盈不足的状况减轻了压力感受器的高压刺激负荷，从而激活肾素－血管紧张素－醛固酮系统（RAAS）、交感神经系统（SNS），并增加血管加压素（AVP）的非渗透压性释放。这些收缩血管的物质作用于外周和肾脏血管，可引起动脉收缩、肾血流减少。

肾脏血流的调节是肾内的适应性反应，依赖于收缩和扩张因素对肾血管作用的总和。作用于肾脏的扩血管物质包括前列腺素（PGE$_2$，主要在肾集合管产生）、缓激肽（bradykinin）、NO、心房利尿钠肽（ANP）、胰高血糖素、内皮素－Ⅰ等。在肝硬化早期，扩血管因素抵消了收缩血管因素的作用，维持正常的肾脏灌注水平。随着病情的进展，缩血管物质的作用超过了扩血管物质的作用，肾动脉收缩，肾小球滤过率（GFR）下降。肾血流量的减少造成肾集合管缺血，前列腺素生成减少，加重了缩血管与扩血管因素之间的不平衡，肾动脉收缩加强，肾小球滤过率进一步下降、血清肌酐和尿素氮升高，以及发生肾功能异常，最终导致肝肾综合征的发生。

同时，肾内血流分布异常也起到十分重要的作用。有研究表明，肝肾综合征患者肾单位主要分布区皮质的血管收缩、血流量减少，而深部髓质的血流量增多；肾动、静脉之间形成短路，使肾灌注量进一步减少，从而肾小球滤过率下降。多种相关活性物质如 RAAS、前列腺素、心房利钠肽、内皮素、精氨酸血管加压素等参与了这一过程。

动脉扩张学说认为，肾脏低灌注和缩血管物质的激活是动脉充盈不足的表现，而后者继发于内脏血管明显扩张。肝硬化早期，肾脏灌注维持正常，此时肾脏内部的局部扩、缩血管因素保持平衡。随着病情的发展，严重的全身动脉充盈不足导致 RAAS 和 SNS 的大量激活。同时，这些物质不仅作用于肾脏，也作用于其他血管床，而内脏动脉因为局部扩血管因素作用增强而免受影响，从而继续扩张，进一步加重了动脉充盈不足，肾脏内的平衡被打破，于是发生了功能性肾衰竭。

（二）直接的肝-肾关系假说

另外一个解释肝肾综合征发病的假说是直接的肝-肾直接关系假说，认为肾脏低灌注与患病肝脏有关，而与全身血流动力学方面的紊乱没有任何关系。主要通过以下两个不同的机制。

（1）肝肾综合征体内肝源性肾血管扩张因子合成或释放的减少，尤其引起肾血管收缩进而导致肾灌注的降低。

（2）肝血窦内压力升高可通过肝肾反射导致肾血管收缩，引起肾小球滤过率下降，肝肾综合征则可能是肝硬化进展期间肝肾反射持续激活的结果，此一肝肾反射的存在实际也是经颈静脉肝内门体分流术的理论基础。

（三）"二次打击"假说

最近，有学者提出"二次打击"学说，即肝功能障碍、肝窦性门静脉高压导致内脏血管扩张是肝肾综合征的基础，即"第一次打击"；各种导致有效动脉内血容量降低或肾血管收缩的因素促使发生肝肾综合征，即"第二次打击"。

（四）肝肾综合征过程中血流动力学改变的证据

综合各研究结果，有以下几方面的证据支持肝硬化时发生肝肾综合征的过程中血流动力学的一系列改变。

（1）如果阻滞了肝硬化腹腔积液患者的内源性血管收缩物质系统，可引起明显的动脉性低血压，说明这些缩血管物质的确参与了维持动脉血压的机制。

（2）肝肾综合征患者的血管收缩物质系统的过度活化可以通过扩张血浆容量和注射血管收缩物质的二联疗法被完全抑制，说明体循环有效动脉充盈不足是造成激活血管收缩物质系统的原因；如果持续用此二联疗法治疗 2 周，患者的肾脏灌注可得到明显提高。

（3）若给予肝硬化患者扩张血管的药物，可使其动脉充盈不足及有效动脉血容量不足加剧，可能刺激患者产生水钠潴留和肾血管收缩。

（4）患者发生腹腔积液、低动脉压、血管收缩物质的过度活化、中度降低的肾小球滤过率和中度升高的肾内血管阻力，是发展到肝肾综合征的最危险的因素。

（五）学说存在的问题

动脉扩张理论或假说也还有一些未能完全解释清楚的问题。

（1）造成肝硬化患者持续进展性动脉充盈不足的机制还远未被认识。

（2）尚不清楚是体循环血管收缩物质的过度活化其本身造成肾脏低灌注，抑或它是作为一些未被认识的肾脏或全身的血管收缩因子的启动因素而起作用的。

（3）是肾内缩血管物质生成增多，还是肾内扩血管物质生成减少？这两方面对发生肝肾综合征的影响作用及其大小还有待进一步的研究。

二、诊断和分型

重症肝病患者出现无其他原因可解释的少尿或无尿，伴血清肌酐增高，扩容处理无效或暂时有效，尿常规基本正常，尿钠低于 10mmol/L，尿肌酐/血肌酐比值高于 30∶1，尿渗透压/血浆渗透压比值大于 1.5，一般可做出诊断。

（一）诊断标准

1994 年在美国芝加哥国际腹腔积液研究协会会议上提出了肝肾综合征的诊断标准，1996 年发表。

这一标准已为学界广泛接受，它包括主要标准和附加标准，前者为确诊必须具备，后者非确诊必需，若存在则支持诊断。

1. 主要标准

（1）急性或慢性肝病伴晚期肝衰竭及门静脉高压。

（2）肾小球滤过率降低，表现为血清肌酐浓度高于 $133\mu mol/L$（$>1.5mg/dL$）或 24h 肌酐清除率低于 40mL/min。

（3）无休克、进行性细菌感染，无最近或正在应用肾毒性药物，无胃肠道液体丢失（反复呕吐或严重腹泻）或肾脏液体丢失（连续数天肝硬化不伴水肿患者体重每天下降 500g 以上或伴有水肿患难与共者体重每天下降 1 000g 以上）。

（4）在停用利尿剂及应用 1.5L 生理盐水扩容后肾功能无持久性改善（血清肌酐浓度下降至 $133\mu mol/L$ 或以下，或肌酐清除率 40mL/min 或以上）。

（5）尿蛋白低于 500mg/d，超声检查未发现梗阻性泌尿系统疾病或肾实质性疾病。

2. 附加标准　非确诊必需，可作支持诊断的条件：①尿量低于 500mL/d。②尿钠低于 10mmol/L。③尿渗透压高于血浆渗透压。④尿红细胞少于 50/高倍视野。⑤血钠浓度低于 130mmol/L。

3. 对"标准"的评价　据刘建军等研究对该诊断标准进行了重新评价，根据应用高渗盐水（3%）治疗肝肾综合征患者的经验，认为主要标准中应加上"补充高渗盐水（3% 氯化钠溶液 300mL/d）症状缓解，尿量增加，肾功能持续改善"，并建议加上"乏力、不思饮食、表情淡漠、嗜睡等临床症状"等。

（二）肝肾综合征分型

国际腹腔积液研究协会也提出了肝肾综合征分型的具体意见。

1. 肝肾综合征Ⅰ型　为肝肾综合征的急性型。肾衰竭自发地发生于严重的肝脏疾病患者，并快速进展。肾功能急剧恶化为其主要临床特征，以短期内（数天或数周）快速而进行性血 BUN、Cr 的增加为特征，其肾衰竭常伴随着尿量减少，显著的钠潴留和低钠血症。其标准为 2 周内 SCr 超过原水平 2 倍至 $221\mu mol/L$（25mg/L）以上，或 Ccr 下降 50% 以上至 Ccr 低于 20mL/min。

肝肾综合征Ⅰ型预后险恶，2 周内死亡率可高达 80%。若肝功能得以恢复，肾功能则也可能自发恢复。肝肾综合征Ⅰ型常见于急性肝衰竭或乙醇性肝炎患者及肝硬化基础上急性失代偿患者。这些患者常伴有显著的凝血功能障碍性黄疸。死亡原因多由于肝衰竭合并肾衰竭或肝衰竭合并内脏出血所致。

2. 肝肾综合征Ⅱ型　通常发生在利尿抵抗的腹腔积液患者。以中等度而稳定的肾小球滤过率下降 [BUN 和 Cr 常分别低于 17.850mmol/L（50mg/dL）和 176.804$\mu mol/L$（2mg/dL）] 为特征，肾衰竭呈相对缓慢，即肾功能恶化过程可超过数月。它常发生于相对地尚保存着肾功能的患者，其主要临床后果是形成对利尿药具有抵抗性的腹腔积液。

肝肾综合征Ⅱ型患者存活时间长于肝肾综合征Ⅰ型患者，但又短于没有肾衰竭的肝硬化腹腔积液患者，平均生存时间在 6 个月到 1 年左右，预后仍十分险恶。

3. 亚临床肝肾综合征　由于肝硬化患者在血肌酐和尿素升高之前，就存在肾小球滤过率和肾血流量的下降，有学者认为此时可称为亚临床肝肾综合征，其临床意义在于在内毒素血症、利尿过度、消化道出血等诱因的作用下，可以很快发展为肝肾综合征，故需要重视。

三、治疗

鉴于严重肝病是肝肾综合征的发病基础，肝功能改善是肝肾综合征恢复的前提，故针对肝病及其并发症的治疗、改善肝脏功能是必要的。

肝肾综合治疗原则包括重症监护、加强原发病治疗以及针对发病机制采取恢复有效动脉血容量、改善全身与肾脏血流灌注等过渡性治疗。由于肝移植是最有效和永久的治疗措施，故需对患者进行肝移植适应证评价，适合肝移植的患者应给予血管收缩药物和（或）经颈静脉肝内门体分流术（TIPS）治疗，尽量恢复肾脏功能，从而取得更好的移植效果。

（一）常规治疗

1. 一般支持疗法

（1）持续监测患者的液体出入量、每日体重变化及血液生化改变。

（2）饮食：低蛋白、高糖和高热量饮食，以降低血氨、减轻氮质血症，并使机体组织蛋白分解降至最低限度。肝性脑病患者应严格限制蛋白摄入。给予泻剂、清洁灌肠以清洁肠道内含氮物质。

2. 治疗原发的肝脏疾病及并发症

（1）积极治疗肝脏原发病及并发症：如上消化道出血、自发性腹膜炎、肝性脑病等；维持水、电解质酸碱平衡。

（2）减轻继发性肝损害：积极控制感染，避免使用损伤肝脏的药物及镇静药。

3. 治疗继发性肾脏损害及其后果

（1）防治肾衰竭的诱因：避免大量放腹腔积液和过度利尿，避免使用或慎用肾毒性药物，如庆大霉素、新霉素和非类固醇消炎药，防治消化道出血、感染、低血压、低血容量及电解质紊乱。部分肾衰竭的诱因，如早期发现并得到合理治疗，常可改善预后。早期扩充血容量，虽然不能从根本上解决肾血流灌注和体循环紊乱，但有助于鉴别肾前性氮质血症和肝肾综合征。

（2）腹腔积液的治疗：除限制盐外，可适量给予利尿剂，确定最小有效利尿剂量对于保持肝硬化患者稳定尿量是重要的。有研究认为，利尿剂诱发肝硬化有腹腔积液患者肾损害的发生率约为20%，所以应避免过度利尿。对于存在严重稀释性低钠血症的患者应限制液体入量。对于肝硬化合并高度腹腔积液，可给予穿刺放腹腔积液结合清蛋白输注的办法。临床统计大量放腹腔积液（每次超过5L）而不补充清蛋白或血浆扩容超过15%可诱发或加重肾衰竭，患者将发生肝肾综合征。

（3）扩容治疗：一般认为，血流动力学属低排高阻型（心排出量及血容量减低，外周末梢血管阻力增加）或有过度利尿、大量放腹腔积液、出血等引起血容量减少因素时，可试用扩容治疗。扩容后可暂时改善肾功能，增加尿量。扩容一般可用清蛋白、血浆、全血或腹腔积液浓缩回输等。严重少尿者液体入量应限制于500~1 000mL内，过度扩容可引起肺水肿和曲张的静脉破裂出血，故行扩容治疗时应严密观察。

（二）改变血管活性的药物治疗

根据肝肾综合征的发生机制，治疗药物主要包括血管收缩药和扩张肾动脉的药物，前者更加有效。通过选择具有较强的全身血管收缩作用、对肾动脉无收缩作用的血管活性药，加上血浆扩张剂，而逆转高动力循环状态，抑制RAAR和交感神经系统兴奋，从而提高有效循环血量，改善肾动脉灌注，提高肾小球滤过率，以改善肾功能，延长生存时间，为肝移植做准备。

1. 血管收缩药物及改善肾血流量的血管活性药物 目前有学者认为，改善肾血流量的血管活性药物的应用是唯一对肝肾综合征内科治疗有一定疗效的方法。其基本原理是使内脏过度舒张的动脉血管床收缩，从而改善循环功能，并进一步抑制内源性缩血管系统活性，最终达到增加肾血流量和增加肾灌注的目的。

迄今所用的药物可分为3大类：血管加压素类似物特利加压素、鸟氨酸加压素；生长抑素类似物（奥曲肽）和α-肾上腺素受体激动剂去甲肾上腺素、米多君（甲氧胺福林）。许多研究都将上述药物与静脉输注清蛋白联合应用，以期达到进一步改善动脉低灌注的疗效。

（1）鸟氨酸加压素：虽然有效，但可引起约1/3患者发生缺血性结肠炎、舌梗死、无症状性室性期前收缩等严重的缺血性并发症及泌尿系感染所致的菌血症，故并不主张使用或务必十分谨慎地使用。

（2）特利加压素：学名为三甘氨酰赖氨酸加压素，是一种人工合成的血管加压素类似物，它在体内缓慢地被酶裂解并释放出血管加压素，故具有较天然的血管加压素更长的生物半衰期，可允许每4~6h给药1次。特利加压素与清蛋白联合应用可以明显改善Ⅰ型肝肾综合征患者的肾小球滤过率和血清肌酐水平（Ccr）。在接受治疗的Ⅰ型肝肾综合征患者中，有60%~75%患者的血清肌酐低于132.603μmol/L（1.5mg/dL）。研究证实，单独使用特利加压素不能取得上述良好效果。停药后复发率为15%，再次治疗仍然有效。特利加压素的用法为0.5mg/4h，2~3d后逐渐增至1mg/4h。如果Ccr没有明显下降，可增至2mg/4h。特利加压素引起心脏和外周缺血的不良反应发生率低于5%。不同的研究显示，静脉应用此药（每4~6h给0.5~2.0mg）后，50%~75%的患者的肾功能明显改善，Ccr下降至133μmol/L以下。

特利加压素为治疗肝肾综合征的首选，是目前应用最多的血管加压素类似物。血清胆红素低于103μmol/L、血清钠超过130mmol/L、Child-Pugh评分不超过11分是对特利加压素良好反应的预测指标，对特利加压素不敏感的因素包括高龄、重度肝衰竭及未联合使用清蛋白。

国内研究有报道称对肝肾综合征患者肝移植围手术期采用以特利加压素为核心的综合治疗，能明显改善肝肾综合征患者的肾功能，并提高肝移植术后生存率。

（3）α-肾上腺受体激动剂（去甲肾上腺素和甲氧胺福林）：价廉、更易获得，且与特利加压素同样有效，因此可成为特利加压素之外的很好选择。但α-肾上腺受体激动剂对Ⅰ型肝肾综合征的疗效和不良反应的报道还相当有限，须进一步积累病例和深入研究。

（4）奥曲肽：是人工合成的八肽化合物，为生长抑素类似物，可引起内脏血管收缩，其作用是介导抑制某些内脏源性的舒血管肽，而并非直接作用于血管壁平滑肌细胞，单独应用治疗肝肾综合征无效。

（5）部分联合应用：联合应用甲氧胺福林（7.5~12.5mg，每日3次，口服）和奥曲肽（100~200mg，每日3次，皮下注射），并配合每天静脉补充10~20g清蛋白，可显著改善肾功能，增加尿量和尿钠浓度，显著延长患者生存时间和提高生存率，显示良好的治疗效果，且未见有不良反应。

2. 其他血管活性药物

（1）多巴胺：是一个"老"的血管活性药物，由于它的扩血管作用常用于肾功能损害的患者，也被应用于肝肾综合征的患者。但迄今为止，多巴胺治疗肝肾综合征没有任何令人信服治疗有效的证据，已不再推荐使用。

（2）米索前列醇：是人工合成的前列腺素 E_2 的类似物。20世纪90年代曾有人报道，应用它治疗肝肾综合征，有利尿和降低血肌酐作用，其中部分还有增加尿钠排泄作用。但其后更多的研究并未证实米索前列醇有改善肾小球滤过率、尿钠排泄和自由水清除率作用。同样，应用天然前列腺素 E_2（prostaglandin E_2）输入的治疗，也未获得明确的疗效。

（3）内毒素（ET）拮抗物：研究证实，肝肾综合征患者的血浆内毒素水平增加，是一种强烈的内源性血管收缩物。有应用ET拮抗物——BQ123治疗3例肝肾综合征患者的报道，患者肾小球滤过率的改善呈现剂量依赖性。但病例太少，应进一步积累病例和总结疗效。

（三）其他未归类药物

（1）N-乙酰半胱氨酸：能促进还原型谷胱甘肽合成，具有清除自由基、抗氧化应激反应的作用。临床研究报道，12例（其中9例为酒精性肝硬化）肝肾综合征患者静脉给予N-乙酰半胱氨酸共5d，发现有增加尿量、显著增加尿钠排泄和提高生存率的治疗效果。这一结果尚待更多临床研究予以证实。

（2）高渗盐水：可纠正血浆低钠、低渗状态，使细胞内水分向细胞外转移，血容量增加，肾素-血管紧张素-醛固酮系统活性受到抑制，体内环境得到恢复，从而缓解肝肾综合征的病理改变。

（四）血液净化治疗

对于纠正氮质血症、酸中毒、高钾血症和体液过多有一定疗效，但研究证实，血液透析并不能增加存活率。目前较为一致的观点认为，血液透析虽常用于治疗Ⅰ型肝肾综合征，尤其是拟接受肝移植的患者，其目的在于维持患者生命直至肝移植或者自发性肾功能好转，除此之外，血液透析真正的治疗效果和益处并不明确。

临床经验表明，多数Ⅰ型肝肾综合征患者不能耐受血液透析，并可发生严重的不良反应包括严重低血压、出血及感染，甚至导致治疗过程中死亡。而且肝肾综合征患者常缺乏需要肾脏净化治疗的指征，如严重的液体超负荷、酸中毒或高钾血症等，尤其在Ⅰ型肝肾综合征早期。因此，Ⅰ型肝肾综合征的早期治疗，应该是以改善循环功能为目的的治疗，如缩血管治疗、经颈静脉肝内门体分流术（TIPS）等，而不是血液透析。

连续性肾脏替代治疗（CRRT）如连续性动－静脉或静－静脉血液滤过或血液透析滤过，此类的方法显著优点是可促成体液负平衡而不诱发低血压，因此对于严重全身性水肿的患者有帮助。

分子吸附再循环系统（molecular absorbent recirculating system，MARS）：是一种改良的透析方法，即应用清蛋白的透析液循环和灌注，通过碳和阴离子交换柱，去除血浆中清蛋白结合的非水溶性毒素（如胆红素、胆汁酸等）。因 MARS 仍保留血液透析循环，可同时去除血浆中水溶性毒素，故具有改善肝、肾功能的作用和提高肝肾综合征患者的生存率。尽管 MARS 是有希望的治疗方法，但价格昂贵，尚需更大样本病例分析总结，以期得出正确、可靠的结论。

（五）外科手术

1. 经颈静脉肝内门体分流术（TIPS）　TIPS 是一种介入放射学的方法，经颈静脉插入联结门静脉和肝静脉的肝内支架，其目的是降低门静脉压力，常用于治疗顽固性腹腔积液和因食管静脉曲张破裂而引起的上消化道出血。

在 Ⅰ 型肝肾综合征，TIPS 可改善循环功能和减少血管收缩系统的活性。这些作用使 60% 患者缓慢、温和至显著地增加肾脏灌注、肾小球滤过率和减低血肌酐水平。Ⅰ 型肝肾综合征患者 TIPS 治疗后，平均生存时间为 2~4 个月，有较明显延长。当与缩血管药物联合应用，可改善肾功能及延长平均生存期。TIPS 可能导致不可逆的肝衰竭或者慢性致残性肝性脑病。因此，TIPS 并不适用于严重肝衰竭［血清胆红素浓度很高和（或）Child-Pugh 评分超过 12 分］或者严重肝性脑病者。

TIPS 在 Ⅱ 型肝肾综合征的应用，具有一定程度的改善肾功能、更好地控制腹腔积液以及降低发展为 Ⅰ 型肝肾综合征风险的疗效。然而，根据一项对 Ⅱ 型肝肾综合征患者不完全的分析，其中包括对肝硬化及难治性腹腔积液患者进行 TIPS 和反复抽腹腔积液加输注清蛋白的随机对比研究，TIPS 与后种治疗方法相比，无明显延长生存期疗效。

与收缩血管的药物比较，单独使用 TIPS 治疗 Ⅰ 型肝肾综合征，患者的肾功能恢复较慢。TIPS 的有益之处为能减少腹腔积液的复发率和进展至 Ⅰ 型肝肾综合征的可能。目前认为 TIPS 对大多数不能接受肝移植的肝硬化患者能较长期改善肾功能，以期延长生存期，或者作为等待肝移植的过渡手段。而不利之处在于增加肝性脑病的发病风险、不能保证改善生存期、分流可能阻塞和医疗费用增加，故应权衡利弊而正确抉择，需要进一步评价这种治疗对于肝肾综合征患者预后的影响。2005 年美国肝病学会的诊疗指南不推荐用 TIPS 治疗肝肾综合征（特别是 Ⅰ 型患者）。

2. 肝移植　理论上讲，肝肾综合征是一种功能性肾衰竭，肝移植能同时治愈肝脏和肾脏功能不全，是最理想的治疗手段。随着肝移植手术日趋成熟，肝移植成为有适应证的肝硬化并发肝肾综合征患者最佳的选择性治疗方法。尽管肝移植术后早期死亡率较高，但长期疗效仍较好，肝移植患者的 3 年生存率约为 60%，远高于其他疗法。

对肝肾综合征患者而言，肝移植最常见的禁忌证有高龄、乙醇中毒以及感染。发生肝肾综合征的患者肝移植治疗效果比没有肝肾综合征患者的效果差。因此，在肝移植前应该使用药物或 TIPS 治疗，尽量恢复肾功能，以达到没有发生肝肾综合征患者的疗效。一项病例对照研究发现，经特利加压素与清蛋白联合治疗的肝肾综合征患者，肝移植术后 3 年生存率达到 100%，略好于没有发生肝肾综合征的患者（83%）。

移植术后，多数患者短期内会进一步发生肾功能损害，约有 1/3 的患者需要透析治疗，随访至 1 年时，多数患者肾功能显著改善，但很少达到正常水平；只有 5% 会发展至终末期衰竭，需长期透析治疗。这种损害可能与肝肾综合征无关，而主要与免疫抑制剂的肾损害有关。肝肾联合移植的疗效并不优于单纯肝移植，因此不宜采用。

目前的问题是由于肝肾综合征进展快，死亡率高，很多患者（主要为 Ⅰ 型患者）在接受肝移植之前已死亡，采取有效措施延长患者的生存时间是十分必要的。由于肝脏供体的来源紧张及其患者能等候肝移植的时间很短，故解决好尸体肝脏供给的优先权是极为关键的问题。

总之，肝肾综合征作为肝硬化患者最严重的并发症之一，目前已经找到了一些行之有效的治疗方法。但是，这些治疗方法之间孰优孰劣，还有待于进一步评估。目前的方法主要用于治疗 I 型肝肾综合征，是否同样也适用于 II 型肝肾综合征，以及各种缩血管药物之间的比较等，都需要进一步研究。此外，肝肾综合征治愈后，很少复发，说明我们对肝肾综合征的触发机制还缺乏充分的认识，阐明肝肾综合征触发机制，必将有助于寻找更好的治疗方法。

（汪　洋）

第五节　肝纤维化和肝硬化

肝纤维化（hepatic fibrosis）是指肝脏内弥漫性纤维结缔组织沉积，是对炎症坏死等组织损伤的修复反应。从现代生物化学角度来看，肝纤维化是肝脏细胞外基质（ECM）（主要包括各种胶原、非胶原糖蛋白、蛋白多糖）合成增加和（或）降解减少所导致的 ECM 过度沉积；从细胞生物学角度来看，肝纤维化是产生胶原的肝脏间质细胞（主要是肝脏星形细胞）被激活从而发生增生并合成、分泌大量 ECM 的结果；从分子生物学角度来看，肝纤维化是各种细胞因子所导致的基因表达调节异常，即 ECM 基因表达增强、降解 ECM 的酶类基因表达下降。

肝硬化（cirrhosis）的形态学定义为弥漫性肝脏纤维化伴有异常结节形成。仅有弥漫性肝纤维化而无结节形成（如先天性肝纤维化），或仅有结节形成而无纤维化（如结节性再生性增生）均不能称为肝硬化。肝硬化的基本发病机制是各种病因引起的持续性或反复性肝实质弥漫性炎症坏死、再生及纤维结缔组织增生。从临床角度来看，肝硬化是指上述肝脏组织病理学改变所导致的肝功能衰竭（血清蛋白降低、胆碱酯酶活力降低、胆红素升高、凝血酶原时间延长等）和门脉高压症（食管胃底静脉曲张及破裂出血、腹腔积液、自发性细菌性腹膜炎及肝肾综合征、肝性脑病等）等表现。在病理学上，慢性炎症坏死首先导致肝脏纤维结缔组织增生和沉积（纤维化），继而导致肝小叶结构的破坏和假小叶形成，最终发展为肝硬化。实际由肝纤维化向肝硬化的发展是一个连续的动态过程，在临床上无法将两者截然分开。

一、肝纤维化和肝硬化的病因

肝纤维化和肝硬化的病因种类繁多，其相对重要性在世界各地有所不同。美国、欧洲以酒精性肝硬化为多见，亚洲、非洲则以肝炎肝硬化为多见。我国肝硬化的病因仍主要为慢性乙型肝炎（HBsAg 阳性率 40% ~ 80%），近年慢性丙型肝炎引起的肝硬化也较常见（在 HBsAg 阴性的肝硬化患者中抗 HCV 阳性率为 10% ~ 20%）。但随着对血源的严格管理，输血后丙型肝炎已明显减少，因此预计慢性丙型肝炎所引起的肝硬化也将会逐渐减少。20 世纪中期我国长江流域曾有血吸虫病流行，有报道南方地区血吸虫病引起的肝硬化占肝硬化总数的 14% ~ 36.3%，但现在已经明显减少。随着我国民众生活水平的提高和行为方式的改变，乙醇所引起的肝硬化可能会有明显增加。另外，由于认识水平的提高和诊断技术的进步，临床所发现的自身免疫性肝炎、原发性胆汁性肝硬化及遗传代谢性疾病（如肝豆状核变性）所引起的肝硬化也会逐渐增多。值得提出的是，有研究发现一些过去称之为"隐源性肝硬化"的病例很可能是由非酒精性脂肪性肝炎发展而来的。

肝纤维化和肝硬化的病因：

感染性：慢性乙型肝炎、慢性丙型肝炎、慢性丁型肝炎、血吸虫病。

化学毒物性：酒精性肝病、药物性肝损害、其他化学毒物所致的肝损害。

自身免疫性：自身免疫性肝炎。

胆汁淤积性：原发性胆汁性肝硬化、原发性硬化性胆管炎、先天性胆管闭锁、进行性肝内胆汁淤积。

遗传代谢性：肝豆状核变性（Wilson 病）、血色病、α_1 抗胰蛋白酶缺乏症。

瘀血性：慢性右心衰竭、肝静脉阻塞病（巴得 - 基亚里综合征）、肝小静脉阻塞性疾病。

其他病因：非酒精性脂肪肝和脂肪肝性肝炎、先天性肝纤维化。

二、肝硬化的病理形态学分类

目前国内外多采用世界卫生组织专家小组 Anthony 等推荐的病理形态学分类：①小结节性肝硬化（micronodular cirrhosis），结节大小均匀且直径几乎都小于 3mm。②大结节性肝硬化（macronodular cirrhosis），结节大小不等，多数结节直径大于 3mm。③混合性，大、小结节各约占一半。这一分类适用于肝脏大体标本检查，而对肝活检病理检查帮助不大，因为后者所取得的肝组织切片面积往往较小而无法确定结节的大小。另外，肝硬化结节的大小也是可以随病程而变化的。例如，酒精性肝硬化多为小结节性，但如果患者戒酒，则肝细胞再生速度超过肝细胞死亡，因而小的再生结节增长为大结节。相反，大的结节中起初未受累的肝实质后来也受累，或者因为大结节压迫或牵拉周围的血管导致其血供不良，则导致大结节被分割为小结节。世界肝病大会上以及同年举行的世界胃肠病大会上 Desmet 及 Scheuer 等 64 位国际肝病学者提出的慢性肝炎及肝硬化命名新建议主张仍可应用这一形态学分类，但强调应同时加上病因学分类（即使病因不明也要注明"隐源性"）和功能状态（如进行性门脉高压症）。

三、肝纤维化及肝硬化的发病机制

（一）肝纤维化

肝纤维化是指肝脏内弥漫性的纤维结缔组织沉积，它是肝脏 ECM（主要包括各种胶原、非胶原糖蛋白、蛋白多糖）合成增加和（或）降解减少的综合结果。近年的研究结果表明肝脏星形细胞（hepatic stellate cell）是产生肝脏 ECM 的主要细胞，而肝星形细胞的激活是肝纤维化发生机制的中心环节。肝星形细胞的激活过程非常复杂，有多种细胞及因子参与（表 4 - 1），Friedman 将其分为起始（initiation）和扩展（perpetuation）两个阶段。

表 4 - 1　细胞因子在纤维化中的作用及其细胞来源

作用	细胞来源
促进细胞增生	
血小板衍生生长因子（PDGF）	星形细胞、库普弗细胞、血小板
内皮素 - 1（ET - 1）	血窦内皮细胞、星形细胞
肝细胞生长因子（HGF）	星形细胞、血窦内皮细胞
成纤维生长因子（FGF）	单核细胞/库普弗细胞
胰岛素样生长因子（IGF）	肝细胞
凝血酶	肝细胞
血管内皮生长因子（VEGF）	血窦内皮细胞、肝细胞
收缩性	
内皮素 1（ET - 1）	血窦内皮细胞、星形细胞
一氧化氮（NO）	星形细胞、血窦内皮细胞、库普弗细胞、肝细胞
促进纤维增生	
β_1 转化生长因子（TGF - β_1）	星形细胞、库普弗细胞、肝细胞、血窦内皮细胞、血小板
α 肿瘤坏死因子（TNF - α）	库普弗细胞
结缔组织生长因子（CTGF）	星形细胞、胆管上皮细胞
抑制纤维增生	
IL - 10	星形细胞
促进基质降解	
TNF - α	库普弗细胞
IL - 10	星形细胞

作用	细胞来源
抑制基质降解	
TGF-β₁	星形细胞、库普弗细胞、肝细胞、血窦内皮细胞、血小板
趋化作用	
PDGF	星形细胞、库普弗细胞、血小板
单核细胞趋化肽1（MCP1）	星形细胞
视黄酸类丢失	
PDGF	星形细胞、库普弗细胞、血小板

1. 起始阶段 当肝实质受损伤时，肝细胞、内皮细胞、库普弗细胞及血小板均可通过旁分泌作用激活星形细胞。这些细胞所释放血小板衍生生长因子（PDGF）、血管内皮生长因子（VEGF）、碱性成纤维细胞生长因子（bFGF）、β 转化生长因子（TGF-β）、胰岛素样生长因子（IGF）和内皮素等通过相应的细胞内信号传导通路，活化一系列核转录因子如 c-myc、NFκB、Sp1、c-jun/AP1 和 STAT-1等。而间质的损伤则破坏了血窦内皮下的功能性基膜（Ⅳ型胶原、层连蛋白及硫酸乙酰肝素），同时大量纤维性胶原（Ⅰ、Ⅲ、Ⅴ型）沉积在 Disse 腔隙形成致密的基膜，导致肝窦毛细血管化（capillarization），这不仅可促进星形细胞的激活；也进一步加重肝细胞与血液之间的物质交换障碍。

2. 扩展阶段 经过激活的起始阶段，在正常状态下"静止（qiescent）"的肝星形细胞获得了一系列新的表型：增生性、收缩性、趋化性、纤维增生、纤维降解、视黄酸类丢失、释放细胞因子等。这种已被激活的星形细胞即称为肌成纤维细胞样细胞（myofibrblast-like cells），它们不仅继续受旁分泌途径的调控，而且能够通过自分泌效应维持和扩展其激活状态。其结果是肝脏星形细胞大量增生、活化，并产生大量 ECM，而对 ECM 的降解相对或绝对不足，最终导致纤维化。

（二）肝实质细胞凋亡/坏死

慢性（持续或反复的）肝实质细胞的凋亡/炎症坏死是引起肝硬化的基本条件。急性重型性肝炎（在我国称为急性重型肝炎）或服用过量对乙酰氨基酚（扑热息痛）可导致肝细胞大面积坏死而发生所谓暴发性肝衰竭，其死亡率极高，但幸存者的肝脏可以完全恢复正常而并不发生肝硬化。各种病因引起的肝细胞坏死的机制亦不尽相同。

慢性乙型肝炎病毒（HBV）感染时，肝细胞的损伤主要是由人体免疫系统所介导的对 HBV 特异性细胞免疫反应所造成的。HBV 抗原信息经表达 HLA Ⅱ类抗原的抗原呈递细胞（单核-巨噬细胞或树突细胞）传递给 CD₄⁺Th0 细胞，后者分泌的白细胞介素（IL-12）诱导 Th0 向 Th1 分化。Th1 所分泌的 IL-2 激活 HBV 特异性的 CD₈⁺ 细胞毒 T 细胞（CTL），后者可以溶解表达 HLA Ⅰ类抗原的受 HBV 感染的肝细胞；Th1 所分泌的肿瘤坏死因子（TNF）和 IFN-γ 可以通过募集自然杀伤（NK）细胞或巨噬细胞来溶解受 HBV 感染的肝细胞，这两种细胞因子也可以通过非溶细胞作用直接清除病毒。目前对于丙型肝炎病毒（HCV）是否有直接致病作用尚有不同意见。

大量酗酒时乙醇及其代谢产物乙醛引起的氧化还原状态（redox state）改变、自由基损伤及脂质过氧化作用可导致肝细胞的结构受损及代谢和功能的改变。一些遗传代谢性疾病如遗传性血色病、肝豆状核变性（Wilson 病）引起肝细胞损伤的机制与铁或铜离子促进自由基的产生有关。不论通过何种途径或机制，细胞死亡的发展过程中有两种细胞内机制起重要作用，即氧化应激作用和钙离子稳定性的改变。氧自由基可攻击核酸、蛋白质、脂类和碳水化合物等细胞膜成分，导致质膜发生脂质过氧化从而引起其通透性改变，进而导致钙内流使细胞内钙浓度上升，通过一系列细胞内事件最终导致细胞死亡。

以上各种病因和途径所致慢性炎症坏死的过程中常释放各种细胞因子，从而进一步引起肝细胞的再生及纤维增生，形成硬化结节。而结节性再生和纤维增生又可因压迫或牵张血管造成周围肝细胞进一步缺血坏死，如此形成恶性循环。可见，肝细胞炎症坏死既是肝硬化发生发展的启动因素，又是向前进展的推动因素。

（三）肝细胞再生

肝细胞再生是对肝实质减少的一种代偿性增生，各种病因所致的大量肝细胞坏死/凋亡或部分肝切除均可引起再生。急性肝损伤时，肝实质细胞及间质细胞（内皮细胞、星形细胞、库普弗细胞）经历多轮 DNA 合成和细胞分裂增生，一旦缺失的肝实质容量得到恢复即停止，而且 ECM 能维持正常成分及比例。但是，各种慢性炎症坏死导致的再生是一种修复反应（伴有过量纤维结缔组织增生和沉积）。此种情况下再生的肝细胞形态常偏离正常，因 DNA 倍体不同而细胞核大小不一，双核细胞数目增加。在组织学上，再生的肝细胞不按正常的单层细胞索呈放射状排列，而是形成结构紊乱的两层或两层细胞以上的厚肝板，是为再生结节。由于各个部位的生长速度不同，有些部位的肝板会受到生长快的其他部分的压迫。如果肝细胞坏死的速度超过再生的速度，则临床上可见肝功能迅速恶化；如果再生的肝细胞超过了肝细胞死亡的数目，则结节的增大会压迫周围的纤维组织。但并非所有的结节均为再生结节，有的结节是残存的肝细胞被周围的显微组织包绕而形成的。

（四）血管改变

血管改变不仅是肝硬化时非常重要的结构改变，而且对肝脏功能影响很大。当纤维化发生时，血窦内皮细胞产生并分泌纤维连接蛋白，它转而激发肝星形细胞的活化使之分泌 I 、III 型胶原并在血窦内皮下形成连续的基膜，此即"血窦毛细血管化"。此时肝窦周围的微环境发生了变化，使肝细胞的微绒毛消失，内皮细胞的"窗"孔减少，阻碍了肝细胞与血窦之间的物质交换。其结果是肝细胞合成及代谢功能发生障碍，同时血窦阻力增加，引起门脉高压症。当肝实质小结节形成后，其周围的肝细胞丧失，被纤维组织包绕，并可在汇管区和中央静脉之间形成桥接，从而使小叶间肝动脉及门静脉的血流绕开肝血窦系统，流入中央静脉附近的肝血窦甚至直接汇入到中央静脉。这就导致肝脏血供中动脉血所占的比例大大提高，造成门脉血流中的营养物质不能提供给肝脏，而其中的颗粒物质、细菌或其他有害物质也未经肝脏过滤或解毒而直接进入体循环，进一步加重了肝功能障碍、也促进了肝性脑病及自发性细菌性腹膜炎的发生。

四、临床表现

患者的年龄和性别比例因原发病不同而异，例如，乙型肝炎肝硬化、酒精性肝硬化及血色病所致的肝硬化以中年以后的男性多见，自身免疫性肝炎所致的肝硬化以青年女性多见，原发性胆汁性肝硬化以中年女性多见，肝豆状核变性等其他遗传代谢性肝病所致的肝硬化以青少年多见。

肝硬化一般由慢性肝炎发展而来，往往起病缓慢，症状隐匿。肝硬化初期的临床表现无特异性，主要取决于其原发肝脏疾病。在肝硬化初期肝功能代偿良好时患者可无明显症状；也有部分患者诉乏力、食欲不振、体重减轻、腹胀、腹泻、皮肤瘙痒（特别是原发性胆汁性肝硬化患者）及低热；男性可有性欲减退，女性可有月经减少或过早闭经。体格检查可见面色黝黑、巩膜轻度黄疸、肝掌及蜘蛛痣、双下肢水肿，肝脏多不可触及（原发性胆汁性肝硬化者常见肝脏增大），但脾脏可有不同程度的肿大。部分患者出现匙状指、杵状指或扁平指。在酒精性肝硬化患者还可见到腮腺肿大及手掌 Dupuytren 挛缩。

肝硬化本身的表现主要是肝功能衰竭和门脉高压症。肝功能衰竭主要表现为肝脏合成及代谢、排泄功能障碍，血生化检查可见血清清蛋白水平降低、胆碱酯酶活力降低、凝血酶原时间延长、血清胆红素水平升高、胆酸水平升高。门脉高压的表现主要为：食管胃底静脉曲张及破裂出血、肝性脑病、腹腔积液及其相关的并发症（自发性细菌性腹膜炎、肝肾综合征）等。少数患者合并原发性肝癌，则除上述表现还可出现肝区痛及明显消瘦等恶性肿瘤的表现。

各系统的表现如下。

（一）内分泌系统

1. 性激素变化　在男性主要是血清睾酮降低，雌二醇升高。其原因为：①睾丸功能减低而合成睾酮减少。②外周组织睾酮向雌二醇转化增加。③性激素结合球蛋白增高，使游离睾酮减少。④下丘脑 - 垂体功能受抑。患者因而有性欲减退、睾丸萎缩、乳房发育和女式阴毛分布等。男性乳房发育多用乳腺组织对雌二醇敏感性增加来解释；也有人认为是由螺内酯所致的血浆睾酮水平降低和肝雄激素受体活性下降引起。在女性患者表现为性欲减退、月经量少、停经和乳房萎缩等。原因可能为雌激素增多和雄激素（睾酮）减少。此时血浆雌激素（雌二醇、雌酮）水平可正常或轻度升高，但外周组织（皮肤、脂肪组织、肌肉、骨骼）雌激素水平显著升高。

2. 糖尿病　因肝及周缘靶细胞发生胰岛素抵抗，从而发生糖耐量减低及糖尿病。其原因是肝细胞数量减少及门体分流使肝细胞胰岛素受体减少，且其生理效应降低，进而肝脏对葡萄糖的摄取减少，加之有关糖酵解的酶类活性降低，终致葡萄糖利用明显减低。临床上表现为糖耐量减低、高血糖、轻度糖尿、高胰岛素血症以及高胰升糖素血症。

肝原性糖尿病与原发性糖尿病不易区别。前者的糖耐量曲线常呈空腹时正常，120min 及 180min 时血糖仍较明显增高。胰岛素释放也增高。发生酮症及酸中毒亦相对为少。

低血糖：晚期肝硬化患者合并严重肝功衰竭、细菌感染或肝癌时，可出现低血糖表现。

（二）血液系统

1. 贫血　肝硬化患者贫血相当多见。其发病机制较复杂。肝脏储存造血原料，如叶酸、维生素 B_{12}、铁等，肝硬化时因营养不良、吸收障碍以致叶酸缺乏，加之叶酸转化为储备型四氢叶酸的功能减退，失代偿期对维生素 B_{12} 储存减少，均可致大细胞性贫血。如有失血性铁缺乏，则呈小细胞性低色素性贫血。少数患者因造血功能受抑而有铁幼粒红细胞增多。肝硬化伴有脾大脾功能亢进，则有红细胞、白细胞（多形核）及血小板减少。肝硬化有时有溶血，特别是晚期患者，主要是由于红细胞膜的改变和红细胞脆性增加。

2. 凝血机制障碍　部分患者出现凝血机制障碍，表现为鼻、牙龈、皮肤和黏膜等出血。原因为：①由于肝脏合成的凝血因子减少。②纤溶酶增加。③弥散性血管内凝血。④脾功能亢进所致的血小板减少。

（三）呼吸系统

1. 肝肺综合征　除合并胸水和腹腔积液外，肝硬化患者很少出现呼吸困难。约半数的失代偿期患者出现氧分压降低，PO_2 范围在 $8.0 \sim 9.3kPa$（$60 \sim 70mmHg$），同时肺泡－动脉氧差增大。造成氧分压降低的原因包括：①肺动静脉短路，通气/灌注比例失调。②肺内动脉末梢血管扩张，氧交换的弥散距离增加。③红细胞氧亲和力下降。患者逐渐出现呼吸困难、发绀、杵状指，尤其是直立性缺氧具有特征性。

2. 肺动脉高压　肝硬化患者在门脉高压基础上发生肺动脉高压，发生率约为1%，女性多于男性。表现为：呼吸困难、晕厥、心前区疼痛，少数患者有咯血。肺动脉瓣区第二心音亢进，胸骨左缘可闻及杂音。超声心动图示心脏增大，常提示右心室肥厚。确诊需做心导管检查。发生原因尚不很清楚，可能与栓子及缩血管物质直接由门脉进入体循环，进而进入肺循环有关。病理组织学可见肺小动脉内膜增厚以及中层肥厚，因而血流受阻，肺动脉压力增高。

（四）心血管系统

30%~60%的肝硬化患者可具有高动力循环状态。特征为：心输出量增加，外周阻力降低。临床表现为：因脉压增大而表现为洪脉、手热、毛细血管波动。另常有心动过速和舒张压轻度下降。外周血管阻力下降的原因可能一方面由于体内扩血管因子增多，如一氧化氮（NO）、P 物质、心钠素等，另一方面对缩血管物质如内皮素、儿茶酚胺敏感性下降有关。尽管心排血出量增加，但由于体循环阻力下降；患者往往有轻度血压下降。

（五）肾脏改变

肝硬化失代偿晚期，尤其是有大量腹腔积液时，可出现功能性肾衰竭，称之肝肾综合征。表现为少尿、无尿、氮质血症、稀释性低钠血症和低尿钠。此综合征应与 HBsAg 相关性肾炎所致的器质性肾脏病变相鉴别。肝肾综合征将在肝硬化的并发症中进一步叙述。

（六）消化系病变

1. 消化性溃疡　发病率为 20%～30%，远较一般人群为高。胃黏膜充血、水肿乃至黏膜糜烂以及十二指肠炎也较多见。肝硬化尤其并发门脉高压症者并发胃肠黏膜损害及溃疡的发病机制与胃黏膜血流减少，营养障碍、H^+ 回渗、血清胃泌素增多及胆汁反流增加等因素有关。

2. 胆石症　肝硬化患者胆石症的发生率增高，主要为胆色素结石，而非胆固醇结石。色素性结石增加的原因可能与溶血及胆色素排泄增加有关。肝硬化患者色素性结石与非肝硬化患者的胆固醇结石相比，较少导致并发症的出现，如胆管阻塞。此现象尚缺乏满意的解释。

五、肝纤维化和肝硬化的诊断

（一）肝纤维化和肝硬化的诊断方法

1. 组织病理学检查　肝组织病理学检查是明确诊断、衡量炎症与纤维化程度以及判定药物疗效的最重要依据。肝活组织检查的基本要求包括：力求用粗针穿刺（最好用 16G），标本长度 1cm 以上，至少在镜下包括 6 个以上汇管区。肝活组织检查标本应做连续切片，常规做苏木素 - 伊红、Masson 三色染色和（或）网状纤维染色。根据纤维增生程度与部位，将肝纤维化程度分别分为 1～4 期（stage，S，表 4 - 2）。也可参照 Knodell、Ishak、Scheuer、Chevallier 等评分系统了解肝脏纤维化程度。

表 4 - 2　肝脏炎症活动度分级和纤维化程度分期标准

级（G）	汇管区及周围炎症活动度	小叶内炎症活动度	期（S）	纤维化程度
0	无炎症	无炎症	0	无
1	汇管区炎症	变性及少数点状坏死	1	汇管区纤维化扩大，局限于窦周及小叶
2	轻度 PN 或嗜酸小体	变性，点、灶状坏死	2	汇管区周围纤维化，纤维间隔形成，小叶结构保留
3	中度 PN	融合坏死或见 BN 硬化	3	纤维间隔伴小叶结构硬化紊乱，无肝
4	重度 PN	BN 广泛，累及多个小叶（多小叶坏死）	4	早期肝硬化

2. 肝纤维化的血清学诊断　鉴于肝穿刺组织病理检查的局限性，人们经过动物实验和临床 - 病理对照研究发现了不少对判断肝纤维增生有一定价值的血清指标。国内应用较多的有血清Ⅲ型前胶原氨基端肽（PⅢNP）、Ⅳ胶原（CⅣ）、层连蛋白 P1（Lam）、透明质酸（HA）。总的来说，在动物实验中这些指标和肝脏中相应的 ECM 成分有良好的相关性；在临床研究中这些指标和肝组织病理学纤维化程度也有较好的相关性，由慢性肝炎、肝纤维化到肝硬化逐步升高，如能除外肝外疾病及肝脏炎症活动的影响，对诊断肝纤维化有一定帮助。但是各组之间有较多的重叠，仅凭一次结果难以做出肯定的诊断，而且目前国内此类试剂盒亟须标准化并提高其稳定性。联合应用多项指标综合判断，并进行动态测定可能更有助于判断肝脏纤维增生变化趋势和治疗效果。

3. 影像学诊断　各种常用的影像学手段如 B 型超声、CT、磁共振成像（MRI）等可以发现肝包膜增厚、肝表面轮廓不规则、肝实质的回声不均匀增强或 CT 值增高或呈结节状、各叶比例改变、脾脏厚度增加及门静脉和脾静脉直径增宽等肝硬化和门脉高压的征象。彩色多普勒超声检查或放射性核素扫描可以测定肝动脉和门脉的血流量及功能性门体分流情况。尽管不少研究发现肝脏超声半定量打分与肝组织纤维化分级有良好的相关性，但是目前来说对早期肝硬化不够敏感，对于纤维化的诊断难以定量化。

（二）肝硬化的临床分类

依据是否合并肝功能衰竭，门脉高压是否已经形成，临床上常区别代偿期肝硬化及失代偿期肝硬化，按 2000 年中华医学会制订的全国防治方案，其诊断要点为：

1. 代偿期肝硬化　指早期肝硬化，一般属 Child - Pugh A 级。有轻度乏力、食欲减少或腹胀等症状，但无明显肝功能衰竭表现。血清蛋白可有降低，但仍大于等于 35g/L，胆红素小于 35μmoL/L，凝血酶原活动度多大于 60%。血清丙酮酸氨基转移酶（ALT）及天冬氨酸氨基转移酶（AST）轻度升高，

AST 可高于 ALT，γ－谷氨酰转肽酶（GGT）可轻度升高；可有门静脉高压症，如轻度食管静脉曲张，但无腹腔积液、肝性脑病或上消化道出血。

2. 失代偿期肝硬化　指中晚期肝硬化，一般属 Child－Pugh B、C 级。有明显肝功能异常及失代偿征象，如血清清蛋白小于 35g/L，A/G < 1.0，明显黄疸，胆红素大于 35μmol/L，ALT 和 AST 升高，凝血酶原活动度小于 60%。患者可出现腹腔积液、肝性脑病及门静脉高压症引起的食管、胃底静脉明显曲张或破裂出血。

根据肝脏炎症活动情况，可将肝硬化区分为：①活动性肝硬化：慢性肝炎的临床表现依然存在，特别是 ALT 升高；黄疸，清蛋白水平下降，肝质地变硬，脾进行性增大，并伴有门静脉高压征。②静止性肝硬化：ALT 正常，无明显黄疸，肝质地硬，脾大，伴有门静脉高压症，血清清蛋白水平低。

（三）肝硬化的诊断思路

1. 患者有无肝硬化　对于失代偿性肝硬化，即已发生腹腔积液、肝性脑病、消化道出血等严重并发症者，临床很容易做出正确诊断。这些患者常有肝功能衰竭及门脉高压的典型症状、体征及有关实验室检查异常，如：腹胀、乏力、黄疸、肝掌、蜘蛛痣、腹壁静脉曲张、腹腔积液症或腹部移动性浊音、外周血白细胞及血小板计数明显减少、凝血酶原活动度降低、血清清蛋白低于 35g/L，A/G < 1.0，胆红素大于 35μmol/L，AST > ALT，B 超或 CT 可见肝脏缩小、表面呈锯齿状、肝实质呈结节样，门静脉增宽（内径大于 1.4cm）、脾脏增大（脾门厚度大于 4cm）等表现。

对于代偿性肝硬化，即尚未发生腹腔积液、肝性脑病、消化道出血等严重并发症者，诊断较为困难。这些患者多无上述典型的临床症状、体征及有关实验室检查异常。其血清清蛋白和胆红素可仍在正常范围内，但血清 AST > ALT，血小板可有不同程度的下降；B 超或 CT 检查可发现肝脏表面不光滑、门静脉内径增宽、脾脏增厚；胃镜和食管钡餐造影检查可见食管胃底静脉曲张。通过对这些资料进行综合分析一般可做出诊断。

有的患者在临床及实验室检查方面均无任何肝硬化征象，而肝活检病理学显示已有典型的肝硬化结节形成。也有个别患者已出现门脉高压的表现如食管胃底静脉曲张，但肝活检未见到典型性的肝硬化结节，这可能是病变不均一和（或）肝活检取材过小有关。在这种情况下还应考虑患者是否为非肝硬化性门脉高压（如先天性肝纤维化、巴德－基亚里综合征等），尤其是对病因不太明确的病例更应注意鉴别。

2. 病因　根据详细的病史，血清病毒学标志物、生化指标（血清转氨酶、碱性磷酸酶和 γ 转肽酶、γ 球蛋白水平）、免疫学指标（免疫球蛋白水平，特别是各种自身抗体检查）、血清铜蓝蛋白、角膜 K－F 环及 24h 尿铜、血清转铁蛋白饱和度、血清 α_1 抗胰蛋白酶水平及组织病理学资料，尽可能做出病因诊断，一边给予相应的有效病因治疗。

3. 硬化为活动性或静止性　主要根据肝脏炎症活动情况进行区分。在活动性肝硬化，慢性肝炎的临床表现依然存在，其血清 ALT 升高，血清病毒水平往往也较高；在病理学上可见肝硬化结节形成，但仍有较明显的炎症坏死。在静止性肝硬化，血清 ALT 正常，血清病毒水平可能不高；在病理学上肝硬化结节已完全形成，无明显炎症坏死。

4. 有哪些并发症　肝硬化的诊断一旦确立，还应做系统检查以全面了解患者有无食管胃底静脉曲张、有无腹腔积液，如有腹腔积液还应注意有无自发性细菌性腹膜炎及肝肾综合征。还应注意患者有无轻微的肝性脑病，是否合并原发性肝癌等。

5. 患者的肝功能储备　因为肝硬化患者的预后及各种并发症的死亡率及一些治疗措施的远期疗效都取决于其肝功能储备状态，因此对患者进行肝功能分级非常重要。文献中有多种对肝硬化患者进行肝功能分级的方法，但应用最为广泛者仍为英国 King 大学的外科医生 Pugh 等人改良的 Child 分级方案，简称 Child－Pugh 分级（表 4 - 3）。许多研究发现这一分级能比较好地对判断预后特别是预测外科手术的死亡率。

表4-3 Child-Pugh肝功能分级方案

指标	异常程度的分数		
	1	2	3
脑病	无	1~2度	3~4度
腹腔积液	无	轻	中等
胆红素（mg/dL）	1~2	2~3	>3
清蛋白（g/dL）	3.5	2.8~3.5	<2.8
凝血酶原时间（延长秒数）	1~4	4~6	>6
PBC时胆红素	1~4	4~10	>10

注：5~6分为A级，7~9分为B级，10~15分为C级。

六、肝硬化及抗肝纤维化的治疗

对于肝硬化的治疗主要是一般对症支持治疗及预防和治疗各种并发症。最重要的是要有全局观念，给患者制订一个系统的、长远的临床随访检测及治疗计划。

（一）首先在查明病因的基础上尽可能给予有效的病因治疗

对于慢性乙型肝炎和丙型肝炎所致的代偿性肝硬化，如果其病毒复制仍然活跃，可给予相应的抗病毒治疗；但应注意，对于失代偿性肝硬化患者应慎用或禁用干扰素等有可能加重肝功能损害的药物。对于仍有活动性血吸虫感染者，给予有效的抗血吸虫治疗；对于乙醇性肝硬化患者应嘱其立即严格戒酒；对于自身免疫性肝炎所致的肝硬化如果仍有疾病活动（AST>10倍正常上限，或AST>5倍正常上限同时伴有γ球蛋白大于2倍正常上限）应给予激素或激素加硫唑嘌呤治疗；对于原发性胆汁性肝硬化应及早给予大剂量的熊去氧胆酸治疗；对于肝豆状核变性所致的肝硬化患者应给予D青霉胺治疗等。只有去除或有效控制病因，才能最有效地延缓、阻断甚至逆转肝纤维化和肝硬化。国内外文献中已有不少经有效病因治疗肝硬化在组织学上发生逆转的报道。

（二）针对肝纤维化本身的治疗

如抑制HSC的激活、抑制胶原的增生、促进胶原的降解等。近年来，随着对肝纤维化发生机制的认识不断深入，特别是对ECM的合成与降解的调控有了更多的了解，人们提出了在各环节上进行治疗的方法，但目前多数仍处于实验研究阶段，经过临床研究者较少，证明临床有效者更少。

1. 干扰素（interferons，IFN） IFN-α能对抗实验性肝纤维化，临床随访研究表明，在产生持续病毒学应答的丙肝患者中其肝组织纤维化可以减轻。虽然有报道认为它对于乙型肝炎患者也有类似的疗效，但是最近中国香港学者发现IFN-α治疗对血清HBeAg转换及肝硬化的并发症发生率方面均无明显效果。但这些临床报道多为回顾性分析，因此应开展前瞻性、随机、对照临床研究以进一步验证干扰素的抗纤维化疗效。在动物模型中IFN-γ能抑制星形细胞的激活、增生及ECM的表达，有临床报道小剂量应用不良反应轻微，治疗肝纤维化有一定效果。

2. 拉米夫定（lamivudine） 拉米夫定能有效抑制HBV DNA的复制并在部分患者获得HBeAg/抗-HBe的血清转换。治疗1年后肝组织纤维化有不同程度的减轻或延缓其进程，若治疗更长时间甚至可使已形成的肝硬化也逆转。但是，YMDD变异及其所致的耐药性限制了它的长期应用，而停药后其对纤维化的疗效能持续多久尚需进一步研究。

3. 秋水仙碱（colchicine） 秋水仙碱能抑制微管蛋白聚合从而干扰细胞的胶原分泌。实验研究发现它还能刺激胶原酶的活性、增强降解，又能抑制巨噬细胞释放单核细胞因子等生长因子、减少IL-1的分泌。Kershenobich等曾报道与安慰剂相比，本药能延长肝硬化患者的生存期，而且部分患者有肝组织学上的好转。1994年中国台湾学者用随机、双盲、安慰剂对照的方法治疗乙型肝炎肝硬化100例，结果发现秋水仙碱组与对照组相比较，在肝组织学改变、血清纤维化指标、病情发展以及死亡率等方面均无显著差别。最近，Rambaldi 和 Gluud 对所收集到的全世界范围内的有关口服秋水仙碱治疗各种病因肝纤维化或肝硬化的 14 项临床研究（共包括 1 138 例患者）进行了荟萃分析（meta analysis），也发现本药无论对总死亡率、肝病相关的死亡率、并发症及其他转归方面均无明显疗效，但不良反应发生率却明显增加。

4. 水飞蓟素（silymarin）　水飞蓟素是从长期被用来入药的植物水飞蓟中提取出来的混合物，其主要活性成分为黄酮类化合物水飞蓟宾、水飞蓟宁、水飞蓟丁等，其中水飞蓟宾占 60% 左右。文献报道水飞蓟宾能活化肝细胞 RNA 聚合酶Ⅱ，恢复 ATP 酶活性及谷胱甘肽含量，并能预防氧化应激所致的细胞膜损伤。已发现本药可预防或减轻 CCl_4、乙酰氨基酚、D-氨基半乳糖、缺血/再灌注或放射引起的急性肝损伤，并能预防 CCl_4 所致的肝纤维化。我们用胆管堵塞性大鼠肝纤维化模型研究发现水飞蓟宾可使肝脏胶原总量降低 35%，同时明显抑制肝脏Ⅰ型胶原、组织基质金属蛋白酶抑制（TIMP）1 及 $TGF-\beta_1$ 的 mRNA 水平。有关其临床疗效报道不一。Schuppan 指出，由于慢性肝病的自然病程漫长，一般临床试验很难观察到对死亡率的影响。因此，今后的临床研究首先应该探索出该药的最佳剂量，而且主要观察指标应为对肝纤维化程度的影响。

5. 多聚乙酰卵磷脂（PUL）　Lieber 等报道 PUL 能减轻狒狒的乙醇性肝硬化和人血清蛋白所诱导的大鼠肝纤维化，体外细胞培养研究发现它对Ⅰ型前胶原 mRNA 的表达无影响，但能使星形细胞的胶原酶活性升高一倍。其多中心临床试验的初步结果显示本药在部分病例可延缓酒精性肝纤维化的进展。

6. 己酮可可碱（pentoxifylline）　本药可以增加红细胞变形性，降低血液黏稠度和血小板的聚集性，因而具有改善微循环的作用。体外研究显示它可抑制肝脏星形细胞的激活，并通过阻断 PDGF 的细胞内信号转导途径而抑制肝脏星形细胞的增生。动物实验表明本药可减轻无机磷中毒所致猪的肝纤维化，但对胆管结扎所致的大鼠肝纤维化疗效不佳。我们发现己酮可可碱可使胆管堵塞大鼠肝组织Ⅰ型胶原 mRNA 减少 8 倍之多，但同时使 TIMP 1 mRNA 水平增加了 2 倍，这一发现可以解释为何本药抗肝纤维化疗效不够理想。目前尚无本药治疗肝纤维化的临床报道。

7. 内皮素受体 A（ET_A）拮抗剂　近年研究表明，星形细胞表达大量 ET_1 及 ET_A 和 ET_B 受体，通过自分泌和旁分泌作用可使星形细胞收缩，并促进其激活。动物实验表明胆管堵塞大鼠肝脏 ET 系统处于激活状态，表现为肝组织 ET-1 浓度及 ET_A 和 ET_B 受体的密度升高，而肝硬化患者血清中的 ET_1 也升高。非选择性 ET 受体拮抗剂波生坦（bosentan）或选择性 ET_A 受体拮抗剂 LU 135252 可使实验性大鼠肝纤维化减轻，Ⅰ型胶原纤维连接蛋白（FN）及 TIMP 1 mRNA 水平降低。目前也无本药治疗肝纤维化的临床报道。

8. 血管紧张素Ⅱ（AT-Ⅱ）受体阻断剂　AT-Ⅱ是肾素-血管紧张素-醛固酮系统中的主要介质，而肝是循环中血管紧张素原的主要来源。有研究表明，激活的人造血干细胞（HSC）有大量 AT_1 受体（AT_1R）表达，AT-Ⅱ作用于 AT_1R 可迅速引起细胞内钙浓度增加并导致细胞收缩和细胞增生；AT-Ⅱ受体阻断剂氯沙坦钾可以阻断该作用。魏红山等报道 AT-Ⅱ受体阻滞剂氯沙坦钾对 CCl_4 诱导的大鼠肝纤维化模型有良好的防治作用，可显著降低其血清层黏连蛋白（LN）、HA、PCⅢ（Ⅲ前胶原）、Ⅳ胶原水平，并显著改善肝纤维化的程度。选择性 AT_1R 阻断剂科沙坦（candesartan）能减轻猪血清诱导的肝纤维化，减少肝组织中、抗平滑肌抗体（SMA）阳性的 HSC 数目；在体外能阻断 AT-Ⅱ所导致的 HSC 内 TGF-β mRNA 的高表达。但是有人发现艾博莎坦（irbesartan）虽能降低胆管结扎大鼠肝脏中 $TGF-\beta_1$ 及Ⅰ型胶原的 mRNA 的表达，但并不能改善组织学及肝脏羟脯氨酸含量。另外，有研究表明血管紧张素转换酶抑制剂（ACEI）卡托普利能够减轻猪血清及胆管结扎所致的大鼠肝纤维化，培哚普利（perindopril）也能减轻猪血清所诱导的肝纤维化。

9. 肾上腺皮质激素　在细胞培养及整体动物中能抑制Ⅰ型胶原 mRNA 的表达，使肝细胞及成纤维细胞内Ⅰ型胶原 mRNA 水平降低，但对体外培养的人星形细胞产生 ECM 蛋白的量无明显影响，同时抑制胶原酶的表达。Dufour 等报道经泼尼松长期治疗而临床缓解的 8 例自身免疫性肝炎患者的肝纤维化及早期肝硬化均有非常明显的逆转，可能和其抗炎作用有关。但因其长期应用全身不良反应较多，而且能促进肝炎病毒的复制，故皮质激素不适于治疗肝纤维化及肝硬化。

10. 前列腺素类似物（prostaglandin analogue）　前列腺素 E_1 类似物能减轻胆碱缺乏及胆管结扎所致的肝纤维化，其机制可能是直接抑制了 I 型胶原 mRNA 的表达，而与其抗炎作用关系不大。它还可增加细胞内 cAMP 从而增加细胞内胶原降解。另外，它能增加肝血流、改变膜流动性，改变血中胰岛素及胰升糖素的水平、抑制巨噬细胞释放炎性因子，但尚无用于治疗人肝纤维化的报道。

11. 脯氨酸－4－羟化酶抑制物　HOE 077（鲁非罗尼，lufironil）能抑制前胶原 α 肽链中脯氨酸的羟化，减少羟脯氨酸的形成，因而降低前胶原 α 肽链三股螺旋的稳定性。曾认为 HOE 077 为原药，能特异性地被肝细胞转化为有活性的产物而发挥作用。近年的研究发现，其抗纤维化机制主要是抑制肝脏星形细胞激活，并降低 I 型胶原及 TIMP1 的 mRNA 水平，而且并不需要经过肝细胞的代谢即可发挥作用。沙非罗尼（safironil）是与 HOE 077 同类的化合物，其作用机制也相似。S 4682 是一种杂环类羧酰基甘氨酸衍生物，其结构与脯氨酸－4－羟化酶的底物。酮戊二酸相似，能够抑制此酶的活性。动物实验表明，它能降低 CCl_4 中毒大鼠肝脏羟脯氨酸的含量，而对心、肺、肾等其他器官羟脯氨酸的含量无明显影响。目前，尚无此类化合物治疗肝纤维化的临床报道。

12. 维生素 A 类　维生素 A 类包括视黄醇（retinol）、视黄醛（retinal）及视黄酸（retinoic acid）等，通称为视黄醇类（retinoids）。肝脏是维生素 A 类储存和代谢的主要器官，同时也是它们的效应器官。曾有研究发现喂饲乙醇的大鼠和狒狒及晚期酒精性肝病患者肝脏中维生素 A 含量降低，提示在星形细胞激活过程中可能消耗了维生素 A。但在早期乙醇性肝病、胆汁淤积及药物性肝病患者中并无肝脏维生素 A 含量下降，而且给予维生素 A 类反而可以促进酒精所致大鼠和狒狒肝纤维化。据观察，如果每日给予 25 000U 的维生素 A，6 年可导致肝硬化，而如果每日摄入 10 万 U 则 2.5 年即可形成肝硬化，提示过量视黄酸类对肝脏反而有害。

体外细胞培养则发现，视黄酸、视黄醇及视黄酸棕榈酸酯（retinyl palmitate）可以抑制星形细胞的增生及胶原和 TGF－β 的合成。新分离的星形细胞含有较高的视黄酸受体 RAR－α 和 RAR－γ 及其 mRNA，它们在体外培养过程中逐渐减少甚至消失。从 CCl_4 肝硬化大鼠肝脏新分离出来的星形细胞中 RAR－βmR－NA 很低，在培养中加入视黄醇类则 RAR－β 表达增加。在富含视黄酸的正常肝星形细胞中（静止）核心蛋白多糖（decorin）表达较高，而后者可使 TGF－β 灭活，因而推测视黄酸可能具有间接可抑制 TGF－$β_1$ 的活性作用。但是，最近的研究提示 9－顺视黄酸或 1，9－二顺视黄酸通过诱导体外培养的人和大鼠肝星形细胞表达组织纤溶酶原激活剂（tPA）来激活 TGF－$β_1$ 的活性，而活化的 TGF－$β_1$ 又能诱导其自身 mRNA 的表达；动物实验也表明，经 9－顺视黄酸治疗可使猪血清诱导的大鼠肝纤维化加重。

13. 细胞因子治疗及基因治疗

（1）肝细胞生长因子（HGF）：Yasuda 等报道，给大鼠应用一种天然缺失变异型的 HGF（dHGF）可以减轻二甲基亚硝胺（DMN）所致的肝纤维化，表现为肝脏羟脯氨酸相对含量降低，同时伴肝脏 I、Ⅲ、Ⅳ型胶原、TGF－β、aSMA 及 Desmin 的 mRNA 水平降低。2000 年 Sato 等报道重组人 HGF（rhHGF）对硫乙酰胺（TAA）所致的大鼠肝纤维化有相似的治疗作用。1999 年 Ueki 等报道向大鼠骨骼肌中反复转染人 HGF 基因，可以使 DMN 所致的肝纤维化明显减轻，其作用机制可能是 HGF 抑制了 TGF－$β_1$ 所致的纤维增生和肝细胞凋亡。

（2）尿激酶型纤溶酶原激活物（uPA）：2000 年 Salgado 等报道一次静脉注射腺病毒载体携带的人 uPA 基因可以逆转实验性大鼠肝硬化。

（3）IL－18 和 IFN－γ：浙江大学等学者报道向小鼠脾脏内注射用 IL－18 或 IFN－γ 基因修饰的肝细胞，可以明显减轻血吸虫性肝纤维化小鼠肝脏的肝纤维化及羟脯氨酸含量，同时肝脏内 I 型胶原及 TGF－β 及其受体的 mRNA 及蛋白水平均降低。

（4）IL－10：最近 Arai 等报道 IL－10 在体外可以抑制 TGF－β 所致的 I 型胶原 mRNA 表达的上调，经腹腔注入表达 11－10 的质粒可以抑制博来霉素所致的肺纤维化。IL－10 对肝纤维化是否有效尚未见报道。

（5）针对 TGF－β 的治疗：日本学者经门静脉注入截短型的 TGF－βⅡ 受体以阻断其信号传导，结果发现 DMN 大鼠肝脏羟脯氨酸含量降低，肝组织学上纤维化减轻。美国学者经股静脉注入嵌合型的可溶性的 TGF-βⅡ受体（即用基因工程表达的人 Ig 和兔 TGF-βⅡ受体细胞外部分的融合蛋白），可使其胆管结扎大鼠肝脏 HSC 中Ⅰ型胶原 mRNA 水平降低 70% 左右，肝组织纤维化程度减轻 50% 左右。

（6）针对 PDGF 的治疗：有报道用 PDGF 的反义 DNA 治疗可以抑制硅晶所致的鼠的肺纤维化。将携带有用截短型的 PDGF 受体基因的质粒经气管转入体内，也可以抑制博来霉素所诱导的小鼠肺纤维化。目前尚无用于肝纤维化的报道。

14. 中医中药治疗　肝纤维化和肝硬化在中医属血瘀证的范畴，因此对慢性肝炎及早期肝硬化的治疗则多以活血化瘀为主，兼以益气补虚、养血柔肝或滋补肝肾。国内研究发现抗肝纤维化比较有效的单味中药有丹参、黄芪、柴胡、桃仁、当归、冬虫夏草、齐墩果酸、葫芦素 B 等；而各家根据中医理论、临床经验或动物实验研究结果拟定的抗肝纤维化中药方剂，如复方 861 合剂、319 方及鳖甲软肝片等据报道均取得较好的效果。在系统实验研究的基础上将 861 合剂用于慢性乙型肝炎患者，对服用 861 合剂半年前后两次肝组织活检病理学变化进行对比，发现经 861 治疗的患者之肝脏组织炎症积分和纤维化积分较治疗前明显减轻，纤维化的逆转率达 70% 以上，而仅给一般常规保肝治疗的对照组患者之肝脏炎症和纤维化积分均无显著变化。这一结果经随机、双盲、安慰剂对照临床试验得到了证实。

小柴胡汤是我国的传统方剂，近年日本学者对其抗纤维化作用进行了系统深入的研究。不同的学者在不同的大鼠肝纤维化模型（DMN，营养缺乏性，猪血清诱导）中发现均有降低肝脏羟脯氨酸含量及改善组织学作用，体外研究发现本方剂能抑制 HSC 的增生，降低其Ⅰ型胶原 mRNA 的表达。据认为本方剂的活性成分为黄芩苷（baicalin）、黄芩苷元（baicalein）和黄芪皂苷（saikosaponin）；前两者属黄酮类（flavonoids），在结构上和水飞蓟素相似。目前认为其作用机制为，通过抗脂质过氧化抑制 HSC 的激活，抑制其表达 SMA 及Ⅰ型胶原 mRNA。近年发现长期用小柴胡汤有肝毒性，要引起注意。

以上这些资料提示，在治疗肝纤维化方面中医中药有很大的潜力。今后这方面的研究应该更加注重科学性、严谨性和可重复性。所用中药制剂应有良好的质控，各种体外和动物实验必须有稳定的模型和测定方法体系，并设置周密的对照组。为正确判断临床疗效，必须按照新药临床研究规范（GCP）进行随机、双盲、对照临床试验。还应致力于解决抗病毒与抗纤维化治疗的结合问题，并重视抗纤维化治疗对患者远期预后的影响。例如，抗纤维化治疗需要多长的疗程？抗纤维化治疗能否减少和延缓肝硬化或肝硬化并发症的发生？能否降低原发性肝癌的发生率和死亡率？能否改善患者的生活质量？

（三）对肝硬化患者的一般支持疗法

肝硬化患者往往全身营养状况差，支持疗法旨在恢复全身情况，供给肝脏足够的营养以利于肝细胞的修复、再生。但目前尚无充分的临床证据证明这些措施的临床疗效。

1. 休息　代偿期的肝硬化可适当工作或劳动，但应注意劳逸结合，以不感疲劳为度。肝硬化失代偿期应停止工作，休息乃至基本卧床休息。但长期卧床有可能导致全身肌肉失用性萎缩，影响生活质量。

2. 饮食　肝硬化患者的饮食原则上应是高热量、足够的蛋白质，限制钠摄入，充足的维生素。每日应供给热量 105～147J/kg，蛋白饮食以每日 1～1.5g/kg 为宜，其余的热量由糖类和脂肪供给（比例60∶40）。可食用瘦肉、鱼肉、鸡肉、豆制品及乳类，食物应少含动物脂肪。宜吃富含维生素的蔬菜、水果，必要时口服复合维生素制剂。对有肝性脑病先驱症状者，应暂时限制蛋白摄入。但长期极低蛋白质饮食及长期卧床可导致肌肉总量减少，因而降低肝外组织（主要是肌肉）清除血氨的能力，反而更易发生肝性脑病。有食管静脉曲张者应避免坚硬粗糙的食物以免损伤食管黏膜引起出血。因肝硬化患者多有水潴留，故应少盐饮食，尤其有腹腔积液者更应限制钠的摄入。

（四）肝硬化并发症的监测和治疗

对于所有诊断为肝硬化的患者均应注意做相应的检查以发现其并发症。对于初次胃镜或 X 线造影无食管胃底静脉曲张者，应每两年复查 1 次；对于已发现轻中度静脉曲张者则应每年复查 1 次；对于有重度食管胃底静脉曲张且伴有出血高危征象者，应采取应用药物或内镜干预措施以预防首次出血。对于已发生食管胃底静脉曲张破裂出血者，更应采取适当的措施预防再出血。对于所有肝硬化患者均应进行原发性肝癌的监测和随访。根据国内外经验，一般应至少每4～6个月进行一次肝脏B超检查及血清甲胎蛋白测定。

（五）肝移植

原位肝移植是指将功能严重衰竭的肝脏切除下来，再植入他人的整个或部分肝脏。目前原位肝移植已成为治疗终末期肝病的最有效方法，术后患者的1年、5年和10年存活率分别为80%～90%、70%～80%和60%～70%。近年对于乙肝肝硬化者肝移植后HBV再感染的预防也取得了很大的进步，长期小剂量乙肝免疫球蛋白注射加拉米夫定口服使HBV再感染的发生率降低到了5%以下，这将有助于进一步提高患者的长期生存率。对于慢性终末期肝病患者来说，如果估计其1年的存活率低于90%，则应考虑进行肝移植：①肝硬化患者Child - Turcotte - Pugh（CTP）积分大于等于7分者。②出现门脉高压所致消化道出血者。③发生自发性腹膜炎者。对于慢性肝病严重到何种程度就不适于肝移植尚无一致的意见。一般认为如果CTP积分超过10分且伴有多器官系统晚期疾病者、需要机械通气支持者，则生存的机会极小。这些患者进行肝移植的手术风险很高，而且术后的效果也较差。肝肾综合征不是肝移植的禁忌证，但增加手术过程的风险，而且影响术后近期存活率。对于合并原发性肝癌者，如果符合下列条件也可进行肝移植：①单个肿瘤，直径小于5cm。②多于1个肿瘤，则每个直径应小于3cm。③B超、CT、MRI显示无血管浸润的征象。④无肝外转移。⑤无门脉癌栓者。因胆管癌术后复发率高，故目前一般不进行肝移植。

（汪 洋）

第六节 原发性肝癌

一、原发性肝癌的病因学

目前认为肝炎病毒有A、B、C、D、E、G等数种以及TTV。已经有大量的研究证明，与肝癌有关的肝炎病毒为乙、丙型肝炎病毒。即HBV与HCV慢性感染是肝癌的主要危险因素。

（一）乙型肝炎病毒与肝癌发病密切相关

HBV与肝癌发病间的紧密联系已得到公认，国际癌症研究中心已经确认了乙型肝炎在肝癌发生中的病因学作用。据估计，全球有3.5亿慢性HBV携带者。世界范围的乙型肝炎表面抗原（HBsAg）与肝癌关系的生态学研究发现，HBsAg的分布与肝癌的地理分布较为一致，即亚洲、非洲为高流行区。当然在局部地区，HBsAg的分布与肝癌的地理分布不一致，如格陵兰HBsAg的流行率很高，但肝癌发病率却很低。病例研究发现，80%以上的肝癌患者都有HBV感染史。分子生物学研究发现，与HBV有关的HCC中，绝大多数的病例可在其肿瘤细胞DNA中检出HBV DNA的整合。研究发现，慢性HBV感染对肝癌既是启动因素，也是促进因素。

（二）丙型肝炎病毒（HCV）与肝癌发病的关系

据估计全球有1.7亿人感染HCV。丙型肝炎在肝癌发生中的重要性首先是由日本学者提出的。IARC的进一步研究也显示了肝癌与丙型肝炎的强烈的联系。

但有研究发现，HCV在启东HCC及正常人群中的感染率并不高，因此HCV可能不是启东肝癌的主要病因。最近启东的病例对照研究显示，HCV在启东HBsAg携带者中的流行率也不高（2.02%），HBsAg携带者中肝癌病例与对照的HCV阳性率并无显著差别。

二、诊断和分期

（一）肝癌的分期

原发性肝癌的临床表现因不同的病期而不同，其病理基础、对各种治疗的反应及预后相差较大，故多年来许多学者都曾致力于制定出一个统一的分型分期方案，以利于选择治疗、评价结果和估计预后。与其他恶性肿瘤一样，对肝癌进行分期的目的是：①指导临床制订合理的治疗计划。②根据分期判断预后。③评价治疗效果并在较大范围内进行比较。因此，理想的分期方案应满足以下两个要求：①分期中各期相应的最终临床结局差别明显。②同一分期中临床结局差别很小。

1. Okuda 分期标准　日本是肝癌高发病率国家。Okuda 等根据 20 世纪 80 年代肝癌研究和治疗的进展，回顾总结了 850 例肝细胞肝癌病史与预后的关系，认为肝癌是否已占全肝的 50%、有无腹腔积液、清蛋白是否大于 30g/L 及胆红素是否少于 30mg/L 是决定生存期长短的重要因素，并以此提出三期分期方案（表 4 - 4）。

表 4 - 4　Okuda 肝癌分期标准

分期	肿瘤大小 >50% (+)	肿瘤大小 <50% (-)	腹腔积液 (+)	腹腔积液 (-)	清蛋白 <0.3g/L (3g/dL)(+)	清蛋白 >0.3g/L (3g/dL)(-)	胆红素 >0.175μmol/L (3mg/dL)(+)	胆红素 <0.175μmol/L (3mg/dL)(-)
I	(-)		(-)		(-)		(-)	
II	1 或 2 项 (+)							
III	3 或 4 项 (+)							

与非洲南部的肝癌患者情况不同，日本肝癌患者在确诊前大多已经合并了肝硬化，并有相应的症状。而且随着 20 世纪 80 年代诊断技术的提高，小肝癌已可被诊断和手术切除。因此 Okuda 等认为以清蛋白指标替代 Primack 分期中的门脉高压和体重减轻来进行分期的方案更适用于日本的肝癌患者。Okuda 称 I 期为非进展期，II 期为中度进展期，III 期为进展期。对 850 例肝癌患者的分析表明，I、II、III 期患者中位生存期分别为 11.5、3.0 和 0.9 个月，较好地反映了肝癌患者的预后。

2. 国际抗癌联盟制定的 TNM 分期　根据国际抗癌联盟（UICC）20 世纪 80 年代中期制定并颁布的常见肿瘤的 TNM 分期，肝癌的 TNM 分期如表 4 - 5。

表 4 - 5　UICC 肝癌 TNM 分期

分期	T	N	M
I	T_1	N_0	M_0
II	T_2	N_0	M_0
IIIA	T_3	N_0	M_0
IIIB	$T_1 \sim T_3$	N_1	M_0
IVA	T_4	N_0, N_1	M_0
IVB	$T_1 \sim T_4$	N_0, N_1	M_1

表中，T——原发肿瘤、肝细胞癌或胆管（肝内胆管）细胞癌。

Tx：原发肿瘤不明。

T_0：无原发病证据。

T_1：孤立肿瘤，最大直径在 2cm 或以下，无血管侵犯。

T_2：孤立肿瘤，最大直径在 2cm 或以下，有血管侵犯；或孤立的肿瘤，最大直径超过 2cm，无血管侵犯；或多发的肿瘤，局限于一叶，最大的肿瘤直径在 2cm 或以下，无血管侵犯。

T_3：孤立肿瘤，最大直径超过 2cm，有血管侵犯；或多发肿瘤，局限于一叶，最大的肿瘤直径在 2cm 或以下，有血管侵犯；或多发肿瘤，局限于一叶，最大的肿瘤直径超过 2cm，有或无血管侵犯。

T_4：多发肿瘤分布超过一叶；或肿瘤侵犯门静脉或肝静脉的一级分支；或肿瘤侵犯除胆囊外的周围脏器；或穿透腹膜。

注：依胆囊床与下腔静脉之投影划分肝脏之两叶。

N——区域淋巴结，指肝十二指肠韧带淋巴结。

Nx：区域淋巴结不明。

N_0：区域淋巴结无转移。

N_1：区域淋巴结有转移。

M——远处转移。

Mx：远处转移不明。

M_0：无远处转移。

M_1：有远处转移。

3. 我国通用的肝癌分型分期方案　根据肝癌的临床表现，全国肝癌防治研究协作会议上通过了一个将肝癌分为 3 期的方案。该方案如下。

Ⅰ期：无明确的肝癌症状与体征者。

Ⅱ期：介于Ⅰ期与Ⅲ期之间者。

Ⅲ期：有黄疸、腹腔积液、远处转移或恶病质之一者。

此项方案简单明了，便于掌握，在国内相当长的时间内被广泛采用，并被收录入中华人民共和国卫生部医政司编制的《中国常见恶性肿瘤诊治规范》，作为我国肝癌临床分期的一个标准。

4. 广州会议方案　在成都会议肝癌分期标准基础上，中国抗癌协会广州全国肝癌学术会议提出了新的分期标准，建议全国各肝癌治疗中心推广使用。分期方案如下。

Ⅰa：单个肿瘤直径小于 3cm，无癌栓、腹腔淋巴结及远处转移；Child A。

Ⅰb：单个或两个肿瘤直径之和小于 5cm，在半肝，无癌栓、腹腔淋巴结及远处转移；Child A。

Ⅱa：单个或两个肿瘤直径之和小于 10cm，在半肝或两个肿瘤直径之和小于 5cm，在左右两半肝，无癌栓、腹腔淋巴结及远处转移；Child A。

Ⅱb：单个或多个肿瘤直径之和大于 10cm，在半肝或多个肿瘤直径之和大于 5cm，在左右两半肝，无癌栓、腹腔淋巴结及远处转移；Child A。

有门静脉分支、肝静脉或胆管癌栓和（或）Child B。

Ⅲa：肿瘤情况不论，有门脉主干或下腔静脉癌栓、腹腔淋巴结或远处转移之一；Child A 或 B。

Ⅲb：肿瘤情况不论，癌栓、转移情况不论；Child C。

（二）肝癌的临床表现

1. 首发症状　原发性肝癌患者首先出现的症状多为肝区疼痛，其次为食欲缺乏、上腹肿块、腹胀、乏力、消瘦、发热、腹泻、急腹症等。也有个别患者以转移灶症状为首发症状，如肺转移出现咯血，胸膜转移出现胸痛，脑转移出现癫痫、偏瘫，骨转移出现局部疼痛，腹腔淋巴结或胰腺转移出现腰背疼痛等。肝区疼痛对本病诊断具有一定的特征性，而其他症状缺乏特征性，常易与腹部其他脏器病变相混淆而延误诊断。

2. 常见症状

（1）肝区疼痛：最为常见的症状，主要为肿物不断增长，造成肝被膜张力增大所致。肿瘤侵及肝被膜或腹壁、膈肌是造成疼痛的直接原因。肝区疼痛与原发性肝癌分期早晚有关，早期多表现为肝区隐痛或活动时痛，中、晚期疼痛多为持续性胀痛、钝痛或剧痛。疼痛与肿瘤生长部位有关，右叶肿瘤多表现为右上腹或右季肋部痛，左叶肿瘤可表现为上腹偏左或剑突下疼痛。当肿瘤侵及肝被膜时，常常表现为右肩背疼痛。当肿瘤突然破裂出血时，肝区出现剧痛，迅速波及全腹，表现为急腹症症状，伴有生命体征变化。

（2）消化道症状：可出现食欲减退、腹胀、恶心、呕吐、腹泻等。食欲减退和腹胀较为常见。食欲减退多为增大的肝脏或肿物压迫胃肠道及患者肝功能不良所致。全腹胀往往为肝功能不良伴有腹腔积液所致。腹泻多较为顽固，每日次数可较多，为水样便或稀软便，易与慢性肠炎相混淆。大便常规检查常无脓血。

（3）发热：大多为肿瘤坏死后吸收所致的癌热，表现为午后低热，无寒战，小部分患者可为高热伴寒战。消炎痛可暂时退热。部分患者发热为合并胆管、腹腔、呼吸道或泌尿道感染所致。经抗生素治疗多可控制。

（4）消瘦、乏力、全身衰竭：早期患者可无或仅有乏力，肿瘤组织大量消耗蛋白质及氨基酸，加之患者胃肠道功能失调特别是食欲减退、腹泻等，使部分患者出现进行性消瘦才引起注意。当患者进入肿瘤晚期，可出现明显的乏力，进行性消瘦，直至全身衰竭出现恶病质。

（5）呕血、黑便：较为常见，多与合并肝炎后肝硬化、门静脉高压有关，也可为肿瘤侵入肝内门静脉主干造成门静脉高压所致。食管、胃底静脉曲张破裂出血可引起呕血，量较大。门脉高压所致脾肿大、脾亢引起血小板减少是产生出血倾向的重要原因。

（6）转移癌症状：肝癌常见的转移部位有肺、骨、淋巴结、胸膜、脑等。肿瘤转移到肺，可出现咯血；转移至胸膜可出现胸痛、血性胸水；骨转移常见部位为脊柱、肋骨和长骨，可出现局部明显压痛、椎体压缩或神经压迫症状；转移至脑可有神经定位症状和体征。肿瘤压迫下腔静脉的肝静脉开口时可出现 Budd – Chiari 综合征。

3. 常见体征

（1）肝大与肿块：肝大与肿块是原发性肝癌最主要、最常见的体征。肿块可以在肝脏局部，也可全肝大。肝表面常局部隆起，有大小不等的结节，质硬。当肝癌突出于右肋下或剑突下时，可见上腹局部隆起或饱满。当肿物位于膈顶部时，X 线可见膈局部隆起，运动受限或固定。少数肿物向后生长，在腰背部即可触及肿物。

（2）肝区压痛：当触及肿大的肝脏或局部性的肿块时，可有明显压痛，压痛的程度与压迫的力量成正比。右叶的压痛有时可向右肩部放射。

（3）脾肿大：常为合并肝硬化所致。部分为癌栓进入脾静脉，导致脾瘀血而肿大。

（4）腹腔积液：多为晚期征象。当肝癌伴有肝硬化或癌肿侵犯门静脉时，可产生腹腔积液，多为漏出液。当肿瘤侵犯肝被膜或癌结节破裂时，可出现血性腹腔积液。肝癌组织中的肝动脉－门静脉瘘引起的门脉高压症临床表现以腹腔积液为主。

（5）黄疸：多为晚期征象。当肿瘤侵入或压迫大胆管时或肿瘤转移至肝门淋巴结而压迫胆总管或阻塞时，可出现梗阻性黄疸，黄疸常进行性加重，B 超或 CT 可见肝内胆管扩张。当肝癌合并较重的肝硬化或慢性活动性肝炎时，可出现肝细胞性黄疸。

（6）肝区血管杂音：肝区血管杂音是肝癌较特征性体征。肝癌血供丰富，癌结节表面有大量网状小血管，当粗大的动脉突然变细，可听到相应部位连续吹风样血管杂音。

（7）胸腔积液：常与腹腔积液并存，也可为肝肿瘤侵犯膈肌，影响膈肌淋巴回流所致。

（8）Budd – Chiari 综合征：当肿物累及肝静脉时，可形成癌栓，引起肝静脉阻塞，临床上可出现肝大、腹腔积液、下肢肿胀等，符合 Budd – Chiari 综合征。

（9）转移灶体征：肝癌肝外转移以肺、骨、淋巴结、脑、胸膜常见，转移至相应部位可出现相应体征。

4. 影像学检查

（1）肝癌的超声诊断：肝癌根据回声强弱（与肝实质回声相比）可分为如下 4 型。①弱回声型：病灶回声比肝实质为低，常见于无坏死或出血、质地相对均匀的肿瘤，提示癌组织血供丰富，一般生长旺盛。该型较常见，约占 32.1%。②等回声型：病灶回声强度与同样深度的周围肝实质回声强度相等或相似，在其周围有明显包膜或者晕带围绕，或出现邻近结构被推移或变形时，可有助于病灶的确定。该型最少见，约占 5.6%。③强回声型：其内部回声比周围实质高。从组织学上可有两种不同的病理学基础：一种是回声密度不均匀，提示肿瘤有广泛非液化性坏死或出血，或有增生的结缔组织；另一种强回声密度较均匀，是由其内弥漫性脂肪变性或窦状隙扩张所致。强回声型肝癌最常见，约占 42.7%。④混合回声型：瘤体内部为高低回声混合的不均匀区域，常见于体积较大的肝癌，可能是在同一肿瘤中出现各种组织学改变所致。此型约占 15.5%。

肝癌的特征性图像：①晕征：大于 2cm 的肿瘤随着肿瘤的增大，周边可见无回声晕带，一般较细而规整，晕带内侧缘清晰是其特征，是发现等回声型肿块的重要指征。声晕产生的原因之一为肿瘤周围的纤维结缔组织形成的假性包膜所致；也可能是肿块膨胀性生长，压迫外周肝组织形成的压缩带；或肿瘤本身结构与正常肝组织之间的声阻差所致。彩超检查显示，有的晕圈内可见红、蓝彩色动静脉血流频谱，故有的声晕可能由血管构成。声晕对于提示小肝癌的诊断有重要价值。②侧方声影：上述晕征完整时，声束抵达小肝癌球体的侧缘容易发生折射效应而构成侧方声影。③镶嵌征：在肿块内出现极细的带状分隔，把肿瘤分成地图状，有时表现为线段状，此特征反映了癌组织向外浸润性生长与纤维结缔组织增生包围反复拮抗的病理过程，多个癌结节也可形成这样的图像。镶嵌征是肝癌声像图的重要特征，转移癌则罕见此征象。④块中块征：肿块内出现回声强度不同、质地不同的似有分界的区域，反映了肝癌生长发育过程中肿块内结节不同的病理组织学表现，如含肿瘤细胞成分、脂肪、血供等不同的结构所形成的不同回声的混合体。

（2）肝癌的 CT 表现：现在从小肝癌和进展期肝癌的 CT 表现及肝癌的 CT 鉴别诊断三方面分别讲述。

小肝癌的 CT 表现：小肝癌在其发生过程中，血供可发生明显变化。增生结节、增生不良结节以及早期分化好的肝癌以门脉供血为主，而明确的肝癌病灶几乎均仅以肝动脉供血。其中，新生血管是肝癌多血供的基础。因此，肝脏局灶性病变血供方式的不同是 CT 诊断及鉴别诊断的基础。小的明确的肝癌表现为典型的高血供模式：在动脉期出现明显清晰的增强，而在门静脉期对比剂迅速流出。早期分化好的肝癌、再生结节或增生不良结节均无此特征，而表现为与周围肝组织等密度或低密度。

形态学上，小肝癌直径小于 3cm，呈结节状，可有假包膜。病理上 50%~60% 的病例可见假包膜。由于假包膜较薄，其 CT 检出率较低。CT 上假包膜表现为环形低密度影，在延迟的增强影像上表现为高密度影。

进展期肝癌的 CT 表现：进展期肝癌主要可分为 3 种类型（巨块型、浸润型和弥漫型）。①巨块型肝癌边界清楚，常有假包膜形成。CT 可显示 70%~80% 的含有假包膜的病例，表现为病灶周围环形的低密度影，延迟期可见其增强；癌肿内部密度不均，尤其在分化较好的肿瘤有不同程度的脂肪变性。②浸润型肝癌表现为不规则、边界不清的肿瘤，肿瘤突入周围组织，常侵犯血管，尤其是门静脉分支，形成门脉瘤栓。判断有无门脉瘤栓对于肝癌的分期及预后至关重要。③弥漫型肝癌最为少见，表现为肝脏多发的、弥漫分布的小癌结节，这些结节大小和分布趋向均匀，彼此并不融合，平扫为低密度灶。

（3）肝癌的 MRI 表现：肝癌可以是新发生的，也可以由不典型增生的细胞进展而来。在肝硬化的肝脏，肝癌多由增生不良结节发展而来。近来，一个多中心的研究结果显示，增生不良结节为肝癌的癌前病变。过去肝癌在诊断时多已为进展期病变，但近年来随着对肝硬化及病毒性肝炎患者的密切监测、定期筛查，发现了越来越多的早期肝癌。

组织学上，恶性细胞通常形成不同厚度的梁或板，由蜿蜒的网状动脉血管腔分隔。肝癌多由肝动脉供血，肝静脉和门静脉沿肿瘤旁增生，形成海绵状结构。

影像表现：肝癌的 MRI 表现可分为三类。孤立结节/肿块的肝癌占 50%，多发结节朋中块的肝癌占 40%，而弥漫性的肝癌占不到 10%。肿瘤内部有不同程度的纤维化、脂肪变、坏死及出血等。使肝癌 T_1、T_2 加权像的信号表现多种多样。肝癌最常见的表现是在 T_1 加权像上为略低信号，在 T_2 加权像上为略高信号，有时在 T_1 加权像上也可表现为等信号或高信号。有文献报道 T_1 加权像上表现为等信号的多为早期分化好的肝癌，而脂肪变、出血、坏死、细胞内糖原沉积或铜沉积等均可在 T_1 加权像上表现为高信号。此外，在肝血色病基础上发生的肝癌亦表现为在所有序列上相对的高信号。T_2 加权像上高信号的多为中等分化或分化差的肝癌。有文献报道 T_2 加权像上信号的高低与肝硬化结节的恶性程度相关。肝癌的继发征象有门脉瘤栓或肝静脉瘤栓、腹腔积液等，在 MRI 上均可清晰显示。

早期肝癌常在 T_1 加权像上表现为等/高信号，在 T_2 加权像上表现为等信号。可能是由于其中蛋白含量较高所致。直径小于 1.5cm 的小肝癌常在 T_1 加权像和 T_2 加权像上均为等信号，因此只有在针剂动态增强的早期才能发现均匀增强的病变。肝动脉期对于显示小肝癌最为敏感，该期小肿瘤明显强化。但此征象并不特异，严重的增生不良结节也表现为明显强化。比较特异的征象是增强后 2min 肿瘤信号快速降低，低于正常肝脏的信号，并可在晚期显示增强的假包膜。有学者报道，肝硬化的实质中出现结节内结节（nodule-in-nodule）征象提示早期肝癌，表现为结节外周低信号的铁沉积和等信号的含铁少的中心。

肝癌多血供丰富。对比剂注射早期的影像观察有助于了解肿瘤的血管结构。由于 MRI 对针剂比 CT 图像对碘剂更加敏感，所以 MRI 有助于显示肝癌，尤其是直径小于 1.5cm 的肿瘤。Oi 等比较了多期螺旋 CT 和动态针剂增强的 MRI，结果显示早期针剂增强影像检出 140 个结节，而早期螺旋 CT 发现 106 个结节。在动态增强的 MRI 检查中，肝细胞特异性对比剂的应用改善了病变的显示情况。如 Mn－DP-DP 的增强程度与肝癌的组织分化程度相关，分化好的比分化差的病变强化明显，良性的再生结节也明显强化。而在运用单核－吞噬细胞系统特异性对比剂 SPIO 时，肝实质的信号强度明显降低，肝癌由于缺乏 Kupffer 细胞，在 T_2 加权像上不出现信号降低，相对表现为高信号。

（4）肝癌的 DSA 表现：我国原发性肝癌多为肝细胞癌（HCC），多数有乙肝病史并合并肝硬化。肝癌大多为富血管性的肿块，少数为乏血管性。全国肝癌病理协作组依据尸检大体病理表现，将肝癌分为三型：①巨块型，为有完整包膜的巨大瘤灶，或是由多个结节融合成的巨块，直径多在 5cm 以上，占 74%。②结节型，单个小结节或是多个孤立的大小不等的结节，直径小于 3cm 者称为小肝癌，约占 22%。③弥漫型，病灶占据全肝或某一叶，肝癌常发生门静脉及肝静脉内瘤栓，分别占 65% 和 23%。也可长入肝胆管内。

肝脏 DSA 检查可以确定肿块的形态、大小和分布，显示肝血管的解剖和供血状态，为外科切除或介入治疗提供可靠的资料。由于肝癌的供血主要来自肝动脉，故首选肝动脉 DSA，对已疑为结节小病变者可应用慢注射法肝动脉 DSA，疑有门静脉瘤栓者确诊需门静脉造影。

肝癌的主要 DSA 表现是：①异常的肿瘤血管和肿块染色：这是肝癌的特征性表现。肿瘤血管表现为粗细不等、排列紊乱、异常密集的形态，主要分布在肿瘤的周边。造影剂滞留在肿瘤毛细血管内和间质中，则可见肿块"染色"，密度明显高于周边的肝组织。肿瘤较大时，由于瘤体中心坏死和中央部分的血流较少，肿瘤中心"染色"程度可减低。②动脉分支的推压移位：瘤体较大时可对邻近的肝动脉及其分支造成推移，或形成"握球状"包绕。瘤体巨大时甚至造成胃、十二指肠动脉、肝总动脉或腹腔动脉的推移。弥漫型肝癌则见血管僵直、间距拉大。③"血管湖"样改变：其形成与异常小血管内的造影剂充盈有关，显示为肿瘤区域内的点状、斑片状造影剂聚积、排空延迟，多见于弥漫型肝癌。④动－静脉瘘形成：主要是肝动脉－门静脉瘘，其次是肝动脉－肝静脉瘘。前者发生率很高，有作者统计高达 50% 以上，其发生机制在于肝动脉及分支与门静脉相伴紧邻，而肿瘤导致二者沟通。DSA 可检出两种类型。一为中央型，即动脉期见门脉主干或主枝早期显影；二为外周型，即肝动脉分支显影时见与其伴行的门脉分支显影，出现"双轨征"。下腔静脉的早期显影提示肝动－静脉瘘形成。⑤门静脉瘤栓：依瘤栓的大小和门静脉阻塞程度出现不同的征象，如腔内局限性的充盈缺损、门脉分支缺如、门脉不显影等。

上述造影征象的出现随肿瘤的病理分型而不同。结节型以肿瘤血管和肿瘤染色为主要表现，肿块型则还有动脉的推移，而弥漫型则多可见到血管湖和动－静脉瘘等征象。

5. 并发症

（1）上消化道出血：原发性肝癌多合并有肝硬化，当肝硬化或门静脉内癌栓引起门静脉高压时，常可导致曲张的食管胃底静脉破裂出血。在手术应激状态下或化疗药物作用下，门静脉高压性胃黏膜病变可表现为大面积的黏膜糜烂及溃疡出血。上消化道出血往往加重患者的肝性脑病，成为肝癌患者死亡的原因之一。上消化道出血经保守治疗可有一部分患者症状缓解，出血得到控制。

（2）肝癌破裂出血：为肿瘤迅速增大或肿瘤坏死所致，部分为外伤或挤压所致肿瘤破裂出血，常出现肝区突发剧痛。肝被膜下破裂可出现肝脏迅速增大、肝区触痛及局部腹膜炎体征，B 超或 CT 可证实。肝脏完全破裂则出现急腹症，可引起休克，出现移动性浊音，腹穿结合 B 超、CT 检查可证实。肝癌破裂出血是一种危险的并发症，多数患者可在短时间内死亡。

（3）肝性脑病：常为终末期表现，多由肝硬化或肝癌多发引起门静脉高压、肝功能失代偿所致，也可因上消化道出血、感染或电解质紊乱引起肝功能失代偿所致，常反复发作。

（4）旁癌综合征：原发性肝癌患者由于肿瘤本身代谢异常而产生或分泌的激素或生物活性物质引起的一组综合征称为旁癌综合征。了解这些综合征，对于肝癌的早期发现有一定现实意义。治疗这些综合征，有利于缓解患者痛苦，延长患者生存期。当肝癌得到有效治疗后，这些综合征可恢复正常或减轻。

低血糖症：原发性肝癌并发低血糖的发生率达8%~30%。按其临床表现和组织学特征大致分为两型。A型为生长快、分化差的原发性肝癌病程的晚期，患者有晚期肝癌的典型临床表现，血糖呈轻中度下降，低血糖易控制；B型见于生长缓慢、分化良好的原发性肝癌早期，患者无消瘦、全身衰竭等恶病质表现，但有严重的低血糖，而且难以控制，临床上需长期静点葡萄糖治疗。发生低血糖的机制尚未完全明确，可能包括：①葡萄糖利用率增加，如肿瘤释放一些体液性因素具有类似胰岛素样作用，或肿瘤摄取过多的葡萄糖。②肝脏葡萄糖产生率降低，如肿瘤置换大部分正常肝组织或肝癌组织葡萄糖代谢改变，并产生抑制正常肝脏代谢活性的物质。

红细胞增多症：原发性肝癌伴红细胞增多症，发生率为2%~12%，肝硬化患者出现红细胞生成素增多症被认为是发生癌变的较敏感指标。其与真性红细胞增多症的区别在于白细胞与血小板正常、骨髓仅红系增生、动脉血氧饱和度减低。红细胞增多症患者，外周血象红细胞（男性高于6.5×10^{12}/L，女性高于6.0×10^{12}/L）、血红蛋白（男性高于175g/L，女性高于160g/L）、红细胞压积（男性超过54%，女性超过50%）明显高于正常人。少数肝硬化伴晚期肝癌患者红细胞数不高，但血红蛋白及红细胞压积相对增高，可能与后期血清红细胞生成素浓度增高，反馈抑制红细胞生成有关，患者预后较差。原发性肝癌产生红细胞增多症机制不明，可能的解释为：①肝癌细胞合成胚源性红细胞或红细胞生成素样活性物质。②肝癌产生促红细胞生成素原增多，并释放某种酶，把促红细胞生成素转变为有生物活性的红细胞生成素。

高钙血症：肝癌伴高血钙时。血钙浓度大多超过2.75mmol/L，表现为虚弱、乏力、口渴、多尿、厌食、恶心，如血钙超过3.8mmol/L时，可出现高血钙危象，造成昏迷或突然死亡。此高血钙与肿瘤骨转移时的高血钙不同，后者伴有高血磷，临床上有骨转移征象。高血钙症被认为是原发性肝癌旁癌综合征中最为严重的一种。高血钙产生的可能原因为：①肿瘤分泌甲状旁腺激素或甲状旁腺激素样多肽，它通过刺激成骨细胞功能，诱导骨吸收增强，使骨钙进入血流；它能使肾排泄钙减少而尿磷增加，因此出现高血钙与低血磷症。②肿瘤和免疫炎症细胞产生的许多细胞活素具有骨吸收活性。③肿瘤可能制造过多的活性维生素D样物质，它们促进肠道钙的吸收而导致血钙增高。

高纤维蛋白原血症：高纤维蛋白原血症可能与肝癌有异常蛋白合成有关，约有1/4可发生在AFP阴性的肝癌患者中。当肿瘤被彻底切除后，纤维蛋白原可恢复正常血清水平，故可以作为肿瘤治疗彻底与否的标志。

血小板增多症：血小板增多症的产生机制可能与促血小板生成素增加有关。它和原发性血小板增多症的区别在于血栓栓塞、出血不多见，无脾肿大，红细胞计数正常。

高脂血症：高脂血症可能与肝癌细胞自主合成胆固醇有关。伴有高脂血症的肝癌患者，血清胆固醇水平与AFP水平平行，当肿瘤得到有效治疗后，血清胆固醇与AFP可平行下降，当肿瘤复发时，可再度升高。

降钙素增高：肝癌患者血清及肿瘤中降钙素含量可增高，可能与肿瘤异位合成降钙素有关。当肿瘤切除后，血清降钙素可恢复至正常水平。肿瘤分化越差，血清降钙素水平越高。伴高血清降钙素水平的肝癌患者，生存期较短，预后较差。

性激素紊乱综合征：肝癌组织产生的绒毛膜促性腺激素，导致部分患者血清绒毛膜促性腺激素水平增高。原发性肝癌合并的性激素紊乱综合征主要有肿瘤性青春期早熟、女性化和男性乳房发育。性早熟可见于儿童患者，几乎均发生于男性，其血清及尿中绒毛膜促性腺激素活性增高。癌组织中可检出绒毛膜促性腺激素，血中睾酮达到成人水平，睾丸正常大小或轻度增大，Leydig细胞增生，但无精子形成。女性化及乳房发育的男性患者，血中催乳素及雌激素水平可增高，这与垂体反馈调节机制失常有关。当肿瘤彻底切除后，患者所有女性的特征均消失，血清中性激素水平恢复正常。

三、治疗

（一）治疗原则

原发性肝癌采用以手术为主的综合治疗。

（二）具体治疗方法

1. 手术切除　手术切除是目前治疗肝癌最有效的方法。

（1）适应证：肝功能无显著异常，肝硬化不严重，病变局限，一般情况尚好，无重要器官严重病变。

（2）禁忌证：黄疸、腹腔积液、明显低蛋白血症和肝门静脉或肝静脉内癌栓的晚期肝癌患者。

（3）手术方式：局限于一叶，瘤体直径小于5cm，行超越癌边缘2cm，非规则的肝切除与解剖性肝切除，可获得同样的治疗效果。伴有肝硬化时，应避免肝三叶的广泛切除术。全肝切除原位肝移植术不能提高生存率。非手术综合治疗后再行二期切除或部分切除，可以获得姑息性效果。

2. 肝动脉插管局部化疗和栓塞术　目前多采用单次插管介入性治疗方法。

（1）适应证及禁忌证：癌灶巨大或弥散不能切除；或术后复发的肝癌，肝功能尚可，为最佳适应证，或作为可切除肝癌的术后辅助治疗。对不可切除的肝癌先行局部化疗及栓塞术，肿瘤缩小后再争取二期手术切除。亦可用于肝癌破裂出血的患者。严重黄疸、腹腔积液和肝功能严重不良应视为禁忌证。

（2）插管方法：经股动脉，选择性肝动脉内置管。

（3）联合用药：顺铂（80mg/m^2）、多柔比星（50mg/m^2）、丝裂霉素（10mg/m^2）、替加氟（500mg/m^2）等。

（4）栓塞剂：采用碘油或明胶海绵并可携带抗癌药物，或用药微球作栓塞剂。

（5）局部效应：治疗后肿瘤可萎缩（50%～70%）。癌细胞坏死，癌灶有假包膜形成，瘤体或变为可切除，术后患者可有全身性反应，伴有低热，肝区隐痛和肝功能轻度异常，一周内均可恢复。

3. 放射治疗　适用于不宜切除、肝功能尚好的病例。有一定姑息疗效，或结合化疗提高疗效，对无转移的局限性肿瘤也有根治的可能。亦可作为转移灶的对症治疗。

4. 微波、射频、冷冻及乙醇注射治疗　这些方法适用于肿瘤较小而又不宜手术切除者。在超声引导下进行，优点是安全、简便、创伤小。

5. 生物学治疗　主要是免疫治疗。方法很多，疗效均不确定，可作为综合治疗中的一种辅助疗法。

（三）治疗注意事项

（1）肝癌术后是否给予预防性介入治疗，存在争议。

（2）目前手术是公认的治疗肝癌最有效的方法，要积极争取手术机会，可以和其他治疗方法配合应用。

（3）肝癌的治疗要遵循适应患者病情的个体化治疗原则。

（4）各种治疗方法要严格掌握适应证，综合应用以上治疗方法可以取得更好的疗效。

（5）肝癌患者治疗后要坚持随访，定期行AFP检测及超声检查，以早期发现复发转移病灶。

（汪　洋）

第七节　继发性肝癌

肝脏恶性肿瘤可分为原发性肝癌和转移性肝癌两大类。原发性肝癌包括常见的肝细胞肝癌，少见的胆管细胞癌，罕见的肝血管肉瘤等。身体其他部位的癌肿转移到肝脏，并在肝内继续生长、发展，其组织学特征与原发性癌相同，称之为肝转移癌或继发性肝癌。在西方国家，继发性肝癌的发病率远高于原发性肝癌，造成这种情况的原因是多方面的，而后者的发病率低是其中的影响因素之一；我国由于原发性肝癌的发病率较高，继发性肝癌发生率相对低于西方国家，两者发病率相近。国内统计两者之比为2∶1～4∶1，西方国家高达20∶1以上。在多数情况下，肝转移癌的发生可被看成是原发性肿瘤治疗失败的结果。目前，虽然肝转移癌的综合治疗已成为共识，但外科治疗依然被看作治疗转移性肝癌最重要、最常见的手段，尤其是对结直肠癌肝转移而言，手术治疗已被认为是一种更积极、更有效的治疗措施，其 5 年生存率目前可达 20% ~40% 。近年来，随着对肝转移癌生物学特性认识的加深，肝脏外科手术技巧的改进以及围术期支持疗法的改善，肝转移癌手术切除的安全性和成功率已大大提高，手术死亡率仅为 1.8% ，5 年生存率达 33.6% 。因此，早期发现、早期诊断、早期手术治疗是提高肝转移癌远期疗效的重要途径，手术切除肝转移癌灶可使患者获得痊愈或延长生命的机会，因此对肝转移癌的外科治疗需持积极态度。

一、肝转移癌的发病机制及临床诊断

（一）肝转移癌的病理基础及来源

肝脏是全身最大的实质性器官，也是全身各种肿瘤转移的高发区域，这与肝脏本身的解剖结构、血液供应和组织学特点有关。

肝脏的显微结构表现为肝小叶，肝小叶是肝脏结构和功能的基本单位。小叶中央是中央静脉，围绕该静脉为放射状排列的单层细胞索（肝细胞板），肝板之间形成肝窦，肝窦的壁上附有 Kuffer 细胞，它具有吞噬能力。肝窦实际上是肝脏的毛细血管网，它的一端与肝动脉和门静脉的小分支相通，另一端与中央静脉相连接。肝窦直径为 9 ~13mm，其内血流缓慢，肝窦内皮细胞无基底膜，只有少量网状纤维，不形成连续结构，因此，在血液和肝细胞之间没有严密的屏障结构，有助于癌细胞的滞留、浸润。此外，肝窦通透性高，许多物质可以自由通过肝窦内皮下间隙（Disse 间隙）。Disse 间隙有富含营养成分的液体，间隙大小不等，肝细胞膜上的微绒毛伸入该间隙，癌细胞进入 Disse 间隙后可逃避 Kuffer 细胞的"捕杀"。这些结构特点有助于癌细胞的滞留、生长与增殖。

在血液循环方面，肝脏同时接受肝动脉和门静脉双重的血液供应，血流极为丰富，机体多个脏器的血液经门静脉回流至此，为转移癌的快速生长提供了较为充足的营养。有关转移癌的血供研究表明：当瘤体小于 1mm 时，营养主要来源于周围循环的扩散；瘤体直径达 1 ~3mm 时，由动脉、门静脉、混合的毛细血管在肿瘤周围形成新生的血管网；当瘤体进一步增大，直径超过 1.5cm，从血管造影等观察，血液供应 90% 主要来自于肝动脉，瘤体边缘组织的部分血供可能来自门静脉，也有少部分肝脏转移癌的血液供应主要来自门静脉。

这些因素都在肝转移性肿瘤的形成中起着决定性作用，使肝脏成为肿瘤容易侵犯、转移、生长的高发区域。在全身恶性肿瘤中，除淋巴结转移外，肝转移的发病率最高。据 Pickren 报道。在 9 700 例尸体解剖中共发现恶性肿瘤 10 912 个，其中有肝转移者 4 444 例，占 41.4% ，是除淋巴结转移（57%）外转移部位最多的器官。

转移性肝癌的发生与原发肿瘤类型、部位有关，全身各部位的癌肿，以消化道及盆腔部位（如胃、小肠、结肠、胆囊、胰腺、前列腺、子宫和卵巢等）的癌肿转移至肝脏者较为多见，临床统计转移性肝癌中腹腔内脏器癌肿占 50% ~70% ，有 40% ~65% 的结直肠癌、16% ~51% 的胃癌、25% ~75% 的胰腺癌、65% ~90% 的腮囊癌产生肝转移，临床资料还表明结直肠癌与其肝转移癌同时发现者为 16% ~25% ，大多数是在原发处切除后 3 年内出现肝转移；其次是造血系统肿瘤，占 30% ；胸部肿瘤（包括肺、食管肿瘤）占 20% ；还有少数来自女性生殖系、乳腺、软组织、泌尿系的肿瘤等，如 52% 的卵巢癌、27% 的肾癌、25% ~74% 的支气管癌、56% ~65% 的乳腺癌、20% 的黑色素瘤、10% 的霍奇金病出现肝转移。肾上腺、甲状腺、眼和鼻咽部的癌肿转移至肝脏者亦不少见。中国医学科学院肿瘤医院经病理检查发现，在 83 例转移性肝癌中，原发灶来源于结直肠癌占 24% ，乳腺癌占 16% ，胃癌占 13% ，肺癌占 8% ，其他尚有食管癌、鼻咽癌、淋巴瘤、胸腺瘤、子宫内膜癌等。资料还显示，随着年龄增大，转移性肝癌发生率降低。按系统划分，转移性肝癌来源依次为消化、造血、呼吸及泌尿生殖系统等。

（二）转移途径

人体各部位癌肿转移至肝脏的途径有门静脉、肝动脉、淋巴和直接浸润四种。

1. 门静脉转移　凡血流汇入门静脉系统的脏器，如食管下端、胃、小肠、结直肠、胰腺、胆囊及脾等的恶性肿瘤均可循门静脉转移至肝脏，这是原发癌播散至肝脏的重要途径。有人报道门静脉血流存在分流现象，即脾静脉和肠系膜下静脉的血流主要进入左肝，而肠系膜上静脉的血流主要汇入右肝，这些门静脉所属脏器的肿瘤会因不同的血流方向转移至相应部位的肝脏。但临床上这种肿瘤转移的分流情况并不明显，而以全肝散在性转移多见。其他如子宫、卵巢、前列腺、膀胱和腹膜后组织等部位的癌肿，亦可通过体静脉和门静脉的吻合支转移至肝；也可因这些部位的肿瘤增长侵犯门静脉系统的脏器，再转移至肝脏；或先由体静脉至肺，然后再由肺到全身循环而至肝脏。经此途径转移的肿瘤占肝转移癌的35%～50%。

2. 肝动脉转移　任何血行播散的癌肿均可循肝动脉转移到肝脏，如肺、肾、乳腺、肾上腺、甲状腺、睾丸、卵巢、鼻咽、皮肤及眼等部位的恶性肿瘤均可经肝动脉而播散至肝脏。眼的黑色素瘤转移至肝脏者也较常见。

3. 淋巴转移　盆腔或腹膜后的癌肿可经淋巴管至主动脉旁和腹膜后淋巴结，然后倒流至肝脏。消化道癌肿也可经肝门淋巴结循淋巴管逆行转移到肝脏。乳腺癌或肺癌也可通过纵隔淋巴结而逆行转移到肝脏，但此转移方式较少见。临床上更多见的是胆囊癌沿着胆囊窝的淋巴管转移到肝脏。

4. 直接浸润　肝脏邻近器官的癌肿，如胃癌、横结肠癌、胆囊癌和胰腺癌等，均可因癌肿与肝脏粘连使癌细胞直接浸润而蔓延至肝脏，右侧肾脏和肾上腺癌肿也可以直接侵犯肝脏。

（三）病理学特点

转移癌的大小、数目和形态多变，少则1～2个微小病灶，多则呈多结节甚至弥漫性散在生长，也有形成巨块的，仅有约5%的肝转移灶是孤立性结节或局限于单叶。转移灶可发生坏死、囊性变、病灶内出血以及钙化等。转移性肝癌组织可位于肝脏表面，也可位于肝脏中央。癌结节外观多呈灰白色，质地硬，与周围肝组织常有明显分界，肝转移癌灶多有完整包膜，位于肝脏表面者可有凸起或凹陷，癌结节中央可有坏死和出血。多数肝转移癌为少血供肿瘤，少数肝转移癌血供可相当丰富，如肾癌肝转移。来自结、直肠癌的肝转移癌可发生钙化，钙化也可见于卵巢、乳腺、肺、肾脏和甲状腺癌肿的转移。来自卵巢与胰腺癌（特别是腺癌或囊腺癌）的转移灶可发生囊变。肉瘤的肝转移灶常表现为巨大肿块，并伴有坏死、出血等。转移性肝癌的病理组织学变化和原发病变相同，如来源于结直肠的腺癌组织学方面可显示腺状结构，来自恶性黑色素瘤的肝转移癌组织中含有黑色素。但部分病例由于原发性癌分化较好，使肝脏转移灶表现为间变而无法提示原发病灶。与原发性肝癌不同，转移性肝癌很少合并肝硬化，一般也无门静脉癌栓形成，而已产生肝硬化的肝脏则很少发生转移性肿瘤。Jorres 等报道 6 356 例癌症患者尸体解剖发现有 300 例肝转移癌中，仅有 2 例伴有肝硬化，认为其原因可能是硬化的肝脏血液循环受阻和结缔组织改变限制了肿瘤转移和生长。肝转移癌切除术后肝内复发率为 5%～28%，低于原发性肝癌切除术后肝内复发率。

临床上根据发现转移性肝癌和原发肿瘤的先后分为同时转移、异时转移以及先驱性肝转移。同时转移是指初次诊断或者外科治疗原发性肿瘤时发现转移病灶，发生率为 10%～25%。资料显示，年龄、性别与肝转移无关，但大城市患者发生肝转移少于小城市和农村地区，这与在大城市易得到早期检查、早期发现有关。同时性肝转移癌发生率和临床病理分期明显相关，晚期患者中发病率较高，且多呈分散性多结节病灶。异时转移是指原发性肿瘤手术切除或局部控制后一段时间在随访中发现肝转移病灶，大多数在原发灶切除后 2～3 年内发现，其发生率尚不清楚。同时转移和异时转移可占肝转移的 97%。先驱性肝转移是指肝转移病灶早于原发肿瘤发现，其发生率较低。

（四）肝转移癌的分期

判明肿瘤分期对治疗方案选择、预后判断、疗效考核、资料对比极为重要，近几十年来国内外对肝转移癌的分期提出了多种分类标准。

Fortner 对术后证实的肝转移进行了以下分级。①Ⅰ级：肿瘤局限在切除标本内，切缘无癌残留。②Ⅱ级：肿瘤已局部扩散，包括肿瘤破溃、直接蔓延至周围邻近器官、镜下切缘癌阳性、直接浸润至大的血管或胆管。③Ⅲ级：伴有肝外转移者，包括肝外淋巴结转移、腹腔内其他器官转移、腹腔外远处转移。

Petlavel 提出肝转移癌的分期需要兼顾转移灶的大小、肝功能状态和肝脏肿大情况，依此将肝转移癌分为四期。资料表明Ⅰ期预后最好，中位生存期为 21.5 个月，Ⅱ、Ⅲ、Ⅳ期中位生存期分别为 10.4、4.7 和 1.4 个月。

Genneri 认为肝转移癌的预后主要与肝实质受侵犯的程度有关。根据转移灶的数目和肝实质受侵犯程度将肝转移癌分为三期：Ⅰ期为单发性肝转移，侵犯肝实质 25% 以下；Ⅱ期为多发性肝转移，侵犯肝实质 25% 以下或单发性肝转移累计侵犯肝实质 25% ~ 50%；Ⅲ期为多发性肝转移，侵犯肝实质 25% ~ 50% 或超过 50%。他认为Ⅰ期最适合手术治疗，Ⅱ期、Ⅲ期则应侧重于综合治疗。

Petreli 进一步肯定了肝实质被侵犯的程度是影响预后最重要的因素。肝实质受侵犯程度可以通过测量肝脏被肿瘤侵犯的百分比、肝脏大小和肝功能试验（包括碱性磷酸酶和胆红素水平）来判断，其他影响预后的因素主要为肝转移癌结节的数目以及分布（单叶或双叶）、大小、能否手术切除、出现时间（与原发灶同时或异时）、有无肝外转移、肝外侵犯的类型、患者功能状况、有无症状或并发症等。

（五）转移性肝癌的临床表现

转移性肝癌常以肝外原发性癌肿所引起的症状为主要表现，但因无肝硬化，病情发展常较后者缓慢，症状也较轻。临床表现主要包括：①原发性肿瘤的临床表现。②肝癌的临床表现。③全身状况的改变。

1. 原发性肿瘤的临床表现　早期主要表现为原发肿瘤的症状，肝脏本身的症状并不明显，大多在原发肿瘤术前检查、术中探查或者术后随访时发现。如结直肠癌出现大便性状改变、黑便、血便等；肺癌出现刺激性干咳和咯血等。部分原发性肿瘤临床表现不明显或晚于肝转移癌，是造成肝转移癌误诊、延诊的主要因素。继发性肝癌的临床表现常较轻，病程发展较缓慢。诊断的关键在于查清原发癌灶。

2. 肝癌的临床表现　随着病情的发展，肝癌转移性肿瘤增大，肝脏转移的病理及体外症状逐渐表现出来，出现了如消瘦、乏力、发热、食欲不振、肝区疼痛、肝区结节性肿块、腹腔积液、黄疸等中晚期肝癌的常见症状。也有少数患者出现继发性肝癌的症状以后，其原发癌灶仍不易被查出或隐匿不现，因此，有时与原发性肝癌难以鉴别。消瘦与恶性肿瘤的代谢消耗、进食少、营养不良有关；发热多是肿瘤组织坏死、合并感染以及肿瘤代谢产物引起，多不伴寒战；肝区疼痛是由于肿瘤迅速生长使肝包膜紧张所致；食欲不振是由于肝功能损害，肿瘤压迫胃肠道所致；肝区疼痛部位和癌肿部位有密切关系，如突然发生剧烈腹痛并伴腹膜刺激征和休克，多有肝转移癌结节破裂的可能；腹部包块表现为左肝的剑突下肿块或（和）右肝的肋缘下肿块，也可因肝转移癌占位导致肝脏肿大；黄疸常由于癌肿侵犯肝内主要胆管，或肝门外转移淋巴结压迫肝外胆管所引起，癌肿广泛破坏肝脏可引起肝细胞性黄疸。

3. 全身状况的改变　由于机体消耗增多和摄入减少，患者往往出现体重减轻，严重者出现恶病质。如发生全身多处转移，还可出现相应部位的症状，如肺转移可引起呼吸系统的临床表现。

（六）诊断方法

1. 实验室检查

（1）肝功能检查：肝转移癌患者在癌肿浸润初期肝功能检查多属正常，乙肝、丙型肝炎病毒感染指标往往呈阴性。随肿瘤的发展，患者血清胆红素、碱性磷酸酶（AKP）、乳酸脱氢酶（LDH）、γ-谷氨酰转肽酶（GGT）、天门冬氨酸转氨酶（AST）等升高，但由于肝转移癌多数不伴肝炎、肝硬化等，所以肝脏的代偿功能较强。在原发性肝癌中常出现的白/球蛋白比例倒置、凝血酶原时间延长等异常，在肝转移癌中则极少出现。在无黄疸和骨转移时，AKP 活性增高对诊断肝转移癌具有参考价值。

（2）甲胎蛋白（AFP）：肝转移癌中 AFP 的阳性反应较少，主要见于胃癌伴肝转移。大约 15% 的胃癌患者 AFP 阳性，其中绝大多数患者在 100μg/L 以下，仅 1% ~ 2% 患者超过 200μg/L。切除原发病灶后即使保留转移癌，AFP 也可以降至正常水平。

（3）癌胚抗原（CEA）：消化道肿瘤，特别是结直肠癌肿瘤患者的 CEA 检查，对于肝转移癌的诊断十分重要。目前多数学者认为 CEA 检查可作为肝转移癌的辅助诊断指标，尤其是对无肿瘤病史、肝内出现单个肿瘤病灶、无明确肝炎病史、AFP 阴性的患者，必须复查 CEA 等指标，以警惕肝转移癌的发生。一般认为 CEA 水平迅速升高或 CEA 超过 20μg/L 是肝转移的指征，但其变化与肿瘤大小并无正相关。若 CEA 阳性，需复查 B 超、CT、结肠镜等寻找原发病灶以明确诊断或随访。肝转移癌术后动态监测 CEA 对于手术切除是否彻底、术后辅助化疗疗效、肿瘤复发具有重要意义。在清除所有癌灶后，CEA 可降至正常水平。原发性结直肠癌术后 2 年应定期监测，可 3 个月 1 次，如果 CEA 升高，应高度怀疑肿瘤复发，同时有 AKP、LDH、CEA 明显增高提示肝转移。CEA 升高时，有时影像学检查并无转移迹象，此时常需通过核素扫描或剖腹探查才能发现。此外，国外文献报道胆汁中的 CEA 敏感性远较血清 CEA 高。Norton 等研究发现，结直肠癌肝转移患者，胆汁 CEA 水平是血清的 29 倍，这对原发病灶在术后肝转移以及隐匿性癌灶的发现尤为重要。

（4）其他肿瘤标志物测定：其他部位的肿瘤患者如出现 5 - 核苷磷酸二酯酶同工酶 V（5' - NP-DV）阳性常提示存在肝内转移的可能，同时它也可以作为肝转移癌术后疗效和复发监测的指标，但不能区分原发性和转移性肝肿瘤。其他临床常用的肿瘤标志物还有酸性铁蛋白、CA19 - 9、CA50、CA242 等，它们在多种肿瘤特别是消化系统肿瘤中均可增高，但组织特异性低，可作为肝转移癌检测的综合判断指标。

2. 影像学检查　影像学检查方法同原发性肝癌。转移性肝癌在影像学上可有某些特征性表现：①病灶常为多发且大小相仿。②由于病灶中央常有液化坏死。在 B 超和 MRI 上可出现"靶征"或"牛眼征"。③CT 扫描上病灶密度较低，有时接近水的密度，对肝内微小转移灶（<1.0cm）普通的影像学检查常难以发现而漏诊，可采用 CT 加动脉门静脉造影（CTAP），其准确率可达 96%；对这些微小转移灶的定性诊断，目前以正电子发射断层扫描（PET）特异性最强，后者以 ^{18}F - 氟脱氧葡萄糖（^{18}F - FDG）作为示踪剂，通过评价细胞的葡萄糖代谢状况确定其良恶性。

（七）诊断

肝转移癌的诊断关键在于确定原发病灶，其特点是：①多数有原发性肿瘤病史，以结直肠癌、胃癌、胰腺癌等最常见。②常无慢性肝病病史。如 HBV、HCV 标记物多阴性。③由于肝转移癌很少合并肝硬化，所以体检时癌结节病灶多较硬而肝脏质地较软。④影像学显示肝内多个散在、大小相仿的占位性病变，B 超可见"牛眼"征，且多无肝硬化影像，肝动脉造影肿瘤血管较少见。

临床上诊断的依据主要有：①有原发癌病史或依据。②有肝脏肿瘤的临床表现。③实验室肝脏酶学改变，CEA 增高而 AFP 可呈阴性。④影像学发现肝内占位性病变，多为散在、多发。⑤肝脏穿刺活检证实。

对于某些组织学上证实为肝转移癌，但不能明确或证实原发性肿瘤起源的情况，临床上并不少见，如 Kansaa 大学医院所记载的 21 000 例癌症患者中，有 686 例（3.2%）未明确原发癌的部位。对于此类病例需要通过更仔细的病史询问、更细致的体格检查以及相关的影像学和实验室检查来判断。例如原发肿瘤不明时，乳腺、甲状腺及肺可能是原发灶；粪便潜血阳性提示胃肠道癌，胃镜、结肠镜、钡餐及钡灌肠检查对诊断有帮助；疑有胰体癌时，应行胰腺扫描及血管造影等等。

（八）鉴别诊断

1. 原发性肝癌　患者多来自肝癌高发区，有肝癌家族史或肝病病史，多合并肝硬化，肝功能多异常，肝癌的并发症较常见，病情重且发展迅速，AFP 等肿瘤标志呈阳性，影像学呈"失结构"占位性病变，孤立性结节型也较多见；肝转移癌多有原发肿瘤病史和症状，很少合并肝硬化，肝功能多正常，病情发展相对缓慢，AFP 多正常，CEA 多增高，影像学发现肝脏多个散在占位结节，可呈"牛眼征"。但 AFP 阴性的原发性肝癌和原发灶不明确的肝转移癌之间的鉴别诊断仍有一定困难，有时需依靠肝活检，当组织学检查发现有核居中央的多角形细胞、核内有胞质包涵体、恶性细胞被窦状隙毛细血管分隔、胆汁存留、肿瘤细胞群周围环绕着内皮细胞等表现时，提示为原发性而非继发性肝癌。

2. 肝血管瘤　一般容易鉴别。女性多见，病程长，发展慢。临床症状多轻微，实验室酶学检查常属正常。B 超见有包膜完整的与正常肝脏有明显分界的影像，其诊断符合率达 85%；CT 表现无均匀一致的低密度区，在快速增强扫描中可见特征性增强，其对血管瘤的诊断阳性率近95%；血管造影整个毛细血管期和静脉期持续染色，可见"早出晚归"征象。

3. 肝囊肿 病史较长，一般情况好，囊肿常多发，可伴多囊肾，B超提示肝内液性暗区，可见分隔，血清标志物 AFP、CEA 阴性。

4. 肝脓肿 多有肝外感染病史，临床可有/曾有发热、肝痛、白细胞计数增高等炎症表现，抗感染治疗有效。超声检查可见液平，穿刺为脓液，细胞培养阳性。

5. 肝脏肉瘤 此病极少见，患者无肝脏外原发癌病史。多经病理证实。

二、治疗

（一）手术切除

与原发性肝癌一样，转移性肝癌的治疗也是以手术切除为首选，这是唯一能使患者获得长期生存的治疗手段，如大肠癌肝转移切除术后5年生存率可达25%~58%，而未切除者2年生存率仅为3%，4年生存率为0。

转移性肝癌的手术适应证近年来有逐渐放宽的趋势。最早对转移性肝癌的手术价值还存在怀疑，直到1980年 Adson 和 Van Heerdon 报道手术切除大肠癌肝脏孤立性转移灶取得良好效果，才确定手术切除是孤立性肝转移癌的首选治疗方法。以后有许多研究发现，多发性与孤立性肝转移癌切除术后在生存率上并无明显差异，因而近年来手术切除对象不只是限于孤立病灶，位于肝脏一侧或双侧的多发转移灶也包括在手术适应证内，至于可切除多发转移灶数目的上限，以往通常定为3~4个，有学者认为以转移灶的数目作为手术适应证的依据没有足够理由，不可机械从事，只要保证有足够的残肝量和手术切缘，任何数目的肝转移癌均为手术切除的适应证。有肝外转移者以往被认为是手术禁忌证，近年来的研究发现，只要肝外转移灶能得到根治性切除，可获得与无肝外转移者一样好的疗效，故也为手术治疗的适应证。目前临床上掌握转移性肝癌的手术指征为：①原发灶已切除并无复发，或可切除，或已得到有效控制（如鼻咽癌行放疗后）。②单发或多发肝转移灶，估计切除后有足够的残肝量并可保证足够的切缘。③无肝外转移或肝外转移灶可切除。④无其他手术禁忌证。

转移性肝癌的手术时机，原则上一经发现应尽早切除。但对原发灶切除后近期内刚发现的较小转移灶（如<2cm）是否需要立即手术，有学者认为不必急于手术，否则很可能在手术后不久就有新的转移灶出现，对这样的病例可密切观察一段时间（如3个月）或在局部治疗下（如PEI）观察，若无新的转移灶出现再做手术切除。对同时转移癌的手术时机也是一个存在争议的问题，如大肠癌在原发灶手术的同时发现肝转移者占8.5%~26%，是同期手术还是分期手术尚有意见分歧，有学者认为只要肝转移灶可切除、估计患者能够耐受、可获得良好的切口显露，应尽可能同期行肝癌切除。

转移性肝癌的手术方式与原发性肝癌相似，但有如下几个特点：①由于转移性肝癌常为多发，术中B超检查就显得尤为重要，可以发现术前难以发现的隐匿于肝实质内的小病灶，并因此改变手术方案。②因很少伴有肝硬化，肝切除范围可适当放宽以确保阴性切缘，切缘一般要求超过1.0cm，因为阴性切缘是决定手术远期疗效的关键因素。③由于转移性肝癌很少侵犯门静脉形成癌栓，肝切除术式可不必行规则性肝叶切除，确保阴性切缘的非规则性肝切除已为大家所接受，尤其是多发转移灶的切除更为适用。④伴肝门淋巴结转移较常见，手术时应做肝门淋巴结清扫。

转移性肝癌术后复发也是一个突出的问题，如大肠癌肝转移切除术后60%~70%复发，其中50%为肝内复发，是原转移灶切除后的复发还是新的转移灶在临床上难以区别。与原发性肝癌术后复发一样，转移性肝癌术后复发的首选治疗也是再切除，其手术指征基本同第一次手术。再切除率文献报道差别较大，从13%~53%不等，除其他因素外，这与第一次手术肝切除的范围有关，第一次如为局部切除则复发后再切除的机会较大，而第一次为半肝或半肝以上的切除则再切除的机会明显减小。

（二）肝动脉灌注化疗

虽然手术切除是转移性肝癌的首选治疗方法，但可切除病例仅占10%~25%，大多数患者则因病灶广泛而失去手术机会，此时肝动脉灌注化疗（HAI）便成为这类患者的主要治疗方法。转移性肝癌的血供来源基本同原发性肝癌，即主要由肝动脉供血，肿瘤周边部分有门静脉参与供血。与全身化疗相比，HAI 可提高肿瘤局部的化疗药物浓度，同时降低全身循环中的药物浓度，因而与全身化疗相比，可提高疗效而降低药物毒性作用，已有多组前瞻性对照研究证明，HAI 对转移性肝癌的有效率显著高于全身化疗。HAI 一般经全置入性 DDS 实施，后者可于术中置入；也可采用放射介入的方法置入，化疗药物多选择氟尿嘧啶（5－Fu）或氟尿嘧啶脱氧核苷（FudR），后者的肝脏清除率高于前者。文献报道 HAI 治疗转移性肝癌的有效率为 40%～60%，部分病例可因肿瘤缩小而获得二期切除，对肿瘤血供较为丰富者加用碘油栓塞可使有效率进一步提高。但转移性肝癌多为相对低血供，这与原发性肝癌有所不同，为了增加化疗药物进入肿瘤的选择性，临床上有在 HAI 给药前给予血管收缩药（如血管紧张素 Ⅱ 等）或可降解性淀粉微球暂时使肝内血流重新分布，以达到相对增加肿瘤血流量、提高化疗药物分布的癌/肝比值之目的，从而进一步提高 HAI 的有效率。

前瞻性对照研究表明，与全身化疗相比，HAI 虽然显著提高了治疗的有效率，但未能显著提高患者的生存率，究其原因主要是由于 HAI 未能有效控制肝外转移的发生，使得原来死于肝内转移的患者死于肝外转移。因此，对转移性肝癌行 HAI 应联合全身化疗（5－Fu＋四氢叶酸），或加大化疗药物的肝动脉灌注剂量，以使部分化疗药物因超过肝脏的清除率而"溢出"肝脏进入全身循环，联合使用肝脏清除率低的化疗药物，如丝裂霉素（MMC）亦可达到相同作用。

（三）其他

治疗转移性肝癌的方法还有许多，如射频、微波、局部放疗、肝动脉化疗栓塞、瘤体无水乙醇注射、氩氦刀等。

（汪 洋）

第五章

胆管外科

第一节 急性重症胆管炎

急性重症胆管炎（ACST）过去称为急性梗阻性化脓性胆管炎（AOSC），是由于胆管梗阻和细菌感染，胆管内压升高，肝脏胆血屏障受损，大量细菌和毒素进入血液循环，造成以肝胆系统病损为主，合并多器官损害的全身严重感染性疾病，是急性胆管炎的严重形式。

一、病因及发病机制

其病因及发病机制主要与以下因素有关。

1. 胆管内细菌感染　正常人胆汁中无细菌。当胆管系统发生病变时（如结石、蛔虫、狭窄、肿瘤和胆管造影等），可引起胆汁含菌数剧增，并在胆管内过度繁殖，形成持续菌胆症。细菌的种类绝大多数为肠源性细菌，以需氧革兰阴性杆菌阳性率最高，其中以大肠杆菌最多见，也可见大肠埃希菌、副大肠杆菌、产气杆菌、绿脓杆菌、变形杆菌和克雷白杆菌属等。需氧和厌氧多菌种混合感染是 ACST 细菌学特点。细菌产生大量强毒性毒素是引起本病全身严重感染综合征、休克和多器官衰竭的重要原因。

2. 胆管梗阻和胆压升高　导致胆管梗阻的原因有多种，常见的病因依次为：结石、寄生虫感染（蛔虫、中华分支睾吸虫）、纤维性狭窄。较少见的梗阻病因有：胆肠吻合术后吻合口狭窄、医源性胆管损伤狭窄、先天性肝内外胆管囊性扩张症、先天性胰胆管汇合畸形、十二指肠乳头旁憩室、原发性硬化性胆管炎、各种胆管器械检查操作等。胆管梗阻所致的管内高压是 ACST 发生、发展和恶化的首要因素。

3. 内毒素血症和细胞因子的作用　内毒素是革兰阴性菌细胞壁的一种脂多糖成分，其毒性存在于类脂 A 中。内毒素具有复杂的生理活性，在 ACST 的发病机制中发挥重要作用。

4. 高胆红素血症　当胆管压力超过 3.43kPa（25.7mmHg）时，肝毛细胆管上皮细胞坏死、破裂，胆汁经肝窦或淋巴管逆流入血，即胆小管静脉反流，胆汁内结合和非结合胆红素大量进入血液循环，引起以结合胆红素升高为主的高胆红素血症。

5. 机体应答反应

（1）机体应答反应异常：各种损伤因所触发的体内多种内源性介质反应，在脓毒症和多器官功能障碍的发病中所起的介导作用也非常重要。

（2）免疫防御功能减弱：本病所造成的全身和局部免疫防御系统的损害是感染恶化的重要影响因素。

二、分型

1. 病理分型

（1）胆总管梗阻型胆管炎：主要由于胆总管的梗阻而发生的 ACST，此型占 80% 以上。病理范围波及整个胆管系统，较早出现胆管高压和梗阻性黄疸，病情发展迅速，很快成为全胆管胆管炎。

（2）肝内胆管梗阻型胆管炎：主要是肝内胆管结石合并胆管狭窄发生的胆管炎。因病变常局限于肝内的一叶或一段，虽然有严重感染存在，可无明显腹部疼痛，黄疸也往往较少发生。此型胆管炎的临床症状比较隐蔽，同时由于肝内感染灶因胆管梗阻，得不到通畅引流，局部胆管扩张，很快出现胆管高压，胆血屏障被破坏，大量细菌内毒素进入血内，发生败血症。

（3）胰源性胆管炎：胆管急性感染时，可发生急性胰腺炎。反之，胰腺炎时，胰液反流入胆管引起胰源性胆管炎或胆囊炎。此型患者往往是胰腺炎与胆管炎同时存在，增加了病理的复杂性与严重性。

（4）胆管反流性胆管炎：在胆管肠道瘘或胆肠内引流术后，特别是胆总管十二指肠吻合术后，由于肠道内容物和细菌进入胆管，尤其当胆管有梗阻时，可引起复发性反流性胆管炎。

（5）寄生虫性胆管炎：临床上常见的寄生虫性胆管炎，多由胆管蛔虫所引起，占胆管疾病的8% ~ 12%。中华分支睾吸虫被人体摄入，寄生于肝胆管和胆囊内。如引起胆管梗阻和感染，可发生急性胆管炎，严重病例可出现梗阻性黄疸和肝脓肿。肝包囊虫破入胆管后，也可发生急性胆管炎。严重的胆管感染可引起中毒性休克。

（6）医源性胆管炎：内镜技术和介入治疗的发展，相应一些操作如PTC、PTCD、ERCP、EST、经"T"形管进行胆管造影、经"T"形管窦道胆管镜取石等，术后发生急性胆管炎的概率越来越多，特别是在胆管梗阻或感染的情况下更易发生。

2. 临床分型

（1）暴发型：有些ACST可迅速发展为感染性休克和胆源性败血症，进而转变为弥散性血管内凝血（DIC）或多器官系统衰竭（MODS）。肝胆系统的病理改变呈急性蜂窝织炎，患者很快发展为致命的并发症。

（2）复发型：若胆管由结石或蛔虫形成活塞样梗阻或不完全梗阻，感染胆汁引流不畅，肝胆系统的急性、亚急性和慢性病理改变可交替出现并持续发展。胆管高压使毛细胆管和胆管周围发生炎症、局灶性坏死和弥漫性胆源性肝脓肿。感染也可扩散到较大的肝内、外胆管壁，引起胆管壁溃疡以及全层坏死穿孔，形成膈下或肝周脓肿。肝内或肝周脓肿可能是化脓性细菌的潜在病灶，使急性胆管炎呈多次复发的病理过程。感染灶内血管胆管瘘，可导致胆管感染和周期性大出血。

（3）迁延型：在胆管不全性梗阻和慢性炎症情况下，胆管壁发生炎性肉芽肿和纤维性愈合，继而发展为瘢痕性胆管狭窄、胆汁性肝硬化和局灶性肝萎缩等病理改变。这些改变又常合并肝内隐匿性化脓性病灶，在肝功能逐渐失代偿情况下，致使急性化脓性胆管炎的临床经过呈迁延性，最终发展为整个肝胆系统多种不可逆性病理损害，预后不良。

（4）弥漫型：ACST的感染成为全身性脓毒血症。由于感染的血液播散，引起肝、肺、肾、脾、脑膜等器官的急性化脓性炎症或脓肿形成。在急性化脓性胆管炎反复发作的同时，出现多器官和系统的功能衰竭。

三、临床表现

1. 原发胆管疾病　多数患者有长期胆管感染病史，部分患者有过1次以上胆管手术史。原发胆管疾病不同，临床表现也有所不同。

（1）胆管蛔虫病和先天性胆管病：多见于儿童和青年，胆管蛔虫症多为剑突下阵发性钻头顶样绞痛，症状与体征分离。

（2）胆管结石：多于青壮年起病，持续而呈阵发性加剧的剑突下或右上腹绞痛，可伴不同程度的发热和黄疸。

（3）胆管肿瘤：以中老年最为常见，多表现为持续性上腹胀痛，放射到同侧肩背部，常伴有进行性重度梗阻性黄疸。可在胆管造影或介入治疗后出现腹痛加剧、寒战发热和全身中毒症状。接受过胆管手术治疗的患者，多在反复发作急性胆管炎后出现AOSC。

2. 急性胆管感染和全身脓毒性反应　急性胆管感染的症状为各类胆管炎所共有。典型表现为右上腹痛、发热和黄疸的Charcot三联征，临床表现因原发病不同而异。根据梗阻部位不同，将其分为肝内梗阻和肝外梗阻两型。

（1）肝外胆管梗阻．型：肝外胆管梗阻型一般起病较急骤，腹上区较剧烈疼痛、畏寒发热及黄疸，即 Charcot 三联征，这是肝外梗阻型 AOSC 的典型临床表现。腹痛多为持续性，并有阵发性加剧。高热是此症的特点，热型多为弛张热，常是多峰型，体温一般持续在 39℃ 以上，不少患者可达 41℃。发热前常有畏寒或寒战，有时每日可能有多次寒战及弛张高热。①恶性胆管梗阻：多有深度黄疸和高胆红素血症，尿黄如茶、大便秘结，少数患者胆管完全阻塞，黄疸在不断加深的同时粪便变成灰白色，常伴恶心、呕吐。腹部检查时发现腹上区饱满，腹式呼吸减弱，右上腹及剑突下有明显压痛及肌紧张，肝呈一致性增大，并有明显的压痛和叩击痛，肋下触及肿大的胆囊。②合并肝脓肿时：该处的肋间饱满，凹陷性水肿，并有定点压痛。炎症波及周围者，腹上区压痛及肌紧张更明显。胆管、胆囊发生坏疽穿孔后，则表现局限性或弥漫性腹膜炎刺激征，即有明显压痛、反跳痛和肌紧张。

（2）肝内胆管梗阻型：肝内胆管梗阻型指左右肝胆管汇合以上的梗阻，在我国最常见。其主要特点是阻塞部位越高腹痛越轻，甚至可无疼痛，仅以寒热为主诉而就诊者并不罕见。若非双侧一级胆管同时受阻，则无黄疸或轻度黄疸。缺乏上腹压痛和腹膜刺激征，肝脏常呈不均匀的肿大，以患侧肿大为著，并有明显压痛和叩击痛，胆囊一般不肿大。病变侧肝脏可因长期或反复梗阻致肝纤维化、萎缩。由于梗阻部位高而局限，胆管内高压缺乏缓冲余地，更易发生胆管周围炎以及败血症，故全身感染症状常更突出。由于临床症状不典型，易延误诊治。

3. 感染性休克和多器官功能衰竭（MODS）　ACST 常起病急骤，多在腹痛和寒战之后出现低血压，病情严重者可发生于发病后数小时内。出现低血压之前，患者常烦躁不安，脉搏增快，呼吸急促，血压可短暂上升，随后迅速下降，脉搏细弱。随着病情加重发生神志障碍，以反应迟钝、神志恍惚、烦躁不安、谵妄、嗜睡多见，重者可发展至昏迷状态。过去曾认为，低血压和肝性脑病是主要表现，事实上脓毒性反应可累及、循环、呼吸、中枢神经系统及肝脏、肾脏等全身各重要系统及器官而出现相应的症状，因而其临床表现是复杂多样的。

四、辅助检查

1. 实验室检查　除年老体弱和机体抵抗力很差者外，多有血白细胞计数显著增高，其上升程度与感染严重程度成正比，分类可见核左移；胆管梗阻和肝细胞坏死可引起血清胆红素、尿胆红素、尿胆素、碱性磷酸酶、血清转氨酶、γ-谷氨酰转肽酶、乳酸脱氢酶等升高。如同时有血清淀粉酶升高，表示伴有胰腺炎。血小板计数降低和凝血酶原时间延长，提示有 DIC 倾向。此外，常可有低氧血症、代谢性酸中毒、低血钾、低血糖等。血细菌培养阳性，细菌种类与胆汁中培养所得一致。

2. B 超检查　B 超检查是最常应用的简便、快捷、无创伤性辅助诊断方法，可显示胆管扩大范围和程度以估计梗阻部位，可发现结石、蛔虫、直径大于 1cm 的肝脓肿、膈下脓肿等。可见胆总管甚至肝内胆管均有明显扩大（一般直径在 1.5~2.5cm 之间），胆管内有阻塞因子存在（主要是胆石和胆管蛔虫，偶可为胆管癌或壶腹部癌），肝脏或胆囊也常有增大。

3. 胸、腹部 X 线检查　胸、腹部 X 线检查有助于诊断脓胸、肺炎、肺脓肿、心包积脓、膈下脓肿、胸膜炎等。胆肠吻合手术后反流性胆管炎的患者，腹部 X 线平片可见胆管积气。上消化道钡餐示肠胆反流。腹部 X 线平片还可同时提供鉴别诊断，可排除肠梗阻和消化道穿孔等。

4. CT 检查　ACST 的 CT 图像，不仅可以看到肝胆管扩张、结石、肿瘤、肝脏增大、萎缩等的征象，有时尚可发现肝脓肿。若怀疑急性重症胰腺炎，可做 CT 检查。

5. 经内镜逆行胆管引流（ERBD）、经皮肝穿刺引流（PTCD）　ERBD、PTCD 既可确定胆管阻塞的原因和部位，又可做应急的减压引流，但有加重胆管感染或使感染淤积的胆汁漏入腹腔的危险。如果 B 超检查发现肝内胆管有扩张，进一步做经皮胆管穿刺（PTC），更可以明确真相，抽出的胆汁常呈脓性，细菌培养结果阳性者往往达 90% 以上；胆管内压也明显增高，一般均在 2.45kPa（250mmH$_2$O）以上，有时可高达 3.92kPa（400mmH$_2$O）。

6. 磁共振胆胰管成像（MRCP）　MRCP 可以详尽地显示肝内胆管树的全貌、阻塞部位和范围。图像不受梗阻部位的限制，是一种无创伤性的胆管显像技术，已成为目前较理想的影像学检查手段。MRCP 比 PTC 更清晰，它可通过三维胆管成像（3DMRC）进行多方位不同角度扫描观察，弥补平面图上由于组织影像重叠遮盖所造成的不足，对梗阻部位的确诊率达 100%，对梗阻原因确诊率达 95.8%。

五、诊断

1. 诊断标准　除根据病史、体征和辅助检查外，可参照全国座谈会制订的标准诊断，即有胆管梗阻，出现休克（动脉收缩压低于 9.3kPa）或有以下两项者，即可诊断为重症急性胆管炎：①精神症状。②脉搏大于 120 次/分。③白细胞计数 20×10⁹/L。④体温 39℃ 或低于 36℃。⑤胆汁为脓性伴有胆管压力明显增高。⑥血培养阳性或内毒素升高。

ACST 可因胆管穿孔、肝脓肿溃破引起脓毒败血症、胆管出血、邻近体腔脓肿及多脏器化脓性损害和功能障碍，故可出现相应的多种症状，须密切观察，及时检查确诊。但是，重症急性胆管炎的病理情况复杂，不能待所有症状全部出现。肝外胆管梗阻型患者，术中探查见胆总管压力较高，内有脓性胆汁，常伴有结石和蛔虫等，胆汁细菌培养常为阳性。肝内胆管梗阻型，则手术中可见肝外胆管内压不高，胆汁也可无脓性改变，但当松动肝内胆管的梗阻后，即有脓性胆汁涌出，便可确定哪侧肝胆管梗阻。

2. 临床分期　ACST 的病理情况复杂，临床过程也不一致，根据疾病发展的基本规律，按"华西分级标准"可以归纳为四级：Ⅰ级（单纯 ACST），胆管有梗阻和感染的因素，并出现急性胆管炎的症状，病变局限于胆管范围内；Ⅱ级（ACST 伴感染性休克），胆管梗阻和感染发展，产生胆管高压，胆管积脓，出现内毒素血症、败血症和感染性休克；Ⅲ级（ACST 伴胆源性肝脓肿），胆管压力进一步增高，肝脏的病理损伤加重，继发肝脓肿，患者表现为顽固性败血症、脓毒血症和感染性休克，内环境紊乱难以纠正；Ⅳ级（ACST 伴多器官衰竭），患者休克进一步发展，引起多器官系统衰竭，危及患者生命。

分级是病情程度的划分，但病情恶化并不一定按顺序逐级加重，患者可因暴发性休克而迅速死亡，也可不经休克或肝脓肿而发生多器官功能衰竭。经有效的治疗后，病情又可出现不同程度的缓解，甚至痊愈。

六、治疗

（一）处理原则

ACST 一经诊断，应迅速采用强有力的非手术治疗措施。根据患者对治疗的早期反应来决定进一步采取何种治疗对策。如经过数小时的非手术治疗和观察，病情趋于稳定，全身脓毒症表现减轻，腹部症状和体征开始缓解，则继续采用非手术疗法。一旦非手术治疗反应不佳，即使病情没有明显恶化或病情一度好转后再度加重，则应积极地进行胆管减压引流。早期有效地解除胆管梗阻、降低胆压是急性重症胆管炎治疗的基本着眼点和关键环节。长期实践证明，外科手术是最迅速、最确切的胆管减压方法。但急症手术也存在一些不足之处。

首先，患者处于严重感染中毒状态下，对手术和麻醉的耐受能力均差，手术死亡率和并发症发生率较择期手术高。

其次，局部组织因急性炎症，有时合并凝血功能障碍甚至伴有肝硬化、门静脉高压，加上过去胆管手术所形成的瘢痕性粘连等，常给手术带来很大困难，少数极困难者亦有由于渗血不止或找不到胆管而被迫终止手术的。

最后，由于此症常发生在合并有复杂胆管病理改变的基础上，如广泛的肝内胆管结石或肝胆管狭窄，在全身和局部恶劣条件下，不允许较详细探查和处理肝内胆管和肝脏病变，常需再次手术解决。

近年来，非手术胆管减压术已成为急性重症胆管炎急症处理方法之一，对胆管起到一定的减压作用，使患者度过急性期，经充分检查和准备后，行计划性择期手术，从而避免因紧急手术时可能遗留的病变而需二期手术处理。但是，各种非手术胆管减压方法的治疗价值是有限的，有其特定的适应证，并且存在一定的并发症，不能完全取代传统的手术引流。因此，外科医生应根据患者的具体病情、梗阻病因及可能的肝胆系统病变范围来选择有利的胆管减压方式和时机，并处理好全身治疗和局部治疗、手术与非手术治疗的关系。

（二）全身治疗

全身治疗的目的是有效的控制感染、恢复内环境稳定、纠正全身急性生理紊乱、积极的防治休克以及维护重要器官功能，为患者创造良好的手术时机，是急性重症胆管炎治疗的基本措施，也是胆管减压术围手术期处理的重要内容。

1. 一般处理措施

（1）全面检查，了解患者的主要脏器功能。

（2）改善全身状态。

（3）禁食及胃肠减压；保持呼吸道通畅，给予吸氧；高热者采取物理降温，因应用药物降温常对肝脏不利，故应慎用；解痉止痛。

2. 纠正全身急性生理紊乱

（1）补充血容量和纠正脱水应在动脉压、中心静脉压、尿量、血气和电解质、心肺功能等监测下补充血容量，纠正脱水。

（2）纠正电解质紊乱和代谢性酸中毒。

（3）营养和代谢支持急性重症胆管炎患者处于全身高代谢状态，同时由于肝脏首先受累而易于发生代谢危机。因此，当循环稳定后，应即经胃肠外途径给予营养和代谢支持。

3. 抗菌药物治疗合理的选择　抗菌药物是有效的控制感染的重要环节之一。急性重症胆管炎的细菌大多来自肠道，最常见的是混合细菌感染。在选用药物时，应首先选用对细菌敏感的广谱抗菌药物，既要注意能控制需氧菌，又要注意控制厌氧菌，同时强调要足量和联合用药，这既可扩大抗菌谱、增强抗菌效果，又可降低和延缓耐药性的产生。

4. 防治休克　出现休克时，要严密监护，做好中心静脉压的测定、监护和动态分析。留置导尿管，记录每小时的尿量和密度。防治休克主要包括以下几个方面。

（1）扩充血容量：维持每小时尿量在 30mL 以上。

（2）纠正酸中毒：纠正酸中毒可以改善微循环，防止弥散性血管内凝血的发生和发展，并可使心肌收缩力加强和提高血管对血管活性药物的效应。

（3）血管活性药物的应用：血管活性药物包括扩血管和缩血管两类药物。无论应用何种血管活性药物，必须补足有效血容量，纠正酸中毒，这对扩血管药物来讲尤为重要。除早期轻型休克或高排低阻型可单独应用缩血管药物外，晚期病例或低排高阻型宜应用扩血管药物，如山莨菪碱、阿托品、苄胺唑啉等。也可将扩血管药物和缩血管药物联合应用，常用的药物为多巴胺或多巴酚丁胺与间羟胺联用，既可增加心排血量，又不增加外围血管阻力，并扩张肾动脉，以维护肾功能。缩血管药物单独应用时以选用间羟胺或新福林为宜。

（4）肾上腺糖皮质激素：能抑制脓毒症时活化巨噬细胞合成、释放促炎性细胞因子，以及改善肝脏代谢，因而有助于控制急性重症胆管炎时肝内及全身炎症反应。能使血管扩张以改善微循环，增强对血管活性药物的反应，在一定程度上具有稳定细胞溶酶体膜的作用，减轻毒血症症状。强调早期、大剂量、短程使用。常用剂量为氢化可的松每日 200～400mg，地塞米松每日 10～20mg，待休克纠正后即应停用。

（5）防治弥散性血管内凝血：可用复方丹参注射液 20～40mL 加入 10% 葡萄糖液 250mL 中静脉滴注，每日 1～2 次。亦可用短程小量肝素治疗，剂量为 0.5～1.0mg/kg，每 4～6h 静脉滴注 1 次，使凝血时间（试管法）延长至正常的 2～3 倍。

（6）强心剂的应用：急性重症胆管炎时，多为低排高阻型休克，故宜早期使用毛花甙丙 0.4mg 加入 5% 葡萄糖溶液 40mL 中静脉滴注，以增强心肌功能，使肺循环及体循环得以改善。如发生心功能衰竭，4～6 小时可重复 1 次。

5. 积极支持各器官系统功能和预防多器官功能衰竭

（1）注意肝脏功能变化：ACST 往往引起肝脏功能的严重损害，目前监测方法尚不能及早发现肝功能衰竭，多在出现精神症状、肝昏迷后做出诊断，因此必须高度重视肝脏功能的保护。

（2）防止肾衰竭：肾衰竭的临床判定指标虽然明确，多能及早发现，但肾脏不像肝脏那样具有较大储备力，一旦发生衰竭，救治亦比较困难，因此应注意预防肾衰竭和对肾脏的监护。应在充分补足液体量的同时间断应用利尿剂，以利于排除毒性物质、"冲洗"沉积于肾小管内的胆栓。当少尿或无尿时，应给予大剂量呋塞米（400～500mg/d）以及苄胺唑啉、普萘洛尔，也可用微量泵持续静脉泵入多巴胺。

（3）预防呼吸功能衰竭：呼吸功能衰竭早期临床上也无简便易行的观察指标，一旦症状明显，肺功能障碍处于不可逆状态，往往缺乏有效治疗措施。必要时可用呼吸道持续加压呼吸（PEEP），以提高组织的氧供应。

（三）非手术胆管减压

胆管梗阻所致的胆管内高压是炎性病变发展和病情加重的基本原因，不失时机的有效胆管减压，是缓解病情和降低死亡率的关键。近年来，非手术性胆管减压术已用于 ACST 的治疗，并获得了一定的疗效。

1. 内镜鼻胆管引流（ENBD） ENBD 是通过纤维十二指肠镜，经十二指肠乳头向胆管内置入 7F 鼻胆管引流管，由十二指肠、胃、食管、鼻引出体外。此法具有快捷、简便、经济、创伤小、患者痛苦小、并发症少、恢复快、不用手术和麻醉等特点，是一种安全可靠的非手术引流减压方法。ENBD 可重复行胆管造影，具有诊断价值，能明确胆管梗阻的原因和程度，可抽取胆汁进行细菌培养、取出胆管蛔虫，对于泥沙样结石、胆泥或结石小碎片，可经鼻胆管冲洗引流。通过胆管口括约肌切开，用气囊导管或取石篮将结石取出，如胆管内的结石太大，取出困难，可用特制的碎石篮先将结石夹碎。部分病例经单用此法可得到治愈。但这一积极措施只适用于部分胆管病变，如胆总管下端结石的病例，而在高位胆管阻塞时引流常难达到目的。对于胆总管多发结石包括需机械碎石的大结石，在紧急情况下完全清除胆管病变，建立满意胆管减压并非必要，并具有潜在的危险性。通过胆管口括约肌切开还有利于胰液的引流，降低胰管压力，减少胰腺炎的发生。影响其治疗效果的主要因素是鼻导管管径较细，易为黏稠脓性胆汁、色素性结石沉渣和胆泥所堵塞。

因此，泥沙样胆结石引起者，不宜采用 ENBD。最常见的并发症是咽部不适、咽炎及导管脱出。导管反复插入胰管，也有感染扩散，可诱发胰腺炎，甚至发生急性重症胰腺炎。ENBD 前后应用生长抑素以及直视下低压微量注射造影剂可降低胰腺炎的发生。

2. 内镜下乳头切开术（EST） 这是一项在 ERCP 基础上发展而来的治疗性新技术，随着该项技术的不断改良，其安全性和成功率也在提高，乳头括约肌切开以后，胆管内的结石可以随即松动、排出，胆管内的高压脓性胆汁也可以向下引流而达到胆管减压的目的。

3. 内镜胆管内支撑管引流 经纤维内镜置入胆管内支撑管引流，它不仅可以解除胆管梗阻，通畅胆汁引流，排出淤滞的胆汁，而且保证了胆肠的正常循环，是一种比较理想的、符合生理的非手术引流方法。内支撑管分别由聚乙烯、聚四氟乙烯制成。现多采用一种有许多侧孔且两端各有侧瓣的直的内支撑管（5～9F）。最常见的并发症是胆汁引流不通畅引起胆管炎。缺点是不能重复造影，支撑管堵塞时不能冲洗，只有在内镜下换管。

4. 经皮经肝穿刺胆管引流（PTCD） PTCD 是在 PTC 的基础上，经 X 线透视引导将 4～6F 导管置入阻塞以上胆管的适当位置，可获得满意的引流效果。它既可以引流肝外胆管，也可以引流单侧梗阻的肝内胆管。本法适用于肝内胆管扩张者，特别适用于肝内阻塞型。具有操作方便、成功率高、疗效显著等特点。可常规作为此症的初期治疗措施，为明确胆管病变的诊断及制订确定性治疗对策赢得时间。

PTCD 内引流是使用导丝通过梗阻部位进入梗阻下方，再将有多个侧孔的引流管沿导丝送入梗阻下方，使胆汁经梗阻部位进入十二指肠。若肝门部梗阻，需要在左、右肝管分别穿刺置管。PTCD 本身固有的并发症包括出血、胆瘘、诱发加重胆管感染及脓毒症。进行完善的造影，应在 PTCD 后数日病情确已稳定后进行。当肝内结石致肝内胆管系统多处梗阻，或肝内不同区域呈分隔现象，以及色素性结石沉渣和胆泥易堵塞引流管时，引流出来的胆汁量常不能达到理想程度。

因此，应选择管径足够大的导管，在超声引导下有目的的做选择性肝内胆管穿刺。PTCD 后每日以抗菌药物溶液常规在低压下冲洗导管和胆管 1~2 次。引流过程中，一旦发现 PTCD 引流不畅或引流后病情不能改善时，应争取中转手术。经皮肝穿刺后，高压脓性胆汁可经穿刺孔或导管脱落后的窦道发生胆管腹腔漏，形成局限性或弥漫性腹膜炎，还可在肝内形成胆管血管漏而导致脓毒败血症、胆管出血等并发症，故仍须谨慎选用，不能代替剖腹手术引流。在老年、病情危重不能耐受手术者，可作为首选对象。对于凝血机制严重障碍、有出血倾向或肝。肾功能接近衰竭者，应视为禁忌证。

以上几种非手术的胆管引流法各有其适应证：①对于胆管结石已引起肝内胆管明显扩张者，一般以PTCD 最为相宜。②对嵌顿在壶腹部的胆石，可考虑做内镜括约肌切开。③对壶腹部癌或胆管癌估计不可能根治者，可通过内镜做内引流术作为一种姑息疗法。总之，胆石症患者一旦急性发作后引起急性胆管炎，宜在患者情况尚未恶化以前及时做手术治疗，切开胆管、取尽胆石并设法使胆管通畅引流，这是防止病变转化为 AOSC 的关键措施。

（四）手术治疗

近年来由于强有力的抗菌药物治疗和非手术胆管减压措施的应用，使需要急症手术处理的 ACST 病例有减少趋势。然而，各种非手术措施并不能完全代替必要的手术处理，急症手术胆管减压仍是降低此病死亡率的基本措施。目前，摆在外科医生面前的是手术的适应证和时机的选择。因此，应密切观察病情变化，以及对全身支持治疗和非手术胆管减压的反应，在各器官功能发生不可逆损害病变之前，不失时机的手术行胆管引流。

1. 手术治疗的目的　手术治疗的目的是解除梗阻，祛除病灶，胆管减压，通畅引流。

2. 手术适应证　手术时机应掌握在 Charcot 三联征至 Reynold 五联征之间，如在已发生感染性休克或发生多器官功能衰竭时手术，往往为时过晚。恰当的掌握手术时机是提高疗效的关键，延误手术时机则是患者最主要的死亡因素。若出现下列情况时应及时手术。

（1）经积极非手术治疗，感染不易控制，病情无明显好转，黄疸加深、腹痛加剧、体温在 39℃ 以上，胆囊胀大并有持续压痛。

（2）出现精神症状或预示出现脓毒性休克。

（3）肝脓肿破裂、胆管穿孔引起弥漫性腹膜炎。对于年老体弱或有全身重要脏器疾病者，因代偿功能差，易引起脏器损害，一旦发生，难以逆转，故应放宽适应证，尽早手术。

3. 手术方法　手术方法主要根据患者的具体情况而定，其基本原则是以抢救生命为主，关键是行胆管减压，解除梗阻，通畅引流。手术方法应力求简单、快捷、有效，达到充分减压和引流的目的即可。有时为了避免再次手术而追求一次性彻底解决所有问题，在急症手术时做了过多的操作和过于复杂的手术，如术中胆管造影、胆囊切除、胆肠内引流术等，对患者创伤大，手术时间延长，反而可加重病情。对于复杂的胆管病变，难以在急症情况下解决者，可留做二期手术处理。分期分阶段处理，适应病情的需要，也是正常、合理的治疗过程。强调应根据患者具体情况采用个体化的手术方法。

（1）急诊手术：急诊手术并非立即施行手术、在实施手术前，需要 4~8h 的快速准备，以控制感染、稳定血压及微循环的灌注，保护重要器官，使患者更好地承受麻醉和手术，以免发生顽固性低血压及心搏骤停，更有利于手术后恢复。

1）胆总管切开减压、解除梗阻及"T"形管引流是最直接而有效的术式，可以清除结石和蛔虫，但必须探查肝内胆管有无梗阻，尽力去除肝胆管主干即 1~2 级分支内的阻塞因素，以达到真正有效的减压目的。胆管狭窄所致梗阻常不允许在急症术中解除或附加更复杂的术式，但引流管必须置于狭窄以上的胆管内。遗漏肝内病灶是急诊手术时容易发生的错误。怎样在手术中快速和简便了解胆系病变和梗阻是否完全解除，应引起足够重视。术中胆管造影时，高压注入造影剂会使有细菌感染的胆汁逆流进入血液循环而使感染扩散，因而不适宜于急诊手术时应用。术中 B 超受人员和设备的限制，术中纤维胆管镜检查快捷安全，图像清晰，熟练者 5~10min 即可全面观察了解肝内外胆管系统，尚有助于肝内外胆管取石及病灶活组织检查，值得推广。若病情允许，必要时可劈开少量肝组织，寻找扩大的胆管置管引流。失败者可在术中经肝穿刺近侧胆管并置管引流，也可考虑 "U" 形管引流。术后仍可用胆管镜经 "T" 形管窦道取出残留结石，以减少梗阻与感染的发生。

2）胆囊造瘘：胆囊管细而弯曲还可有炎性狭窄或阻塞因素，故一般不宜以胆囊造瘘代替胆管引流，在肝内胆管梗阻更属禁忌。肝外胆管梗阻者，若寻找胆管非常艰难，病情又不允许手术延续下去，亦可切开肿大的胆囊，证实其与胆管相通后行胆囊造瘘术。

3）胆囊切除术：胆管减压引流后可否同时切除胆囊，须慎重考虑。对一般继发性急性胆囊炎，当胆管问题解决后，可恢复其形态及正常功能，故不应随意切除。严重急性胆囊炎症如坏疽、穿孔或合并明显慢性病变，可行胆囊切除术。有时也要根据当时病情具体对待，如全身感染征象严重、休克或生命体征虽有好转但尚不稳定者，均不宜切除胆囊，以行胆囊造瘘更恰当。

4）胆肠内引流术：胆肠内引流术应慎重，我国肝内胆管结石、狭窄多见，在不了解肝内病变情况下，即使术中病情允许，加做胆肠内引流术也带有相当盲目性，可因肝内梗阻存在而发生术后反复发作的反流性化脓性胆管炎，给患者带来更多痛苦及危险。但是，对于部分无全身严重并发症，主要是由于胆管高压所致神经反射性休克，在解除梗阻，大量脓性胆汁涌出后，病情有明显好转，血压等重要生命体征趋于平稳。梗阻病变易于一次彻底解决的年轻患者，可适当扩大手术范围，包括对高位胆管狭窄及梗阻的探查如狭窄胆管切开整形和胆肠内引流术。

胆肠内引流术除能彻底解除梗阻外，还有以下优点：①内引流术使胆汁中的胆盐、胆酸直接进入肠道，可迅速将肠道内细菌产生的内毒素灭活并分解成无毒的亚单位或微聚物，降低血中内毒素浓度，减轻内毒素对心、肺、肝、肾及全身免疫系统的损害，起到阻断病情发展的作用；②有益于营养物质消化吸收，胆汁进入肠道有利于脂肪及脂溶性维生素消化吸收，改善患者营养状况。③避免水、盐、电解质及蛋白质的丢失，有益于内环境稳定。④缩短住院时间。⑤避免再次手术。

（2）择期手术：ACST 患者急性炎症消退后，为了去除胆管内结石及建立良好的胆汁引流通道，需要进行择期手术疗。①胆总管切开后取结石 "T" 形管引流是最常用的方法，术中运用纤维胆管镜有助于发现及取出结石。②胆总管十二指肠侧侧吻合术是简单、快速和有效的胆肠内引流术，但因术后容易产生反流性胆管炎和 "漏斗综合征" 等并发症，已很少被采用。③胆肠 Rouxen–Y 式吻合术有肝内胆管狭窄及结石存在时，可经肝膈面或脏面剖开狭窄胆管，取除肝内结石。胆管整形后与空肠做 Rouxen–Y 式吻合术。该手术被认为是较少引起胆内容物反流的可靠内引流手术方法。有人提出，将空肠袢的盲端置入皮下，术后如有复发结石或残留结石，可在局麻下切开皮肤，以空肠袢盲端为进路，用手指或胆管镜取石。④间置空肠胆管十二指肠的吻合术既能预防反流性胆管炎和十二指肠溃疡，又能保证肠道的正常吸收功能，是目前较为理想的胆肠内引流方法。⑤肝叶切除手术病变局限于一叶、段肝脏或因长期胆管梗阻而导致局限性肝叶萎缩及纤维化者，可做病变肝叶切除术。

（汪　洋）

第二节　急性胆囊炎

一、病理及发病机制

本病的主要病因是胆汁滞留和细菌感染。胆汁在胆囊内的滞留常为先驱的基本病变，而细菌感染为其后继变化，但少数急性胆囊炎可以无明显的胆囊胆汁滞留现象，而细菌感染似为急性胆囊炎的唯一原因；然而实际上某种程度的胆汁滞留仍可能存在，不过胆汁滞留的原因未能发现。所以，"胆汁滞留" 继发感染、结石形成，可以认为是胆管病变的普遍规律。

1. 胆汁滞留　胆汁滞留原因为胆囊管机械性阻塞或胆囊排空功能紊乱。前者主要有结石嵌顿在胆囊颈部和胆囊管内，或胆囊管本身过于曲折，或胆囊管与胆总管的交角过于尖锐，甚至溃疡病引起的胆管粘连或怀孕所致的子宫增大，均可引起胆囊管的梗阻和胆汁滞留。至于胆囊排空的功能性障碍，多见于十二指肠溃疡、肾周围炎或慢性阑尾炎等，反射性的影响到胆囊管括约肌的运动功能，同时乳头括约肌则易处于痉挛状态，致整个胆管系统内可有胆汁滞留现象。

2. 细菌感染　胆囊内如有胆汁长期滞留和浓缩，本身即可刺激胆囊黏膜，引起炎性病变；如果再有继发的细菌感染，便可形成急性脓性胆囊炎。

3. 其他因素

（1）个别传染病，如流行性感冒、猩红热、伤寒、布氏杆菌病等，细菌也可经血行到胆囊引起急性非结石性胆囊炎。

（2）有的在严重创伤、烧伤后或与胆囊无关的大手术后发生急性胆囊炎，可能是禁食、麻醉剂、发热、脱水等诸多因素使胆囊胆汁更浓缩，胆囊排空延缓，胆汁滞留，囊壁受化学性刺激，再加以细菌感染而引起急性胆囊炎。

（3）当胰酶反流入胆囊，被胆汁激活时可侵害胆囊黏膜引起急性炎症，急性胆囊炎合并急性胰腺炎也是这种原因。其他如妊娠期妇女由于性激素的影响，胆囊排空延缓，胆囊扩张，胆汁淤积也可诱发急性胆囊炎。

（4）免疫功能缺陷，如 AIDS 可因感染巨细胞病毒或隐孢子菌等而发生急性胆囊炎；在应用抗菌药物发生过敏反应后也可导致急性胆囊炎的发生。

二、临床表现

1. 症状　急性胆囊炎往往以腹痛为首要症状，其疼痛部位以右上腹为主，持续性加重，伴有恶心、呕吐，疼痛可放射至右肩或右腰背部。

（1）结石性急性胆囊炎：以胆绞痛为主，非结石性急性胆囊炎以腹上区及右上腹持续性疼痛为主要临床表现。如果伴有左上腹或腰部明显疼痛，应考虑合并胰腺炎。

（2）胆囊化脓或坏疽：剧痛，有尖锐刺痛感，疼痛范围扩大，提示不仅炎症重，而且有胆囊周围炎乃至腹膜炎。疼痛可放射至胸前、右肩胛下部或右肩部，个别可放射至左肩部或耻区。腹痛如因身体活动、咳嗽或呕吐而加重，主要是腹膜刺激所致。由于是炎症性腹痛，患者仰卧位或向右侧卧位并大腿屈向腹部可减轻疼痛，腹式呼吸减弱。疼痛阵发加剧时，患者常显吸气性抑制。

（3）急性化脓性胆囊炎：随着腹痛的持续加重，轻者常有畏寒、发热，若发展到急性化脓性胆囊炎，则可出现寒战、高热，甚至严重全身感染的症状。

（4）恶心和呕吐：是除腹痛外唯一有价值的症状。其出现可能是与胆囊压力迅速上升有关的反射现象。由于患者于呕吐后感到舒适，故常有诱发呕吐的企图。重症患者常反复呕吐，但不会变为粪性，呕吐也不能使腹痛减轻。患者常大便秘结，反复呕吐时亦应想到胆囊管或胆总管结石的可能。

2. 体征　最常见和最可靠的体征是右上腹、上腹正中或两处均有压痛。出现压痛非常多见，以至于对无压痛者应当怀疑此病的诊断。约半数患者在右上腹有肌紧张；严重患者有反跳痛。这些反映腹膜炎体征的检出率随疾病的进展而增加。15% ~ 30% 的病例可扪及肿大而有触痛的胆囊，并有典型的 Murphy 征（检查者用左手拇指轻按压胆囊下缘，嘱患者做深吸气使肝脏下移，因胆囊碰到拇指时感到剧痛，患者将有突然屏气或停止吸气现象），是确诊急性胆囊炎的可靠体征。胆囊区触及肿块者约占40%，该肿块可能是扩张的胆囊或因炎症反应而黏附在胆囊上的大网膜；而疾病晚期出现的包块则是发生了胆囊周围脓肿的标志。

黄疸见于约10% 的患者，一些患者主要由于急性炎症、水肿，波及肝外胆管而致发生黄疸。可能与胆色素经受损的胆囊黏膜进入血液循环或由于胆囊周围炎症过程继发胆总管括约肌痉挛引起胆管系统生理性梗阻有关。黄疸的存在提示同时并存胆总管结石的可能性占胆囊炎病例的10% ~ 15%。

三、辅助检查

1. 实验室检查　血常规检查主要表现为白细胞计数及中性粒细胞计数增高，白细胞计数一般为 $(10 \sim 15) \times 10^9/L$，但在急性化脓性胆囊炎、胆囊坏死等严重情况时，白细胞计数可上升至 $20 \times 10^9/L$

以上。50%患者的胆红素升高。1/3患者血清淀粉酶常呈不同程度升高，部分患者是由于同时有急性胰腺炎，小结石从胆囊排出过程中，可以引起急性胰腺炎，而胆管口括约肌部的炎症、水肿，亦可能是导致血清淀粉酶升高的原因。较多的患者表现有血清谷草转氨酶（SGOT）和血清谷丙转氨酶（SGPT）升高，特别是当有胆管阻塞及胆管感染时，SGPT升高更为明显，提示有肝实质的损害。血清碱性磷酸酶亦可升高。

2. 超声检查　B型超声是急性胆囊炎快速简便的非创伤性检查手段，为首选检查方法。其主要声像图特征为：①胆囊的长径和宽径可正常或稍大，由于张力增高常呈椭圆形。②胆囊壁增厚、轮廓模糊，有时多数呈双环状，其厚度大于3mm。③胆囊内容物透声性降低，出现雾状散在的回声光点。④胆囊下缘的增强效应减弱或消失。

3. CT和MRI检查　CT和MRI检查也是诊断胆囊病变的重要手段，并可排除鉴别相关病变。

四、并发症

急性胆囊炎期的主要严重并发症有以下几种。

1. 胆囊穿孔　胆囊是个盲袋，当胆囊管梗阻复因急性炎症使胆囊内压力升高时，可引起胆囊壁的血液循环障碍、胆囊坏疽，并可发生穿孔。

2. 胆囊内瘘　胆囊内瘘最常见的为胆囊十二指肠瘘。较少见的横结肠、胃、小肠等亦可与胆囊形成瘘。以相同的方式，胆囊可与胆总管或肝管形成瘘，使胆囊内的结石不经胆囊管而直接进入胆管内。胆内瘘多见于有长时间胆管病史的老年患者，约见于1.5%的胆囊手术患者，但由于近年对胆囊结石的手术治疗采取较积极的态度，所以胆内瘘的发病率也有所减少。

3. 急性气肿性胆囊炎　这是急性胆囊炎的一种类型，但有一定的临床重要性。其特点是在一般的胆囊管梗阻和急性胆囊炎的基础上，胆囊壁的血液循环障碍，组织的氧分压低下，造成适合于厌氧性细菌如梭状芽孢杆菌生长的条件，因而厌氧菌在胆囊壁内滋生并产生气体，气体首先在胆囊壁内产生，然后沿组织的分隔向胆囊周围扩展。

五、诊断及鉴别诊断

1. 诊断　患者大多有：①突发的右上腹痛及右肩部放射痛。②右上腹胆囊区有腹壁压痛和腹肌紧张，并有典型的Murphy征。③白细胞计数常有增加，一般在（10～15）×10^9/L之间，有时可高达20×10^9/L以上，表示胆囊可能已有蓄脓。④患者常有轻度体温升高（38～39℃），但寒战高热不多见，有此现象时多表示已伴有胆管炎。⑤少数病例发病2～3d后可出现轻度黄疸（血清胆红素低于3mg/mL），为肝细胞有损害的表现，小便中的尿胆素原常有增加。⑥其他肝功能也可能有一定变化，如SGPT可超过300U。⑦影像学证据，B超或CT检查有典型表现，但要指出，15%～20%的患者其临床表现可能较为轻微，或者症状发生后随即有所好转，以致有鉴别诊断上的困难。

2. 鉴别诊断

（1）胆囊扭转：既往有腹痛病史者很少见，绝大多数是突发腹上区或右上腹痛，伴有恶心、呕吐，胆囊区可触及肿大肿块并有压痛。无全身症状及中毒症状，一旦绞窄引起腹膜炎，则全身症状明显，未合并胆总管病变时一般无黄疸。此种患者胆囊以"系膜"与肝脏相连，又称"钟摆胆囊"。

（2）十二指肠溃疡合并十二指肠周围炎：患者呈右上腹疼痛剧烈并持续加重，常常误诊为急性胆囊炎。但溃疡病患者有季节性发作，疼痛呈规律性，以夜间为重，服药或适当进食后可暂时缓解，多数患者有反酸史，Murphy征阴性，可有潜血或黑粪，血清胆红素无明显增高，X线钡餐或胃镜检查是鉴别的主要方法。

（3）胃、十三指肠溃疡急性穿孔：发病较急性胆囊炎更突然，疼痛剧烈并迅速扩散至全腹。开始时发热不明显，甚至由于休克体温可低于正常。溃疡病穿孔患者腹膜刺激症状出现早并且非常明显，肝浊音界消失。腹部透视或平片常显示膈下有游离气体，可确诊。

（4）急性胰腺炎：本病和急性胆囊炎都可因饱餐或酒后发病，两病可同时存在。急性胰腺炎疼痛更为剧烈，尤其是出血坏死型胰腺炎，多为持续性胀痛，疼痛与触痛多位于上腹中部及左上腹，其次是右上腹和脐部，疼痛可放射至腰背部。呕吐常在腹痛后发生并且较重。绝大多数急性胰腺炎血清淀粉酶及其同工酶显著增高。B 超检查和 CT 检查可帮助鉴别。

（5）肠梗阻：由于腹痛、恶心、呕吐及腹胀，可误诊为急性胆囊炎。其不同点是肠梗阻患者无特殊右上腹痛和触痛，Murphy 征阴性，亦无右肩背放射痛。腹部立位平片可帮助鉴别。

（6）肝癌出血：大多数原发性肝癌患者有肝炎或肝硬化病史，破裂出血时多为全腹痛和腹膜刺激征。当破裂出血仅限于肝周时，其疼痛局限于右季肋部或右上腹，并可有右肩部放射痛，可误诊为急性胆囊炎。B 超和 CT 检查可帮助鉴别。

六、治疗

急性胆囊炎的治疗应针对不同原因区别对待，对于结石性急性胆囊炎一般主张手术治疗，但手术时机的选择目前尚存在争论。一般认为，经非手术治疗，60%～80% 的结石性急性胆囊炎患者病情可以得到缓解，然后再进行择期手术，择期手术的并发症及死亡率远低于急性期手术。近年来，几组前瞻性随机研究表明，急性胆囊炎早期胆囊切除术（在诊断时即进行手术）优于急性发作解除后的择期胆囊切除术，其优点是并发症发生率明显降低，住院天数减少，并不再有发作出现。而对于非结石性胆囊炎的患者，由于其情况多数较为复杂，并发症较多，应及早手术。因此，对于急性胆囊炎患者手术时机的选择是非常重要的。

手术方法主要是胆囊切除术或胆囊造瘘术，如病情允许而又无禁忌证时，一般行胆囊切除术。但对高度危重患者，应在局麻下行胆囊造瘘术，以达到减压、引流的目的。胆囊切除术是治疗最彻底的手术方式，在当前也是较安全的术式，总体手术死亡率不足 1.0%，但急性期手术死亡率要稍高一些。

1. 胆囊切除术

（1）自胆囊颈开始的切除法（顺行）：如果胆囊周围的粘连并不严重，胆囊管与胆总管交角（Calot 三角）的解剖关系可以辨认清楚，则自囊颈部开始先分离出胆囊管并予以结扎切断，再辨认清肝右动脉分出的胆囊动脉，予以结扎、切断，则较容易提起胆囊颈部，将胆囊自胆囊床中剥离出并予以切除。注意：在胆囊切除过程中最严重的事故是胆总管的损伤，这是由于胆囊管与胆总管的解剖关系辨认不清，或在胆囊切除时将胆囊管牵拉过度，以致胆总管被拉成锐角，血管钳夹得太低；或因胆囊动脉出血时，盲目使用血管钳在血泊中夹钳，而致误伤胆总管。所以条件允许者先解剖出 Calot 三角中胆囊管、胆囊动脉与胆总管的关系，是防止误伤胆总管的根本保证，也是切除胆囊的常用方法。在解剖胆囊中发生大出血时，切勿在血泊中盲目钳夹，以致误伤胆总管、门静脉等重要组织。此时可先用左手食指伸入网膜孔，与拇指一起捏住肝十二指肠韧带中的肝固有动脉，使出血停止，再清理手术野查明出血点所在，予以彻底止血。从肝床上剥离胆囊时，须仔细钳夹并结扎直接进入肝床的小血管支，并在胆囊窝放置引流，防止积血和感染。

（2）自胆囊底部开始的切除法（逆行）：若胆囊管和胆总管等组织因周围粘连过多而辨认不清，可以先自胆囊底部开始分离。若胆囊的边界不十分清楚，可以先切开胆囊底部，将左手食指伸入胆囊中，作为剥离胆囊的依据，正如剥离疝囊一样。做胆囊底部开始的切除术时出血可能较多，因胆囊动脉未能先行结扎，胆囊管的残端既可以因切除过多而伤及胆总管，也可能因切除不足而致残端过长，术后有形成残株综合征之虞，因在胆囊管残端中可有结石形成，或继发感染，致有轻度不适。所以在胆囊周围粘连较多而必须做囊底开始的胆囊切除时，应紧贴胆囊壁做囊壁分离，以减少出血，而不一定要暴露右肝动脉，待胆囊颈部完全游离后，将囊颈向外牵拉暴露出胆囊管，随胆囊管向下追踪就可以找到胆总管，在认清胆囊管与胆总管和肝总管的关系后可以切断胆囊管，并切除胆囊。注意：切断胆囊管时，应将胆囊管残端保留长些（保证胆囊颈管内无结石嵌顿），切勿将胆囊管牵拉过长，血管钳也不可夹得太低，以免损伤胆总管。

手术副损伤的一个重要原因是显露不佳，结构辨认不清。而急性胆囊炎多有胆汁淤积，胆囊胀大，影响视野，有学者习惯先从胆囊底部电灼截孔减压，粗丝线结扎闭合后，钳夹提起哈氏袋，因浆膜水肿，钝性游离胆囊三角（如指掐法），多可分清结构。胆囊周围的粘连找对层次，也可钝性游离为主。有学者习惯常规放置腹腔引流管，防止积血积液及迷走胆管损伤后胆漏。此类胆漏只要引流通畅，短期内可自愈，患者无明显不适。

（3）胆囊半切除术：若手术时发现：①胆囊的位置过深、粘连很多，致从胆囊窝中剥离胆囊非常困难或出血过多者。②胆囊壁已有坏死，不耐受切除者。③患者的情况在手术过程中突然恶化，需要尽快结束手术者，可以选择做胆囊部分切除术——将胆囊底部、体部及顶部前壁、紧贴肝脏的胆囊窝予以切除，刮除后壁上的剩余黏膜，并结扎胆囊管，然后将留下的胆囊边缘用肠线相对缝合，其中插入一支导管引出体外作为引流。该导管常在术后第 2 周予以拔除，所余瘘口不久可以自动愈合。

（4）胆囊部分切除术：成功的关键在于：①在手术时胆囊颈必须予以结扎，否则有形成胆瘘的危险。②胆囊后壁的黏膜必须刮除干净，或用碳酸或电烧灼予以烧毁，否则窦道也可能长期不愈。胆囊部分切除术虽不如全切除"正规"，但其疗效与全切除术无明显差异，较单纯胆囊造瘘术后须再次切除者显然更合理。故在胆囊周围粘连很多、炎症严重、胆囊管与胆总管的解剖关系辨认不清时，与其冒损伤胆总管或右肝管的危险而勉强做胆囊全切除术，不如知难而退，行胆囊部分切除术。外科医师应保持头脑清醒，临场时应该善于抉择。

2. 胆囊造瘘术　胆囊造瘘术适用于：

（1）病程已久，保守疗法无效，不得已须做手术治疗而又不能耐受长时间手术者。

（2）术中发现胆囊已有蓄脓或穿孔，胆囊周围的炎症也很严重，不能做胆囊切除者。

（3）术中发现胆总管内有大量结石和严重感染，而患者又病情严重，不易或不耐受暴露胆总管做探查者。待病情好转后再择期做胆囊切除或其他手术，唯后一种情况做胆囊造瘘前，必须肯定胆囊管是属通畅，且结石的位置又在胆囊管水平以上者，方属有益。

决定做胆囊造瘘时，应先对胆囊行穿孔减压。手术多采用距胆囊底最近的切口（有条件时经 B 超定位），如右肋缘下切口。在胆囊底部做双重荷包缝合线后于中心处抽吸减压，剪开小口探查胆囊尽量取净结石，再插入 18～22F 的蕈状导管，收紧并结扎双重荷包缝线。然后使用温盐水冲洗胆囊，并观察有无漏液，有可能时将胆囊底固定于腹壁上，胆囊旁放置引流管。胆囊造瘘后如病情逐渐好转，一般在术后 2～4 周左右便可拔除导管，所留胆瘘多能自行愈合。术后 3～6 个月后应考虑再做胆囊切除或其他手术，否则不仅胆囊炎有复发可能，胆管的其他病变也可能再度恶化。曾有做胆囊造瘘术的患者，发生胆囊癌的机会较多，这也是需要切除胆囊的另一理由。

如患者不能耐受手术，可在 B 超引导下行经皮经肝胆囊穿刺置管引流术，在一定程度上可缓解病情；条件允许时也可行腹腔镜胆囊切除术；需要再次强调，胆囊是整个胆管系统的一个组成部分，在处理胆囊病变时，如发现有胆管病变者切不可忘记同时做胆总管探查；即使患者的情况不允许做胆管病变（结石或癌肿）的彻底治疗，也必须尽可能放置一支"T"形管引流，以便术后通过"T"形管做胆管造影；必要时还应做 PTC 或 ERCP，然后在彻底了解胆系病变的基础上考虑选择正确的手术方案，方能使胆管的再次手术获得满意的疗效。

（汪　洋）

第三节　胆石症

一、肝内胆管结石

原发性肝内胆管结石是指原发于肝管汇合部以上胆管的结石。可广泛分布于肝内胆管系统，也可分布于某一区域的肝叶和肝段胆管，但以肝左外叶和右后叶为多见，常合并肝外胆管结石，其症状也常由肝外胆管结石引起。

（一）临床表现

（1）局限在某一细小胆管内的小结石，即 B 超检查偶然发现直径 0.5cm 左右的肝内小结石，一般无临床症状。

（2）肝内结石合并感染时，可出现上腹部肝区胀痛、不适、发热，可有恶心、呕吐等上消化道症状。

（3）一侧肝胆管结石，可出现上腹部疼痛，以胀痛为主，根据梗阻的程度和感染情况而出现不同程度的发热及消化道症状，一般不会出现黄疸。出现黄疸多为较低位的肝管阻塞。

（4）反复发作肝内急性胆管炎：表现为右上腹痛、畏寒、发热。与胆总管炎症不同的是常无黄疸，疼痛较轻，为持续性胀痛而非绞痛。

（5）当并发有胆总管结石时，可发生典型的 Charcot 三联症，严重者可出现急性梗阻性化脓性胆管炎五联症。

（6）体检：常发现肝脏呈不对称性肿大，肝区有压痛和叩击痛，皮肤、巩膜黄染，少数患者可呈慢性淤胆状态。急性期可出现急性胆管炎的体征，严重者可出现生命体征的变化。

（二）辅助检查

（1）血常规：发作期白细胞计数明显升高。1/3 的患者有贫血。90% 的患者有低蛋白血症。

（2）肝功能检查：血清胆红素增高，胆系酶（AKP、GGT）明显高于正常。

（3）B 超检查：为目前的首选检查方法。可显示结石的位置、数目及肝内胆管的情况。

（4）PTC：为诊断肝胆管结石的最佳方法。能充分直观地显示肝内胆管结石的部位、数目以及胆管狭窄的程度、部位和范围，有助于确定临床类型、选择手术方法、防止遗漏胆管狭窄和扩张的病变。其 X 线征象主要表现为①左右肝管或肝内胆管的某一部分不显影。②左右肝管或肝总管处有环形狭窄，近端胆管扩张，其中可见结石阴影。③肝左右叶的胆管呈不对称的几处孤立的扩张。④肝内胆管局限性扩大，呈纺锤形。

（5）ERCP：其影像特征与 PTC 相同。但 ERCP 只能显示狭窄远端的胆管，对肝内结石及狭窄的诊断价值不如 PTC。

（6）CT：可发现肝内胆管的扩张和狭窄分布的情况和程度，肝内胆管结石的准确位置，还可以了解肝叶的萎缩情况，为判断肝内胆管的堵塞程度和手术方式提供可靠依据。

（7）放射性核素^{99m}Tc - HIDA 扫描：核素肝胆扫描可提供胆汁流体动力学的信息，通过显影时间延长反映胆管梗阻存在，可从影像上证实胆管畸形、局部胆管的扩张和狭窄及通畅程度。

（三）临床分型

1. 日本分类法　肝内胆管结石的分类主要是表示结石在肝内胆管的正确部位以及肝内胆管是否合并存在有狭窄与扩张及其程度。日本分类法是日本提出的肝内胆管结石分类方案的基础上修改而成的。

（1）胆管狭窄是指胆管内径上下段之间的局限性狭小的状态。分轻度和重度，其分界值 2mm。胆管扩张是指胆管内径超过了生理范围的状态，分轻度和重度，其分界值是肝内胆管超过 10mm，肝外胆管超过 20mm。

（2）按结石所在部位分为肝内型（I 型）、肝内外型（IE 型），再按结石位于左右叶的不同分为左型（L 型）、右型（R 型）和左右型（LR 型）。

（3）根据胆管狭窄的程度分为无狭窄（S_0）、轻度狭窄（S_1）、重度狭窄（S_2），按其部位分末梢部狭窄、中枢部狭窄、肝管狭窄、肝总管狭窄和胆总管狭窄。

（4）根据胆管扩张的程度分为无扩张（D_0）、轻度扩张（D_1）、重度扩张（D_2）。按其部位分末梢部扩张、中枢部扩张、肝管扩张、肝总管扩张和胆总管扩张。

2. 临床表现可分为以下 3 种类型

（1）急性化脓性胆管炎型：患者突发上腹痛及右上腹阵发性绞痛、寒战、高热、皮肤巩膜黄染，严重者可出现全身感染的毒血症症状和上腹部腹膜刺激征。

（2）急性化脓性肝管炎型：主要见于局限于一侧的肝胆管结石患者。常不表现出明显和突出的上腹绞痛，而主诉病变部位肝区胀痛和相对的后腰背部疼痛；患者可出现严重的毒血症等全身感染症状，而不出现明显的梗阻性黄疸。

（3）慢性梗阻性黄疸：见于肝门部胆管结石嵌顿和肝门部胆管狭窄合并肝内胆管结石的患者。有些完全梗阻的患者，并没有突出典型的上腹痛和急性胆管炎发作，而表现为持续加重的黄疸、不规则的发热，发热时黄疸可加深，退热后可稍减轻。病程较长，极易导致胆汁性肝硬化。

（四）鉴别诊断

（1）慢性胰腺炎：主要表现为上腹痛、背痛、黄疸、体重下降，黄疸常较浅并具有波动性，腹痛、背痛早于黄疸。胆管造影示胆总管末端为长的、光滑的带状狭窄，近端扩张。胰管呈多处狭窄小囊和胰腺钙化。

（2）胆总管囊肿：多为儿童，1/3 累及 20 岁以上的成年患者。主要临床表现有上腹肿块、黄疸、间歇性上腹痛。囊肿大时可出现邻近器官受压征象。常合并肝内胆管扩张，扩张的肝胆管内又常有大量结石。典型的临床表现结合影像学检查，多可明确诊断。

（3）硬化性胆管炎：常见于青年人，突出的临床表现是梗阻性黄疸和胆管炎，常合并肠道炎性疾病，结合影像学检查，可以鉴别。

（4）胰头癌：临床主要表现为腹痛、黄疸、体重下降、胆囊肿大，腹痛多在上腹部，为持续性钝痛或阵发性绞痛。黄疸发生率为 70%，呈进行性加重。体检时可扪及肿大的胆囊。相关肿瘤标志物可呈阳性。结合影像学检查可以鉴别。

（5）近端胆管癌：主要临床表现为迅速进行性加重的阻塞性黄疸。最直接和可靠的诊断方法是行 PTC 检查。

（五）治疗方法

1. 非手术治疗

（1）适应证：①在病程早期发作时间尚短，胆管梗阻不完全，局部炎症和全身中毒症状不严重的病例。②处于急性发作期的病例。③表现为急性化脓性胆管炎的病例。④手术中无法取尽的结石。

（2）基本治疗：禁食、补液、解痉止痛、抗菌消炎、维持水电解质与酸碱平衡，必要时给予营养支持。

（3）溶石治疗：术后通过留置的"T"形管灌注各种溶石药物，如甲基叔丁醚、乙基叔丁醚、辛酸甘油单脂、二甲亚砜等，溶解残余结石，但需注意预防不良反应。

（4）机械取石：可通过"T"形管窦道置入纤维胆管镜取石。还能通过置入扩张导管纠正胆管狭窄，再取出狭窄近端胆管内的残余结石。

2. 手术治疗

（1）手术指征：①原发性肝胆管结石诊断明确。②对急性发作期患者尽量争取保守治疗，控制症状后行择期手术。

（2）手术方法：①经肝外胆管切开取石：这是一个基本步骤。要求有一个上达肝门的长的肝外胆管切口，以利在直视下对各主要肝管开口逐一探查和清除结石。常应用于初次手术患者及急诊患者条件差的病例，疗效一般不够满意。②经肝实质切开胆管取石：仅限于远离肝门的右前叶或左外叶肝管孤立的或集簇的结石。③胆总管肠吻合术：是在完成了解除胆管内梗阻，去除了炎性感染灶以后，为了通畅胆总管空肠间胆汁引流所采用的措施。最常用的基本术式为胆管空肠 Roux-en-Y 吻合，其次有间置空肠胆管十二指肠吻合。胆总管肠内引流主要用于胆管狭窄切开后的修复，不使切开处胆管因缝合而更狭窄；以及解除胆管扩张所造成的胆汁淤滞。胆总管空肠引流的注意事项，其一，任何形式的内引流术，在吻合口以上的 1~2 级大胆管内不应存在梗阻因素；其二，胆总管十二指肠吻合术、肝胰壶腹括约肌切开成形术不宜用于肝内胆管结石或狭窄。④肝部分切除术：在肝胆管结石的各种术式中，肝叶或肝段切除术疗效最好。不仅可以去除结石，而且同时切除有狭窄或扩张胆管的部分肝脏，达到根治目的。其主要手术指征，其一，局限的肝段、肝叶或一侧病变；其二，局限的肝内胆管发生狭窄和扩张变化，用其他方法难以清除结石或纠正狭窄；其三，一侧肝胆管结石并发散在肝脓肿病灶。

二、肝外胆管结石

肝外胆管结石包括肝总管结石和胆总管结石，由于结石的可移动性，临床上具体区分肝总管结石和胆总管结石并无实际严格界限意义。胆总管结石可以是原发于胆管系统的所谓原发性胆管结石，其成分是胆色素结石或以胆色素为主的混合性结石；也可能是胆囊结石移位至胆总管，其结构和成分与胆囊结石完全相同，又称继发性胆管结石。

（一）临床表现

肝外胆管结石的临床表现取决于有无并发感染和梗阻。

（1）腹痛：大多数胆管结石患者都有胆绞痛。这是胆管内结石向下移动，嵌于胆总管下端或壶腹部，引起胆总管暂时性阻塞，刺激括约肌和胆管平滑肌痉挛所致。腹痛部位在剑突下和右上腹部，呈阵发性剧烈刀割样绞痛，可向右后背部放射，同时伴有恶心、呕吐等症状。

（2）寒战、高热：约 2/3 胆管结石患者在胆绞痛发作后，并发胆管感染而出现寒战和高热。这是因为胆管内压升高，胆管感染逆行扩散，使细菌和毒素通过肝窦到肝静脉，再向上逆行进入血液循环引起全身感染中毒症状。

（3）黄疸：如果胆管结石嵌于 Vater 壶腹不能松解时，在胆绞痛、寒战、高热过后 12～24h，可出现黄疸。黄疸一般较浅，并有波动性。黄疸时常有尿色变深、粪色变浅。

（4）阵发性发作：多数肝外结石患者的胆绞痛和黄疸在发作 1 周左右缓解。这是因为结石阻塞胆管后，胆管扩张，使嵌于壶腹部的结石能够飘浮上移所致。以后可再次发作。

（5）AOSC 的表现：如梗阻不能缓解，病情发展，可导致 AOSC 的发作。

（6）并发胰腺炎时，可出现相应的症状。

（7）体格检查：剑突下和右上腹深压痛，如炎症严重可有肝区叩击痛，右侧腹直肌紧张，胆囊常不能扪及。出现 AOSC 时，可有相应的症状。

（二）辅助检查

（1）血常规：白细胞计数明显增高，核左移。

（2）肝功能检查：血清胆红素、1min 胆红素升高；可有谷丙转氨酶、谷草转氨酶升高。

（3）尿常规：尿中胆红素升高，尿胆原消失。

（4）B 超检查：为最常用的检查方法。B 超检查时结石呈强回声光团，后方伴声影。可显示肝内外胆管扩张的程度。对肝外胆管结石、肝总管、胆总管结石显示较好，对于胆总管十二指肠后段及下段结石，因有气体干扰而不易显示。对充填型泥沙结石、胆管狭窄，则难以确诊。术中 B 超的应用，可检出术前不易发现的更小结石，对胆总管下段结石检出率优于术前 B 超，可降低胆总管阴性探查率。

（5）经皮肝穿刺肝内胆管造影术（PTC）：PTC 是一种直接的胆管造影术。胆管扩张的造影成功率几乎是 100%，PTC 图像显示清晰，能提供肝内外胆管的梗阻部位和性质，结石部位、数量和大小等可靠信息。但 PTC 损伤性检查时，有腹腔积液、碘过敏、凝血机制障碍等属于禁忌证。胆管不增粗者，成功率仅约 80%。B 超引导下 PTC 检查可提高成功率。

（6）内镜逆行胆胰管造影术（ERCP）：ERCP 也是一种直接的胆管造影术，其成功率不受胆管是否扩张的影响。可清楚显示肝内胆管小分支、结石部位及大小，可同时观察十二指肠乳头及周围有无病变，并可做活检。尤其适合于肝内外胆管无扩张的黄疸患者和胆囊切除术后仍有胆管症状的患者。但胆管梗阻时只能显示梗阻下方的胆管，故有时需与 PTC 联合应用。

（7）CT 检查：目前较常使用，对胆总管下段的检查较 B 超好，显示清晰，并可检查其周围组织，有利于临床鉴别诊断。

（8）术中胆管造影术：也是一种直接胆管造影。术中经胆囊管向胆总管插管注入造影剂，能清楚显示肝内外胆管。对胆总管轻度扩张者，术中胆管造影可降低胆管阴性探查率；胆总管切开取石后，经胆管造影可避免或减少残余结石发生率。其缺点为易使手术野污染；延长手术时间；左肝管因位置关系而显影不良；难以显示黏附于胆管壁的胆泥等。胆囊切除术中如有下列情况应做术中胆管造影。①胆管轻度扩张，有黄疸史，有胰腺炎史。②胆囊多发细小结石，泥沙样结石，或大结石伴小结石者。③疑有胆管畸形或其他病变者。

（9）术中胆管镜检查：是发现胆总管结石和避免残留结石的唯一直观检查方法。

（三）鉴别诊断

1. 以腹痛为主要表现的疾病

（1）肾绞痛：肾绞痛始发于腰或肋腹部，向股内侧和会阴部放射，常伴血尿或排尿困难，很少有腹膜刺激征。

（2）肠绞痛：多为满腹阵发性绞痛，以脐周为重，恶心、呕吐等消化道症状较重。若为肠梗阻引起，除呕吐、腹胀及肠鸣音亢进外，严重时还可有腹膜刺激征。

（3）肝脓肿：有时可表现为与胆总管结石引起的胆管炎非常类似的症状。其一，细菌性肝脓肿常继发于某种感染性疾病，起病较急，主要症状是寒战、高热、肝区疼痛和肝大，体温可达 39～40℃；白细胞计数增高，核左移；X 线片可见膈肌抬高、运动受限，部分患者可出现右侧胸腔积液；B 超可见肝内液性暗区，常为多发性。其二，阿米巴肝脓肿常继发于阿米巴痢疾，起病较慢，病程较长，可有高热或不规则发热盗汗；B 超可见肝内液性暗区，常为单发。

（4）肝癌：病程较慢，无急性感染表现，可伴食欲缺乏、消瘦。肝脏呈进行性无痛性肿大，表面不平；血清 AFP 常呈阳性。B 超、CT 可从形态上明确诊断。

（5）右下肺炎和急性心肌梗死：有时也需与胆总管结石相鉴别。

2. 以黄疸为主要表现的疾病　主要是与胰头癌、壶腹部癌相鉴别。若黄疸较轻且为暂时性，伴有发热并有胆囊结石，则胆总管结石的诊断可以成立，血清胆红素极少超过 200mol/L。如若 B 超或 CT 发现胆总管扩张，血清胆红素在 170mol/L 以上并持续数周，即使胆囊内发现结石，也应首先想到恶性梗阻的可能。当黄疸较深，或当 B 超未发现胆囊结石时，应行 PTC 或 ERCP 等直接胆管造影来鉴别梗阻性黄疸的病因。

（1）胰头癌：最常见的症状为上腹饱胀不适，无痛性进行性黄疸，肝脏和胆囊因胆汁淤滞而肿大。影像诊断对胰腺癌的定位和定性有重要诊断价值。

（2）壶腹部癌：指胆总管末端肝胰壶腹部和十二指肠大乳头的癌。临床上早期即出现黄疸，且呈波动性；合并感染时可有寒战、高热；上腹饱胀和上腹痛是由于胆胰管阻塞所致，故常在进食后明显。夜间疼痛加重，并向肩背部放射。ERCP 可直接观察十二指肠大乳头部病变，且可做活检，并可同时做胆胰管造影，对诊断和鉴别诊断有重要价值。

（四）治疗方法

1. 非手术治疗　随着近年内镜技术和胆管介入技术的发展，部分胆总管结石可通过非手术治疗而达到根治目的。主要适用于胆总管有结石、胆囊内无结石的患者。对出现胆管炎者，则按胆管炎处理。

（1）经内镜十二指肠大乳头括约肌切开（EST）取石术

1）手术适应证：①直径小于 2cm 的各种原因引起的胆总管结石。②有高度手术危险性的胆总管结石。③急性重症胆管炎和急性胰腺炎，可做紧急乳头切开术进行引流。④胆总管壁内段和乳头的良性狭窄。

2）手术禁忌证：①胃镜、ERCP 的禁忌证。②凝血机制障碍未纠正者。③结石直径大于 2cm 及不准备用碎石器碎石者。④胆管下段狭窄范围超过肠壁段或狭窄范围大于 3cm。⑤伴有胆总管囊肿。

（2）体外冲击波碎石：可对较大结石破碎，自行从胆总管末端排出或经 EST 内镜取石而清除。

1）适应证：①EST＋经内镜取石＋经内镜机械碎石失败者。②放置胆总管引流者。③胆总管末端开口足够让碎石片自行排出。④冲击波可以准确地聚焦于结石。⑤合并十二指肠乳头旁憩室的胆总管结石。

2）禁忌证：胆总管充满结石及胆总管狭窄的患者。

（3）经内镜机械碎石：若因胆总管结石过大或因结石远端的胆管狭窄等，EST＋经内镜取石术不能清除胆总管结石时，可应用经内镜碎石，将结石机械粉碎后取出。

2. 手术治疗　原发性胆管结石的治疗主要是手术治疗。手术时机应尽量选择在急性炎症的间隙期，患者身体情况较好时。术前应通过 B 超、PTC 或 ERCP 了解结石的位置和范围，有无胆管狭窄及肿瘤等情况。

（1）手术治疗的原则：①尽可能在手术中取尽结石。②切除感染的病灶，解除胆管梗阻和狭窄。③保证术后胆管引流通畅，减少结石再生。

（2）手术指征：①有梗阻性黄疸病史，尤其有 Charcot 三联症发作史者。②术中触及胆总管内有结石、肿瘤或蛔虫。③造影或其他影像学检查显示有胆总管结石。④胆总管扩张直径在 1.5cm 以上，管壁炎性增厚。⑤胆总管穿刺抽出脓性胆汁、血性胆汁，或胆汁内有泥沙样胆色素颗粒。⑥有胆管手术史，术后又出现黄疸、胆绞痛、畏寒和发热症状，或经实验室检查和特殊检查有阳性发现者。⑦胆总管坏死穿孔。⑧胆囊内有多枚小结石直径小于胆囊管管径者。

（3）胆总管切开取石和 T 管引流术：其适应证为：①胆总管结石呈块状，可以一次取尽者。②胆总管直径小于 2cm，且管壁尚未纤维化，结石取出后可恢复正常，胆汁也能通畅引流不致再形成结石者。③1～2 级肝内胆管无不能取出的结石，也无明显狭窄者。④胆总管下端特别是壶腹部或乳头无瘢痕挛缩致引流不畅者。

（4）胆肠内引流术：包括胆总管十二指肠吻合和胆总管空肠吻合术。其适应证为：①胆总管内结石为泥沙样，不易取尽。②胆总管扩张大于 2.5cm，且管壁明显纤维化，结石取出后不能缩小。③胆总管下端有明显狭窄，或 1～2 级胆管有狭窄和无法取出的结石。④过去曾做过胆总管切开取石引流术，后又有结石再生并屡发急性胆管炎者。

三、胆囊结石

（一）病因及发病机制

胆囊结石成分主要以胆固醇为主，而胆囊结石的形成原因至今尚未完全清楚，目前考虑与脂类代谢、成核时间、胆囊运动功能、细菌基因片段等多种因素密切相关。

具有细菌活化石之称的 16S rRNA 的发现，为分析胆囊结石形成中的细菌序列同源性提供了有力手段。细菌是胆石症患者结石中一个极其重要的分离物，初步揭示了细菌在胆囊结石的形成初期具有重要作用。

（二）临床表现

胆囊结石时的急性胆囊炎是属于急性梗阻性胆囊炎，根据胆囊结石所发生的梗阻及其引起的并发症，胆囊结石的临床病理过程，可分为以下几个阶段。

1. 第一阶段　第一阶段指结石自胆囊内形成的时候开始，结石可能为单个的、大的胆固醇结石，亦可为多数的、小的胆固醇结石。此时患者常无明显的自觉症状，或只有轻微的不典型消化道症状。此期的特点是胆囊仍保存其正常的吸收、浓缩功能，胆囊多只呈现轻度的慢性炎症改变。

2. 第二阶段　第二阶段为胆囊结石出现并发症的阶段，并发症多由于结石的梗阻引起，或起源于梗阻而发展起来的一些病理改变。程度不同的胆绞痛，一般是胆石梗阻的标志。

（1）较小的结石嵌顿于胆囊颈部，常导致剧烈疼痛，大的胆囊结石，有时却没有剧烈疼痛的症状。

（2）当胆囊的出口被结石梗阻时，胆囊内压力升高，胆囊内容物不能排出，高浓度的胆汁酸盐将引起胆囊黏膜的损害，可发生水肿、出血、化脓、坏疽等类型的急性胆囊炎。

3. 第三阶段　第三阶段为出现胆囊外并发症的阶段。并发症的发生及其严重性，一般与病程特别是患者的年龄有密切关系。60 岁以上的胆石症患者，并发症严重，胆总管含结石率高，疾病的病死率也较高。在诸多并发症中，常见于胆囊者为：胆囊积液、积脓、胆囊肠道内瘘（十二指肠、横结肠）。胆囊和胆管的感染、阻塞性黄疸、化脓性胆管炎、肝功能损害等在此时较常见。

（三）辅助检查及诊断

胆囊超声检查能证实诊断，因此是诊断胆石症高度敏感和准确的手段，其敏感性和准确性均为98%。

1. 超声检查是重要的诊断标准　当患者变换体位时，胆石可随之移动到新的附着处并伴有声影。此外，在小结石的边缘可有回声。

2. 超声检查的优点　超声检查准确、安全、不使用放射线。虽然超声检查应为胆石症最初的诊断方法，但当症状上提示有本病可能而超声检查为阴性或无法诊断时，仍应行胆囊造影检查。

3. 胆囊结石的超声特征　胆囊结石的超声特征为：①胆囊内有1个或多个实体强的回声光团。②此光团可随患者体位的改变，沿着重力方向移动（嵌顿者除外）。③在强回声团的远侧有直线形声影。

（四）鉴别诊断

（1）慢性胃炎：慢性胃炎主要症状为上腹闷胀疼痛、嗳气、食欲减退及消化不良。纤维胃镜检查对慢性胃炎的诊断极为重要，可发现胃黏膜水肿、充血、黏膜色泽变为黄白或灰黄色、黏膜萎缩。肥厚性胃炎可见黏膜皱襞肥大，或有结节，并可见糜烂及表浅溃疡。

（2）消化性溃疡：患者有溃疡病史，上腹痛与饮食规律性有关，而胆囊结石及慢性胆囊炎往往于进食后疼痛加重，特别是进高脂肪食物。溃疡病常于春秋季节急性发作，而胆石症及慢性胆囊炎多于夜间发病。钡餐检查及纤维胃镜检查有鉴别价值。

（3）胃神经官能症：胃神经官能症有长期反复发作病史，但与进食油腻无明显关系，往往与情绪波动关系密切。常有神经性呕吐，于进食后突然发生呕吐，一般无恶心，呕吐量不多且不费力，吐后即可进食，不影响食欲及食量。本病常伴有全身性神经官能症状，用暗示疗法可使症状缓解。鉴别不难。

（4）胃下垂：胃下垂可有肝、肾等其他脏器下垂。上腹不适以饭后加重，卧位时症状减轻，立位检查可见中下腹部胀满，而腹上区空虚，有时可见胃形，并可有震水音，钡餐检查可明确诊断。

（5）肾下垂：肾下垂常有食欲不佳、恶心呕吐等症状，并以右侧多见，但其右侧上腹及腰部疼痛于站立及行走时加重，可出现绞痛，并向耻区放射。体格检查时分别于卧位、坐位及立位触诊，如发现右上腹肿物因体位改变而移位，则对鉴别有意义，卧位及立位肾X线平片及静脉尿路造影有助于诊断。

（6）迁延性肝炎及慢性肝炎：迁延性肝炎及慢性肝炎有急性肝炎病史，尚有慢性消化不良及右上腹不适等症状，可有肝大及肝功能不良，并在慢性肝炎可出现脾大、蜘蛛痣及肝掌，B超检查胆囊功能良好。

（7）慢性胰腺炎：慢性胰腺炎常为急性胰腺炎的后遗症，其上腹痛向左肩背部放射，X线平片有时可见胰腺钙化影或胰腺结石，纤维十二指肠镜检查及逆行胆胰管造影对诊断慢性胰腺炎有一定价值。

（8）胆囊癌：胆囊癌可合并有胆囊结石。本病病史短，病情发展快，很快出现肝门淋巴结转移及直接侵及附近肝组织，故多出现持续性黄疸。右上腹痛为持续性，症状明显时多数患者于右上腹肋缘下可触及硬性肿块，B超及CT检查可帮助诊断。

（9）肝癌：原发性肝癌如出现右上腹或上腹痛症状，病情多已较晚，此时常可触及肿大并有结节的肝脏。B超检查、放射性核素扫描及CT检查分别可发现肝脏有肿瘤图像及放射缺损或密度减低区，甲胎蛋白阳性。

（五）治疗

1. 胆囊胆固醇结石的溶解及碎石治疗

（1）药物溶石的选择：熊去氧胆酸有很快的溶石效果，同时没有对肝脏、胃肠道、血清胆固醇代谢等不良的作用，因而在临床上应用较广泛。熊去氧胆酸溶解胆固醇结石时的作用机制不同于鹅去氧胆酸，含熊去氧胆酸的胆汁促使卵磷脂与胆固醇处于液晶状态，因而增加了胆固醇的溶解而不受微胶粒溶解度的限制。

（2）药物溶石的治疗：药物溶石的治疗效果与结石的表面和溶剂的接触面积间有密切关系，因而直径大于 15mm 的结石，常不易溶解或溶解的过程甚缓；同时，若胆固醇结石的表面被一层钙质、色素、蛋白质所包裹，亦妨碍溶石的效果。假如能将较大的胆固醇结石粉碎，例如粉碎至直径小于 3mm 大小的碎片，则可以在药物的治疗下，大大加速结石的溶解。目前，已有超声波或冲击波的体外碎胆石机，在碎石前后结合溶石治疗，大为缩短药物溶石治疗的疗程，用于胆囊功能良好、胆固醇性结石、单个或胆石容积在 15mm 以下、身体素质较好的患者，可获得较好的治疗效果。胆囊结石患者多伴有胆囊的排空功能不良，使结石碎块长期停滞在胆囊内。为克服此问题，临床上常将溶石治疗与碎石联用，即在碎石前 2 周开始应用鹅去氧胆酸 – 熊去氧胆酸治疗（每日 7 ~ 8mg/kg），碎石治疗后继续服用，维持至结石消失后 3 个月。

溶石、碎石治疗都没有解决胆石产生的根本原因，复发率高、不良反应大、可能产生严重的并发症，因此临床应用并不普遍。

2. 胆囊结石的外科治疗　胆囊结石的外科治疗可在紧急的情况下施行胆囊造瘘术治疗急性胆囊炎，还可切除含结石的胆囊，并适当的处理结石的胆囊外并发症。胆囊切除术是当前腹部外科中最常做的手术之一。

（1）术前准备：择期胆囊切除术后引起死亡的最常见原因是心血管疾病。除心血管疾病外，引起择期胆囊切除术后第二位死亡的原因是肝胆疾病，主要是肝硬化。除术中出血外，还可发生肝功能衰竭和败血症。慢性胆囊炎患者胆汁内的细菌滋生率占 10% ~ 15%；而在急性胆囊炎消退期患者中则高达 50%。胆管内细菌的发生率随年龄而增长，故年龄在 60 岁以上，曾有过急性胆囊炎发作刚恢复者、同时合并胆总管结石的胆石症患者及合并慢性胆囊炎的患者，术前应预防性应用抗生素。

（2）手术治疗：腹腔镜胆囊切除术是对有症状胆石症患者的首选治疗方法。外科医生在遇到胆囊和胆管解剖不清以及遇到止血或胆汁渗漏而不能有效控制时，应当及时中转开腹。目前中转开腹率在 5% 以下。常用手术有：①腹腔镜胆囊切除术。②开腹胆囊切除术。在一般情况下，胆囊切除术的难度并不大，但此手术有一定潜在的危险性，并发症往往较严重。胆囊的位置较深，肝门处血管和胆管常有各种不可预测的解剖学变异。

胆囊切除术需要细致地解剖肝门，因而要求有良好的腹肌松弛和充分的手术野显露，以便于一旦有意外情况出现时，能够从容不迫的进行处理，过小的手术切口，常需强力牵引胆囊，改变了肝外胆管、血管的正常解剖关系，可能导致严重的后果。具体步骤如下所述。

1）腹内探查：系统的腹内探查是做好胆囊切除术的一个基本步骤，手术中应对腹内脏器做系统的探查，包括脾、食管裂孔、胃、肠、盆腔脏器、肝、肝外胆管、胰腺等。对于那些诊断为慢性胆囊炎、胆囊及胆总管内均无结石的患者，应特别注意检查肝脏，必要时应行手术台上胆管造影，因为原发性肝内胆管结石在我国许多的地区中比较常见。

2）解剖胆囊三角：胆囊切除术的一个关键性步骤是解剖胆囊三角。胆囊三角含有重要的组织结构，而异常的解剖结构和病理改变在此处是常见的，如胆囊动脉的异位起始和行程，肝右动脉的异位起始和行程，各种类型的副肝管、胆囊管的解剖学异常等，均是增加手术复杂性的解剖学因素。在有急性或慢性炎症改变时，局部的炎症、水肿、纤维性粘连、肿大的胆囊淋巴结、嵌顿于胆囊颈部的巨大结石、长期梗阻所致的胆囊管改变，如异常扩张、缩短、粘连，有时胆囊可直接开口于胆总管上，此等解剖及病理上的因素，均增加手术难度。因此，需要仔细操作，保护重要组织免受损伤，应特别注意胆囊颈部嵌顿性结石，胆总管或肝总管与胆囊颈有紧密粘连，牵引胆囊时可使胆总管酷似胆囊管而被误伤。在病程长的慢性萎缩性胆囊炎、合并肝硬化门静脉高压或门静脉栓塞的患者，胆囊切除术是非常困难的，特别是门静脉栓塞的患者，胆囊及胆管周围常布满异常扩张的侧支循环血管，使手术无法进行或发生大量出血。

3）处理胆囊动脉是手术的另一个重要步骤：约 30% 的患者有一支以上的胆囊动脉，并有部分胆囊动脉是来源于异位起始的肝动脉，比较常见而有一定危险性的是异位起始的肝右动脉。肝右动脉可能通过胆囊三角与胆囊管伴行，在紧靠胆囊颈处才分离出胆囊动脉，因而手术时有可能将肝右动脉误认为胆囊动脉而被结扎切断。肝右动脉的血流量大，管径较粗，因此，当遇有粗大的胆囊动脉时，应沿该动脉向胆囊解剖分离，直至进入胆囊壁，确为胆囊动脉无误后，才将其结扎切断。处理胆囊动脉时最常遇到的问题是出血，此种情况多发生在两血管钳间切断动脉时，因血管钳可能松脱或在打结时助手配合不好而滑脱，有时亦可能由于血管钳牵引使胆囊动脉撕裂。遇有胆囊动脉出血时，助手应迅速将示指伸入小网膜孔，以拇指及示指压迫肝十二指肠韧带上的肝动脉暂时止血，然后进行处理。

4）切除胆囊是手术的最后的关键性步骤：副肝管比较常见，误伤的发生率可高达 10% ~ 20%，主要出现在右侧，肝、胆囊交通管亦较常见。有时副肝管的管径很细，很难与一般的粘连带鉴别，故对所有的粘连均应钳夹并结扎，以避免术后胆汁渗漏。应注意保存较粗的副肝管免受损伤。结扎、切断胆囊管之前，必须将胆囊管开口上、下方的肝总管和胆总管辨认清楚，结扎时必须将胆囊松弛，不加牵引。残留胆囊管长度以 0.3 ~ 0.5cm 为宜。对于开口很大的缩短的胆囊管，不宜用单纯结扎处理，最好将其开口用 3 - 0 线缝合修复，以避免结扎后发生组织坏死及胆汁外渗，可能影响胆总管的通畅。对由于结石在胆囊颈部长期压迫并造成胆囊胆总管瘘的患者，可以切开胆囊取出结石，剪除多余的胆囊壁，利用部分胆囊管壁缝合修复胆总管，胆总管内安放引流。

5）引流：胆囊切除术时宜安放腹腔引流，引流管头置于 Winslow 孔处，术后进食无胆漏可拔除。

（王振勇）

第四节　原发性硬化性胆管炎

原发性硬化性胆管炎（PSC）是一种原因不明、病程缓慢，以肝内、肝外胆管渐进性的慢性非细菌性炎症的纤维狭窄、闭塞和严重的梗阻性黄疸为特征的疾病，最终可导致胆汁性肝硬化和门静脉高压症，并因肝功能衰竭或上消化道出血而死亡。

一、病因及病理

（一）病因

PSC 的确切病因尚不清楚，普遍认为与免疫和非免疫的因素均有关。由于对细菌、毒素、病毒感染以及基因和免疫因素与 PSC 关系的深入研究，使我们对这一疾病有进一步的认识。

1. 细菌和毒素　临床观察发现，65% ~ 85% 的 PSC 患者合并有溃疡性结肠炎，而溃疡性结肠炎患者中，有 2% ~ 6% 的患有 PSC。门静脉菌血症肝肠循环中多种毒素可能是 PSC 的发病原因。肠道感染所造成的少量、低毒的门静脉菌血症，细菌经门静脉系统不断进入肝脏，再排入胆汁。长期的污染和刺激胆管，最终形成胆管的慢性炎症。

2. 自身免疫异常　由免疫机制引起的胆管损伤是 PSC 发病机制中最具吸引力的假说。认为 PSC 的发生是起因于胆管系统对某些因素或刺激源的免疫学反应。临床观察发现，PSC 患者可有血清免疫球蛋白升高和淋巴细胞亚群分布异常等，或同时伴有 Reidel 甲状腺肿或后腹膜纤维化症等自身免疫疾病，表明它们之间存在着某些联系。

3. 病毒感染因素　病毒感染胆管内皮细胞是 PSC 的一个发病原因，巨细胞病毒（CMV）和与 PSC 有类似症状的人类免疫缺陷病毒感染有关，且可导致小叶内胆管破坏。现已证明，甲肝、乙肝和丙肝病毒不是引起 PSC 的原因。

4. 恶变倾向性　PSC 具有恶变倾向性。在 PSC 的发展过程中可发现胆管癌而引起死亡，故认为 PSC 是一种发展缓慢的胆管癌。

5. 综合性因素　根据临床观察 PSC 并非一种因素所引起，而是多种因素致病的结果。

（二）病理

局部病理改变大致有三种情况，即：①胆管壁的慢性炎症。②纤维组织增生与硬化。③管腔狭窄变细如索条状，从而导致胆汁淤积并可出现泥沙样胆色素结石，与此同时，还可出现胆管周围炎、门静脉炎性细胞浸润和纤维组织增生，后期可出现胆汁性肝硬化和肝功能衰竭。

1. 肉眼观察剖腹探查　肉眼可见胆管壁弥漫性增厚、管腔明显狭窄造成不完全性梗阻，常累及肝内、外胆管，以肝门分叉部为甚。肝胃韧带弥漫性纤维化，其中可见肿大淋巴结。胆总管内胆汁呈褐色、淤泥状。胆囊通常受累。

2. 光镜观察　镜下见胆管黏膜完整，黏膜下层及浆膜下层有明显淋巴细胞和浆细胞浸润、纤维化、腺体增生。晚期病例可有肉芽肿形成，与胆管癌难以区别。90%的患者有肝细胞学异常改变，多表现为肝细胞淤胆，有时尚可见到胆管周围纤维化，肝内阻塞性胆管炎。

3. 组织学分级　PSC患者首次检查时，组织学的表现有很多差异，患者从正常到出现胆管硬化，各阶段的各种情况均可发生。具组织学上的典型标志为同心圆或洋葱皮样外周胆管纤维化，但这种表现不是经常见到的。组织学改变分级方法为：Ⅰ级，病理改变局限于肝门部，如胆管炎或肝门部肝炎；Ⅱ级，病变在肝门周围区域，如肝门周围纤维化或肝门周围肝炎；Ⅲ级，间隔的纤维化、桥接坏死或两者兼有；Ⅳ级，肝硬化。

本病的主要病理变化是胆管（主要见于肝外胆管，有时也可累及肝内胆管）管壁的极度纤维化和管腔的极度狭窄，有时管腔内径细如铅笔芯，直径不超过2mm，在胆管造影片上胆树分支极少，形如枯树枝。多数病例伴有慢性胆囊炎和肝十二指肠韧带硬化、粘连现象，同时有胆汁性肝硬化和门静脉高压现象。但胆管中的胆汁大多澄清而不混浊，既无细菌，也不含色素结石。

二、临床表现

1. 症状　PSC起病隐匿，可有很长的临床潜伏期，多无诱因，最常见的症状为黄疸、右上腹痛、瘙痒等。起病初黄疸呈间歇性，继而呈进行性，常随病情变化而起伏，伴有皮肤瘙痒，间歇性右上腹钝痛。可伴有食欲缺乏、消化不良、恶心呕吐、体重减轻、怠倦乏力，偶有间歇性发冷、发热，或腹泻、脓血便等表现。部分患者可无明显临床症状，部分患者则以进展期肝病而就诊。多数患者因炎性肠病检查时发现血清AIP明显增高，进而行影像学检查检出本病。

2. 体征　体检时很少发现特异的临床体征，约70%的患者可有肝病的相关体征出现，如肝脾大、黄疸、慢性胆管狭窄等表现。随病程进展，可发现皮肤脱屑、黄色瘤和睑黄斑病，提示已有继发性胆汁性肝硬化。晚期病例常伴有门静脉高压症、腹腔积液、上消化道出血、肝昏迷等征象。约10%的患者发生癌变而具胆管癌的临床征象。

三、诊断与鉴别诊断

（一）诊断

1. 诊断依据　对PSC的诊断必须建立在对其临床特征，胆管阻塞的生化学指标，典型的胆管造影异常征象和肝脏组织学检查等，进行综合分析，方能做到诊断的准确无误。目前多数学者认为，PSC诊断必须具备以下特点。

（1）无胆管手术史。

（2）无胆总管结石病史。

（3）胆管壁增厚和硬化。

（4）出现进行性梗阻性黄疸。

（5）长期随访排除胆管癌。

（6）无先天性胆管异常。

（7）无原发性胆汁性肝硬化。

2. PSC的特点　根据前述的病因、病理及临床表现等，PSC的特点可归纳如下。

（1）患者多为年轻男性。

（2）胆管狭窄性肝病。

（3）起病缓慢。

（4）胆管造影显示肝内外胆管多发性狭窄，不规则和"球形"征象。

（5）肝组织学检查显示胆管周围纤维化、炎症及可见的胆汁淤积。

（6）与炎性肠病，尤其是溃疡性结肠炎有关。

（7）有发生胆管癌的高度危险。

3. 诊断标准

（1）具有 PSC 特征的异常胆管造影征象（节段性或广泛性的胆管改变）。

（2）异常的临床表现、生化学和肝脏组织学发现（虽常为非特异性的）。

（3）排除以下情况胆管钙化（排除处于静止期的情况）；胆管手术（不含单纯胆囊切除术）；先天性胆管异常；获得性免疫缺陷综合征（AIRS）相关的胆管病变；缺血性狭窄；胆管肿瘤；暴露于具有刺激性化学物质之下（如甲醛）；其他肝病（如原发性胆管硬化或慢性活动性肝炎）。

4. 临床分类

（1）Thompson 按部位将其分为四型：Ⅰ型：胆总管远端硬化性胆管炎。Ⅱ型：继发于急性坏死性胆管炎的硬化性胆管炎。Ⅲ型：慢性弥漫性硬化性胆管炎。Ⅳ型：合并有肠道炎性疾病的慢性弥漫性硬化性胆管炎。

（2）根据硬化性胆管炎病变范围又分为：①弥漫型，遍及肝内、外胆管。②肝外胆管节段型。③肝内、外胆管硬化伴有肝硬化。

（二）鉴别诊断

PSC 须与慢性活动性肝炎、继发性硬化性胆管炎、原发性胆管癌、原发性胆汁性肝硬化及自身免疫重叠综合征等相鉴别。

1. 慢性活动性肝炎　早先曾有将 PSC 诊断为慢性活动性肝炎的报道。主要原因是在这些患者的组织学检查中发现碎片状坏死，这一现象现被认为是 PSC 的一个特征。依靠胆管造影可以解决两者鉴别诊断的困难。此外，慢性活动性肝炎患者多有急性肝炎病程，常有肝炎接触史，或输血、注射污染等，发病年龄较轻，一般在发病 2～3 周后黄疸逐渐消退，血清 AIT 明显升高而 GGT 与 AIP 不增高或仅轻度增高等特点，可资鉴别。

2. 继发性硬化性胆管炎　该病多有胆管疾病反复发作史或胆管手术史，胆管的炎性狭窄多为环状，狭窄部位短，胆管黏膜上皮损伤明显，可有糜烂、溃疡和肉芽肿形成，常伴有结石。而 PSC 的胆管狭窄部较长，且病变主要在黏膜下层，呈纤维化改变，胆管黏膜完好无损，是两者主要鉴别点。

3. 原发性胆管炎　少数 PSC 病例发病前仅为肝内或肝外的胆管，当仅有肝内胆管病变时，则应注意与原发性胆管炎相鉴别。原发性胆管炎是一种多发于年轻女性的疾病，组织学上表现为非化脓性胆管炎，血清中含有高滴度的抗体，在肝外胆管不发生病变。而 PSC 大多发生于男性，许多患者伴有溃疡性结肠炎，无血清标记出现或抗体滴度较低可资鉴别。

4. 原发性胆管癌　该病发病年龄通常在 40～50 岁，常有体重减轻或消瘦，手术探查及组织学检查可以确诊。对于节段性或弥漫性胆管狭窄的 PSC 病例，由于胆管的广泛狭窄及胆管树的广泛纤维化，将其与胆管癌区别开来较为困难，尤其是当肝内胆管未被侵及时，肝内胆管广泛性扩张更常见于胆管癌而不常见于 PSC。但有肝外胆管狭窄者，一定要考虑胆管癌的可能，必要时可行细胞学或活检，以排除胆管癌。

5. 原发性胆汁性肝硬化　该病发病年龄以 20～40 岁多见，病程徐缓，黄疸有波动，伴肝脾大，血清抗线粒体抗体阳性，免疫球蛋白明显增高，诊断、鉴别诊断不困难。

6. 自身免疫重叠综合征（AIH/PSC）　该综合征具有自身免疫性肝炎（AIH）和 PSC 症状，同时符合二者的诊断标准，即高球蛋白血症，抗核或抗平滑肌抗体阳性，肝活检证明有胆管改变，并具有肝门区域坏死、炎症活动的自身免疫性肝炎患者，应考虑并发 PSC（AIH/PSC 重叠综合征）的可能。这时需行胆管造影，以确诊或排除自身免疫重叠综合征。

四、治疗

PSC 的治疗必须考虑到破坏的胆管并不能像肝细胞那样有再生的可能性。因此，PSC 宜在其病程的早期即给予治疗。治疗目的是防止胆管的进一步损伤和破坏。治疗方法有：①对其症状和并发症的处理。②对潜在疾病进程的特异疗法。

（一）药物治疗

药物治疗主要目的是减轻黄疸、控制感染、保护肝脏。早期 PSC 仍以药物治疗为主。

1. 皮质类固醇　皮质类固醇不仅能抑制炎症反应，减轻胆管纤维化，而且具有直接利胆、降低血胆红素，从而减轻黄疸的作用。泼尼松 40～60mg/d，连服数周至数月后疗效明显，但长期用药可延迟胆管炎存在或形成肝脓肿。尤其对已处于骨质疏松病危险边缘的 PSC 患者，应特别注意该药的长期不良反应，促使骨质疏松症的发作及发展，增加自发性骨折的概率。

2. 利胆剂

（1）考来烯胺：是一种非吸收性树脂，因具有胆盐结合作用而被用于治疗 PSC，4g/次，每日 3 次。只要有足够的胆汁流量，服用 2～3d 后，即能缓解患者的瘙痒症状，但不能改变 PSC 病程。

（2）熊去氧胆酸（HCDA）：是一种亲水胆酸，除抑制胆固醇生物合成外，还可与磷脂酰胆碱结合形成一种混合晶体，使过饱和的胆固醇可溶性增加，从而增加胆汁的流动性，用于治疗 PSC。一般剂量 12～15mg/（kg·d），最大剂量可达 20mg/（kg·d），可显著改善碱性磷酸酶（AIP）和 γ-谷胺酰转肽酶（GGT）水平。

3. 脂溶性维生素　PSC 病程后期，可能有脂肪泻和脂溶性维生素缺乏。据报道，80% 以上的晚期患者维生素 A 缺乏；40%～50% 维生素 D、E 缺乏。除在饮食上注意给予高蛋白、低脂肪、多维生素外，还应注意给予脂溶性维生素的补充。

4. 广谱抗菌药物　对于出现发热、腹痛的 PSC 患者，可短期应用广谱抗菌药物，以控制胆管感染，防止发生上行胆管炎或复发性胆管炎。一般不宜长期应用，预防发生耐药性，增加以后处理的难度。卷曲霉素具高胆管穿透性，曾被推荐用于细菌性胆管炎的治疗和预防，其代用药物有阿莫西林、甲氧氨苄嘧啶、磺胺甲基异噁唑。这些药物能够减少细菌性胆管炎发作频率和严重性。

5. 抗纤维化药　有研究表明，秋水仙碱对肝硬化有较好的疗效。该药物具有抗纤维发生、抑制胶原合成的作用，故可用于 PSC 的治疗。

6. 中药治疗　中医学根据 PSC 的发展分为早、中、后三期进行辨证的治疗。早期以清热利胆为主；中期以活血化瘀为主；后期以健脾利水为主。

（1）方剂：复方茵陈汤加减。

（2）常用药物：有以下四类。清热利胆：茵陈、金钱草、红藤、龙胆草、丹皮、黄芩、芒硝等。活血化瘀：赤芍、桃仁、红花、丹参、郁金、蒲黄、五灵脂、山甲、皂刺、三棱、莪术、大黄等。理气开郁：柴胡、元胡、木香、厚朴、枳实、莱菔子、青皮等。健脾扶正：党参、白术、当归、茯苓、麦冬、石斛、神曲、鸡内金等。

7. 联合药物治疗　由于单用一种药物常因疗效较差而需加大剂量带来的毒性作用，使其使用受到限制。采用联合用药，则不同的药物通过不同的机制同时或先后作用，相加或协同作用达到提高疗效的目的。又由于每种药物的剂量有所减少，它们的毒性作用也相应降低。联合药物治疗已被推崇为药物治疗 PSC 的未来方向。目前已有熊去氧胆酸与泼尼松，熊去氧胆酸与 BUD，秋水仙碱与泼尼松，甲氨蝶呤与熊去氧胆酸等联合用药的试验和报道。应用药物联合作为新的治疗方法，包括熊去氧胆酸、甲氨蝶呤、抗菌药物及其他免疫调节药物进行联合治疗，是今后最有前景的治疗方案。

（二）内镜治疗

1. 胆管球囊扩张　许多治疗中心在行内镜诊断的同时对胆管狭窄进行治疗，利用内镜下行球囊扩张或支撑来缓解 PSC 患者的胆管梗阻。先在内镜下行胆总管括约肌切开，高压球囊扩张后，然后酌情采取定期反复扩张，或放置胆管支撑管。经扩张后胆管造影检查，一部分患者显示狭窄部位的改善。扩张后的 1、3、5 年生存率分别为 91%、80% 和 68%。可见，通过向胆管插入气囊导管扩张狭窄，至少可以暂时缓解胆管梗阻或感染，尤其适合远端狭窄的患者。该法没有穿刺性的肝创伤，也不需长期的外流。但是，由于狭窄再生较快，且操作复杂，即使对于肝外胆管较长的狭窄经内镜插入球囊导管往往较困难，甚至是不可能的。因此，务必注意适应证的选择，仅适用于高度狭窄的患者作为暂时解除胆管梗阻的措施。

2. 经皮肝穿扩张或支撑　对不能经内镜方法扩张的肝内胆管狭窄（近端的主要狭窄），可经皮穿刺途径扩张狭窄的胆管。经皮途径扩张具有可多次连续扩张和支撑的优点。无论是术前或是术后切除肝外胆管的患者，经皮穿刺都是有益的。方法是将导管行单侧、双侧或右三叶置入，也可通过经皮穿刺导管对主要狭窄部位行球囊扩张，每 2～3 个月更换 1 次支撑管（若出现导管阻塞、胆管炎或导管周围胆漏，则需及早换管）。接受长期置管支撑患者从第 1 次接受治疗时计 1、3、5 年生存率分别为 84%、79% 和60%。值得注意的是，该方法属有创的治疗手段，操作的并发症包括胆管出血、胆漏，以及长期置管引流导致肝功能衰竭等，需认真加以防范。

（三）手术治疗

手术治疗的主要目的是胆管减压、保护肝脏。术中准确的临床分型判断和正确的手术方式选择至关重要。原则上对不同的临床类型宜采取不同的手术方式，方能达到较好的疗效。

1. 弥漫性硬化性胆管炎　此类患者胆管病变遍及整个肝外胆管及主要胆管，手术可在切开胆总管后，以胆管扩张器尽可能的将其逐步扩张，然后放置"T"形管引流。术后辅用抗菌药物、利胆剂、肾上腺皮质激素治疗，或中西医结合治疗。但是经数月后，"T"形管被胆泥堵塞，将进一步加剧胆管阻塞、胆管炎，甚至发生败血症，需认真加以防范。少数患者肝胆管和肝脏病变呈进行性，可迅速发展成胆汁性肝硬化、门静脉高压和肝功能衰竭或上消化道出血，此乃以肝移植治疗为适宜。

在弥漫性肝管狭窄的患者，其左、右肝管分叉部的狭窄更为显著。因此，治疗上可将肝外胆管及其分叉部切除，通过左、右肝管逐渐扩张，置入相应较粗的硅橡胶管或聚乙烯管，以"U"形管的形式引出体外，再行 Rouxen-Y 肝管空肠吻合。为方便手术操作，术前先行经皮穿刺，于左、右肝管分别置管，有助于术中肝管分叉部的分离。在胰腺上缘水平分离出胆总管，将胆总管自近端从门静脉上分离出来，直至肝管分叉水平。再将左、右肝管自近端分离至分叉处，把 Ring 导管换为更大的 Silastic 导管，在支撑管的支持下行左、右肝管与 Rouxen-Y 空肠祥的胆肠吻合。

2. 节段性硬化性胆管炎　这类患者胆管的硬化性节段，可能发生在肝外胆管，如肝总管及胆总管的狭窄；或发生在左、右肝管与肝总管分叉部的狭窄。对肝总管及胆总管的狭窄，可切除部分肝外胆管，并在狭窄以上的扩张胆管空肠 Rouxen-Y 吻合或间置空肠胆管十二指肠吻合。对左、右肝管与肝总管分叉部的狭窄，此种情况下肝内胆管多呈扩张，则宜早期行肝门部胆管引流，或扩张部胆管与空肠Rouxen-Y 吻合，以减少胆管梗阻对肝脏的损害。

3. 晚期硬化性胆管炎　晚期 PSC 患者常合并胆汁性肝硬化，有时出现门静脉高压症和上消化出血，肝功能明显损害等，治疗上较为困难，唯肝移植术是其适应证。在缺乏肝移植条件时，可采取以下方案处理，以挽救患者。

对胆管梗阻及感染较重，肝功能损害也较明显者，宜首先行胆管引流。经胆管引流后，患者的门静脉高压症可能部分缓解（一般很难完全消退），待肝功能好转后，行脾-肾静脉分流或肠系膜上静脉-下腔静脉分流术，以降低门静脉系统压力。再经 3～6 个月后行胆管-空肠吻合，以解决胆管狭窄。

4. 肝移植术　关于肝移植指征，从理论上说肝脏疾病已达晚期，患者可能在短期内丧失生命而条件具备时，均可为肝移植的指征。

总之，对于 PSC 患者的治疗，需要多学科共同参与，包括消化科、介入科、肝胆外科和移植外科医生。治疗方案的确定必须建立在胆管造影征象，肝活检的组织学分级，以及临床症状表现为基础，早期表现可以非手术治疗为主，达到减轻黄疸、控制感染和保护肝脏的目的，可采取中西医药物对症治疗。对于组织学 I 和 II 级肝外或肝门周围为主要狭窄部位，以及具有显著症状如胆管炎、黄疸或瘙痒患者，应选择肝外胆管切除术。若活检证明肝脏重度纤维化，则应行肝移植术，对于这种患者，内镜球囊扩张可能使症状减轻，但致死率可增高。对于有症状但不能行内镜治疗的患者可行经皮穿刺扩张或放置支撑管治疗。

（王振勇）

第五节 胆囊良性肿瘤

一、病理

胆囊良性肿瘤临床上较少见，主要为腺瘤。其发病率国内外文献报道差别较大，约为 0.2% ~ 2.0%，占胆囊息肉样病变的 3.6% ~ 17%，多见于中老年妇女。胆囊的慢性炎症及结石的长期刺激和损伤所导致的胆囊上皮细胞异常增生可能是引起本病的主要原因。腺瘤可发生在胆囊的任何部位，以体、底部较为多见。多为单发，向胆囊腔内生长，直径约 0.3 ~ 2.0cm 不等，但多数小于 1cm。约 1/3 患者为多发，少数患者的胆囊黏膜上可发生众多的乳头状腺瘤，称为乳头状瘤病。瘤体以蒂与胆囊壁相连或呈广基性隆起，呈绒毛状或桑葚状。质软、色泽不一，多与胆囊黏膜相近。组织学上可分为乳头状腺瘤、管状腺瘤和管状乳头状腺瘤。乳头状腺瘤较常见，为单个或多个，直径多小于 1cm，常有蒂。光镜下见上皮呈乳头状，表面为单层柱状上皮，少数呈假复层状，具有结缔组织的中心柱，与周围正常的胆囊黏膜上皮移行较好。管状腺瘤少见，肉眼观察其黏膜呈局部圆顶样隆起，直径多小于 1cm。光镜下见肿瘤由许多紧密排列的腺体和腺管组成，内衬以高柱状或立方形上皮细胞，排列整齐。管状乳头状腺瘤则具有上述两型腺瘤的组织形态。胆囊的其他良性肿瘤，如纤维瘤、脂肪瘤、血管瘤、平滑肌瘤、神经纤维瘤等则罕见。

胆囊息肉样病变（polypoid lesions of the gallbladder，PLG）又称隆起性病变，是影像诊断学对所发现的突入胆囊腔内的隆起性病变的统称。它包括了多种胆囊良性或早期恶性的病变，如胆囊良性肿瘤、假性肿瘤和早期胆囊癌等，其中一部分并非真正的胆囊肿瘤。有此表现的疾病包括：①增生性病变：胆囊胆固醇性息肉、胆囊腺肌瘤、淋巴组织增生性息肉、原发性胆囊黏膜增生症等；②炎性病变：胆囊炎性息肉、黄色肉芽肿性胆囊炎等；③肿瘤性病变：胆囊的良性肿瘤（腺瘤、血管瘤、脂肪瘤、神经纤维瘤等）和早期恶性病变（腺癌等）；④异位组织：胃黏膜、肠黏膜、胰、肝组织等的胆囊移位等。近年来，随着 B 超和 CT 等影像诊断技术的应用，胆囊息肉样病变的检出率明显增多，国内大宗流行病学报道在常规体检人群中 PLG 的检出率为 0.9%。综合文献报道，B 超的检出率可达 1.0% ~ 9.8%，其中胆固醇性息肉最多见，约占 50% ~ 87%。

胆囊腺瘤和腺肌瘤有恶变倾向，是胆囊癌的癌前期，常称其为胆囊癌相关性病变，其余的非肿瘤性息肉（胆固醇性息肉和炎性息肉等）则为非胆囊癌相关性病变（约占 92%）。腺瘤和腺肌瘤多为单发，直径多数大于 1cm；非肿瘤性息肉则大多数为多发，绝大部分直径小于 1cm。这些病理学特征在决定治疗时有一定的参考价值。胆囊腺瘤经过腺瘤性增生到腺瘤细胞中、重度异型增生，最终恶变为癌，癌变率为 6% ~ 36%。胆囊腺肌瘤又称胆囊腺肌增生症，是以胆囊黏膜和肌纤维肥厚、罗 - 阿窦（R - A sinuses）数目增多、窦腔扩大并穿入肌层为特征的一种增生性疾病。病变通常位于胆囊底部，形成结节，癌变率约为 3% ~ 10%。其发病机制可能与胆囊内长期高压有关。病变区 R - A 窦扩大、增多并形成假憩室，可深达黏膜下层和肌层，窦隙内衬以柱状上皮，呈腺样结构，周围为增厚的平滑肌纤维所包绕。扩大、增多的 R - A 窦形成假憩室，内含黏液或胆砂、胆石，有管道与胆囊相连，故亦有胆囊憩室之称。病变分为弥漫型、节段型和局限型，以局限型最为常见。

二、临床表现、诊断和治疗

胆囊良性肿瘤的症状与肿瘤的部位有关。位于底部、体部者一般无明显临床症状，大多于体检或其他疾病作 B 超检查时发现。位于颈部附近者可有上腹闷胀不适、隐痛，偶有脂餐后加重或绞痛发作，症状与慢性胆囊炎和胆石症难以区分。体检时大部分病例仅有右上腹部局限性轻压痛。并发急性感染时可出现急性胆囊炎的症状及体征。临床诊断基本上依赖影像学检查。B 超是最实用和有效的检查方法，可见突入胆囊腔内的光团，其后方无声影，不随体位改变而移动位置。B 超可显示病变的大小、形态、内部结构、与胆囊壁的关系，并能鉴别有无结石并存。B 超的诊断符合率可达 90% 以上，反复多次的超声检查还可提高诊断符合率。彩超的诊断价值更高，能观察光团内有无彩色血流，可与临床上最常见的胆固醇性息肉相鉴别。内镜超声（endoscopic ultrasonography，EUS）诊断的准确性明显高于普通超声，可高达98%。EUS将胆囊壁分为三层：内层为高回声的黏膜及黏膜下层，中间为低回声的肌纤维层，外层为高回声的浆膜下层及浆膜层。EUS对鉴别肿瘤性与非肿瘤性息肉有较高的价值，胆固醇息肉轮廓呈颗粒状，内部为点状高回声，并可见清晰的三层囊壁。若EUS显示息肉轮廓呈结节状，内部为低回声，则多为肿瘤性息肉。当瘤体较小时，CT的检出率低，其诊断价值不如彩超和EUS。行CT增强扫描时，如瘤体有强化，则有助于胆囊肿瘤的诊断。当胆汁过分黏稠，或胆囊积脓，胆囊萎缩，尤其又伴有胆囊颈部结石时，B超可能会出现假阴性结果。此时行CT增强扫描对于鉴别与胆汁密度相近的肿瘤有特殊诊断价值。有文献报道，正电子发射计算机断层显像 – CT（PET – CT）对胆囊息肉样病变的良、恶性鉴别有较高价值，但价格昂贵，临床应用少。

临床诊治的关键是如何从众多的胆囊息肉样病变中鉴别出胆囊的"肿瘤性病变"，并识别出癌前病变或早期胆囊癌。各项检查方法尚不能区分其病理性质时，往往需经病理切片检查才能确诊。临床上要从两方面把关，其一是严格掌握手术指征。既不能因担心胆囊息肉有癌变可能而扩大手术指征，把很多非肿瘤性息肉患者的正常功能的胆囊切除，给患者带来不必要的损失。也要及时处理肿瘤性息肉，以免随后一旦发生癌变而错失手术良机。综合文献上各家报道，胆囊息肉样病变的手术指征为：①单发，直径1cm以上者；②年龄50岁以上，广基而单发的病变；③病变在短期内基底变宽、有增大趋势或病灶周围的黏膜有浸润、增厚表现；④并发胆囊疾病，如胆囊结石、急性或慢性胆囊炎，有明显临床症状者；⑤息肉较大、长蒂或胆囊颈部息肉，影响胆囊排空，有胆绞痛发作史者；⑥并发胆囊壁不规则增厚者。对于暂无手术指征者，因其仍有潜在恶变的可能，应定期随访观察。如发现病变发生变化，则应及时手术治疗。把关之二是术中要正确处理。凡因胆囊息肉样病变而施行手术者，胆囊切下后应立即剖开检查，如病变像肿瘤者，均应送冰冻切片检查，不但要确定有无癌变，还要确定癌变的部位是腺瘤顶端还是基底部，以及是否发展为浸润性癌。对于癌变未突破黏膜层者，行单纯胆囊切除术即可达到较满意的效果。对于癌组织已突破黏膜基底膜或已有周围淋巴结肿大者，应按胆囊癌根治性切除原则处理。对单发、直径15mm以上或术前疑有恶变者，施行胆囊切除术时，应将胆囊和胆囊床上的纤维脂肪组织一并切除并送病理检查。术中还应细心操作，避免胆囊破损胆汁外溢而增加癌肿播散的机会。

（熊 微）

第六节 胆囊癌

胆囊癌是胆道系统中较常见的恶性肝癌，国内统计约占肝外胆道癌的25%。

一、病因

胆囊癌的病因可能与以下因素有关：①胆囊结石与胆囊慢性炎症。由于结石的长期存在及胆囊黏膜慢性炎症的刺激，可促使上皮增生而发生癌变倾向。国内资料报道胆囊癌并发结石占20%～82.6%，国外为54.3%～100%。②胆固醇的代谢紊乱。胆汁滞留与刺激，可能为致癌因素。③细菌的作用。有人报道2/3的胆石中可发现厌氧菌和其他细菌，从胆汁培养的厌氧菌中有40%是梭状芽孢杆菌，这种细菌与肠道中产生致癌物质的细菌相同。④胆囊腺瘤恶变。良性腺瘤直径多小于12mm，而恶性腺瘤的直径多超过12mm。此外，有人研究认为胆囊腺肌病为胆囊癌前病变。

二、病理

胆囊癌好发于胆囊底、体部，其次是颈部与胆囊管。80%为腺癌（硬化性癌约占60%，乳头状癌占25%，黏液癌占15%），其次为未分化癌（6%），鳞状细胞癌（3%）和混合性癌（1%）。

乳头状癌的癌组织可呈菜花状，并可发生癌组织脱落与出血，导致胆囊管或胆总管阻塞。黏液癌或癌肿黏液性变时，可见胆囊内有大量胶冻状物质。Nevin提出根据癌细胞分化程度分为3级：Ⅰ级，分化良好；Ⅱ级，中度分化；Ⅲ级，分化不良。并按病变侵犯深度分为五期：Ⅰ期，位于黏膜（原位癌）；Ⅱ期，侵及黏膜与肌层；Ⅲ期，全层受侵犯；Ⅳ期，侵犯全层加局部淋巴结受累；Ⅴ期，侵犯肝脏或转移到其他器官。

胆囊癌的转移途径可经淋巴、血行、胆管、神经和直接蔓延等方式。局部浸润则以肝脏多见。胆囊癌的淋巴转移多经肌层和浆膜下层转移到胆囊颈部淋巴结、肠系膜上血管周围淋巴结、汇合于主动脉旁淋巴结。因此在胆囊癌的根治术中应注意上述两路淋巴结的清扫。血行转移可至肝、肺、骨等处，分化不良者易于发生腹腔内种植转移。

三、诊断与鉴别诊断

胆囊癌早期缺乏临床症状，一旦做出诊断，其病程多已属中晚期。常有以下特征：①长期发作的胆囊炎及胆囊结石病史。②胆囊部肿块质地硬，不规则，若胆囊管阻塞，则胆囊肿大，囊内积液。晚期患者的癌细胞侵犯肝脏，使肝大。③当胆囊内癌组织脱落或出血引起胆道阻塞时，继发于胆绞痛之后多可出现黄疸，黄疸的程度较轻，且可消退。亦可因癌组织局部浸润和淋巴转移，压迫肝外胆管而出现黄疸，早期程度较轻，以后逐渐加重。常伴有低热，当胆管发生阻塞和继发感染时，亦可出现高热。在临床上应与胆管的恶性肿瘤、肝癌、胰头癌以及引起上消化道出血的疾病相鉴别。

现代影像学检查可提示早期诊断依据，B超检查为首选的检查方法，影像检查上可发现胆囊黏膜的隆起性改变，胆囊壁增厚，胆囊的内腔消失，胆囊与肝床间的界线消失或变模糊不清，肝脏的转移灶等。影像学检查亦有助于胆管梗阻的定位、淋巴转移的诊断等。

近年来内镜超声检查（EUS）的应用，使早期胆囊癌的诊断率有所提高。

内镜超声检查是采用高频探头在胃或十二指肠腔内对胆囊进行扫描，避免了受腹壁肥厚，肠管积气等影响，对胆囊壁的结构能得到较清楚的图像，使胆囊癌绝大多数可早期得到确诊。

四、治疗

本病的治疗以手术为主。手术的方式一般包括：①单纯胆囊切除术。②扩大胆囊切除术，即同时楔形切除距胆囊床边缘2cm无肿瘤的肝组织，清除所属引流的淋巴结。③肝切除术，包括切除肝右叶、肝外胆管和广泛的淋巴结清除。④肝门部胆管与空肠 Roux - en - Y 吻合术，或置 U 形管引流术，对无法切除的胆囊癌可采用上述方法以解除胆道梗阻。

手术方式的选择取决于：①肿瘤的大小。②胆囊床肝组织侵犯的程度。③胆道周围淋巴结的转移情况。④胆道邻近器官的侵犯范围。

Ⅰ、Ⅱ期胆囊癌手术切除胆囊后结果良好，Ⅲ期以上的胆囊癌预后很差。近年来，胆囊癌的扩大根治术再次受到注意。对尚能手术切除的第Ⅴ期胆囊癌施行扩大根治术，包括扩大的肝右叶切除、淋巴结清扫、胰十二指肠切除、门静脉重建等手术的联合使用，以提高患者5年生存率。此种手术只能用于年龄不太大，健康和营养情况良好的患者，因为手术后并发症发生率和死亡率均较高。

因胆囊疾患仅作了单纯胆囊切除术，术后经病检发现胆囊癌，如肿瘤局限于肌层以下者，切除胆囊后，不需再次手术。而侵及浆膜下者应再手术切除胆囊床肝组织，并清扫区域淋巴结。为避免再次手术，术中应将所有切除的胆囊剖开检查，如有可疑者，即作冰冻切片。

据文献报道，胆囊原位癌和侵犯肌固有层的5年累计生存率分别为82.6%和72.5%，如癌肿浸润浆膜下层和浆膜层，5年累计生存率分别为37.0%和14.7%，侵犯邻近脏器者，5年生存率仅为7.5%。

辅助治疗措施如术中及术后放射治疗、化学治疗等对胆囊癌亦有一定的帮助。

（熊　微）

第七节　胆管良性肿瘤

胆管良性肿瘤相当少见，其中以乳头状瘤为多见，其次为腺瘤和囊腺瘤，纤维瘤、平滑肌瘤、神经鞘瘤等则更罕见。乳头状瘤有可能发生恶变，一般为单发性，少数为多发性，称为乳头状瘤病。

一、临床表现

一般无症状，只有当肿瘤长到足以造成胆管梗阻时才会出现症状。此时可有上腹部疼痛、黄疸和出现胆管炎等症状。早期诊断较困难。在肿瘤较大时，静脉胆道造影片中可见胆管内有充盈缺损，造影剂有排空延迟现象。X 线胃肠钡餐检查有时可见十二指肠乳头处有增大现象。CT 检查有时可见胆管腔内肿瘤，增强后瘤体强化。诊断主要依靠手术探查后明确。瘤体处胆管有扩张，内扣及质软可推动的肿物。术中胆道镜检查能见到肿瘤全貌，但必须作冰冻切片或快速石蜡切片检查，才能与恶性肿瘤相鉴别。

二、治疗

治疗原则应将胆管局部切除，以免术后复发。位于高位胆管者，切除后如胆管重建有困难，可考虑作肝方叶切除，以利肝胆管显露和行胆肠吻合。位于肝、胆总管游离段者，可作胆管对端吻合、T 管支撑引流，或胆管空肠 Roux－Y 吻合。位于壶腹部者，可切开 Oddi 括约肌作肿瘤局部切除。如肿瘤位于胆总管胰腺段，难以作胆总管局部切除，则只能作胰十二指肠切除术。

（张世杰）

第八节　胆管癌

一、病因

胆管癌的病因仍然不清楚，但与以下一些因素有关：①胆结石与慢性复发性胆管炎：据文献统计，6%～37%胆管癌同时伴有胆石症，有人认为慢性复发性胆管炎导致胆管上皮的非典型增生，可能为癌前病变。②感染：有人报告慢性伤寒菌携带者死于肝胆管癌者 6 倍于对照组，提出细菌对胆盐的降解可能是致病因素。③肝管狭窄、肝内外胆管囊肿致长期引流不畅，也可能与胆管癌的发生有关。④慢性溃疡性结肠炎或原发性硬化性胆管炎可能与肝外胆管癌有关。此外，胆胰汇合部流体力学异常及胰胆反流亦与胆管癌的发生有关，还与其分子生物学特性改变有密切关系。

二、临床分型

肝外胆管一般划分为 4 部分：①上段，胆囊管开口以上直至肝门处的主要肝管。②中段，自胆囊管开口以下至十二指肠上缘。③下段，十二指肠后段与胰腺段胆管。④十二指肠内段包括乳头部。胆管癌可划分为上段胆管癌、中段胆管癌、下段胆管癌，其中以上段胆管癌比例最高，占 60%～75%。上段胆管癌亦称肝门部胆管癌指肿瘤发生在胆囊管开口以上的肝外胆管，即发生于肝总管、肝管分叉部、左右肝管的第一、二级分支。中、下段胆管癌指自胆囊管开口至壶腹部以上发生的癌，在临床表现和治疗方法上，中段胆管癌和下段胆管癌有许多相同之处，因而往往将中、下段胆管癌作为一个类型。

根据肿瘤发生的解剖部位，Bismuth 和 Corlette 将肝门部胆管癌分为 4 型：Ⅰ型：癌肿位于左、右肝管汇合处以下肝总管，前两者相通。Ⅱ型：癌肿位于左、右肝管分叉处，两者不相通。Ⅲa 型：癌肿位于右肝管和肝总管。Ⅲb 型：癌肿位于左肝管和肝总管。Ⅳ型：癌肿位于左右肝管和肝总管。发生于左右肝管分叉部的胆管癌有早期出现黄疸和肿瘤发展缓慢的特点，有一定的临床病理特征。此种胆管癌亦称之为 Klatskin 瘤（Klatskin tumor）。

三、临床病理特征

胆管癌根据病理大体可分为硬化型、结节型、乳头状和弥漫型。

1. **息肉样或乳头状腺癌**　可能来源于胆管黏膜的乳头状腺瘤的恶变，较少见。肿瘤表现为胆管黏膜上的息肉样突出至胆管腔内，胆管腔因而扩大，胆管阻塞常不完全，胆管内有时有大量的黏液分泌物。此类肿瘤的特点一般是不向神经周围淋巴间隙、血管或肝组织浸润，但在胆管甚至肝内胆管的黏膜面上可有多发性病灶，若能早期手术切除，成功率高，预后亦良好。

2. 结节型胆管癌　结节型胆管癌呈结节状向管腔内突起，瘤体一般较小，表面不规则，基底宽，肿瘤可直接侵犯周围组织和血管并向肝实质扩展，但其程度较硬化型为轻。

3. 硬化型胆管癌　在肝门部胆管癌中，此类型最为常见。硬化型癌沿胆管壁浸润，使胆管壁增厚、纤维增生，并向管外浸润形成纤维性硬块。常向肝内方向的胆管浸润、扩展，阻塞肝内胆管的二级分支。此类肿瘤有明显地向胆管周围组织、神经淋巴间隙、血管、肝实质侵犯的倾向。当肿瘤组织已阻塞胆管管腔时，它亦常已侵犯至周围组织或肝组织。神经侵犯是本病的特点。根治性手术切除时常需切除肝叶。硬化型癌与正常胆管壁间的分界一般较为清楚，但有时癌细胞亦可在黏膜下扩展，以致在切除胆管的断端仍可发现有癌细胞。

4. 弥漫型（浸润型）胆管癌　癌组织在肝门部和肝内、外的胆管均有广泛浸润，手术时难于确定癌原始发生于胆管的哪个部位，多不能手术切除。

从组织学上可将胆管癌分为：①乳头状腺癌，多数病例为腔内乳头状型，腺癌组织分化较好，有的向管壁浸润生长。②高分化腺癌，在胆管癌中多见，癌组织环绕管壁内浸润生长，癌组织呈大小不等，形状不规则的腺体结构。③低分化腺癌。④未分化癌。⑤印戒细胞癌等。

四、诊断和鉴别诊断

（一）临床表现

肝门部胆管癌早期缺乏典型临床表现。多以进行性加深的无痛性（或隐痛不适）黄疸就医，常伴有皮肤瘙痒、食欲减退、腹泻和消瘦等，并发有感染时可出现寒战与发热等胆管炎的表现。并发胆管结石者可出现胆绞痛。肝大，质地较硬，表面光滑，部分患者在未出现黄疸前就可触及肿大的肝脏。肝门部胆管癌胆囊常不肿大，当癌肿向下蔓延阻塞胆囊管开口后，胆囊分泌的黏液不能排出而潴留在胆囊腔内时，也可触及肿大的胆囊。脾脏肿大及出现腹腔积液均属病程晚期。来源于一侧肝管的癌，临床上并没有黄疸。直至肿瘤沿胆管壁浸润阻塞对侧肝管开口或因肿瘤肝门处转移浸润，阻塞肝总管时，临床才出现黄疸。

中、下段胆管癌的临床特点是较早期出现梗阻性黄疸。胆囊的改变则视癌与胆囊管开口的关系，若胆囊管开口受阻，则胆囊不肿大，若胆囊管通畅，则胆囊肿大。位于胆管壶腹部的癌肿，除有胆总管阻塞的临床表现外，尚有胰管梗阻的症状，如血糖过高或过低，脂肪性腹泻。壶腹部癌肿容易发生溃疡出血，表现为贫血、柏油样便。持续背部隐痛。胆管中段癌因不造成胰管梗阻，故临床上无胰腺内、外分泌紊乱的现象，亦可触及肿大的胆囊。

（二）实验室检查

癌胚抗原（CEA）是目前已在临床广泛应用的消化道肿瘤标志物，在胆道癌患者血清中的阳性率为40%左右，对于胆道癌的诊断有一定的诊断价值，也是判断手术后是否有肿瘤残留或复发的有用指标。近10年来发现 CA19-9、CA125、CA50、CA242 等糖链群肿瘤标志物，对胆道癌有较高的灵敏度，其阳性率为75%~80%，仅次于胰腺癌。这一类肿瘤标志物也见于其他消化道肿瘤患者，因其特异性较差，在进行临床诊断时，必须结合各种影像学诊断或通过不同方法（如 PTC 或 ERCP 等）采集胆汁或肿瘤组织，测定上述各种肿瘤标志物、DNA 含量或进行基因诊断等方可确定诊断。最近第三军医大学（梁平等）从人的胆管癌组织中提取和纯化了一种新的胆管癌相关抗原（cholangiocarcinoma related antigen，CCRA），并制备了兔抗 CCRA-IgG，建立了检测 CCRA 的 ELISA 方法。对308例各种良性及恶性疾病患者血清 CCRA 浓度进行检测，结果发现，其诊断胆管癌的阳性率为 77.78%，特异性为 95%~100%，明显优于目前所用的上述肿瘤标志物，为胆道癌的早期诊断做出了有意义的探索。

（三）影像学检查

1. B 型超声　超声检查是此病诊断时首先选用的方法。在超声下可显示肝内、外胆管，胆囊肿大的情况，肿块的大小。如肝内胆管扩张、胆总管不扩张（直径小于 5～7mm），胆囊不肿大则梗阻应在胆囊管开口以上的肝总管，胆总管及肝内胆管扩张，胆囊肿大则梗阻部位在中、下段胆总管或壶腹部。一侧肝内肝管扩张，表示梗阻部位在同侧肝胆管的开口处。肝门肿块加上扩张的左、右肝管，出现所谓"蝴蝶征"的典型表现。在多普勒超声血流图上，可详细观察肿瘤与肝动脉及门静脉的关系，以及血管受侵犯的情况。超声内镜检查（EUS）在诊断下段及中段胆管癌上，较 US 的效果为佳。EUS 系统十二指肠扫查，能显示乳头部直至上段胆管的状态，尤其在诊断癌浸润深度上甚为实用，又可显示胰腺、十二指肠浸润状态和肿大的淋巴结。近年开发出内径仅 2mm 的超声探头获得由胆管内腔扫查的方法（管腔内超声检查，IDUS）。此与 EUS 相同，主要用于检查病变进展程度。

2. CT 扫描　可以得到与超声相同的效果和更为清晰的立体断层图像，对肝门肿瘤或肝叶萎缩以及确定肝尾叶与肝门肿块的关系、胰头区有无占位病变很有帮助。双螺旋 CT 胆管成像和门静脉血管成像，可清晰显示门静脉及胆管系统立体结构，术前可准确了解肿瘤所侵犯范围、部位及血管受侵情况，有利于制定合理的治疗方案。

3. 磁共振成像（MRI）　和 CT 的效果相当，可做不同切面的成像图，更能增加对肝内胆管系统改变的立体构象。通过系列的肝门部体层扫描，可以系统地了解肝内胆管的改变，肿瘤的范围，有无肝实质侵犯或肝转移，肝左、右叶有无程度不等的增大或萎缩。MRCP（磁共振胰胆管成像）对肝外胆管梗阻程度判断和定位诊断准确率为 85%～100%，梗阻原因诊断的准确率为 64%～95%。

4. 经皮肝穿刺胆管造影（PTC）　经皮肝穿刺胆管造影（PTC）能清楚地显示梗阻胆管近端的部位、范围、程度和原因，但肝门部胆管癌时，左、右肝管间交通常受阻，右肝管的 2～3 级分支，左内、外肝胆管之间的交通亦常受阻，在肝内形成肝段间的分隔现象。因此，PTC 时需要多处选择性穿刺造影才能显露肝内胆管系统的全貌，因而亦增加并发症的机会。

5. 逆行胆道造影　经内镜逆行胆道造影（ERCP）能够显示胆管狭窄、中断、胆管壁不规则或充盈缺损，胆管扭曲与变形。逆行胆管造影可能引起上行性胆道感染。十二指肠镜检查可做壶腹部癌活检。

6. 选择性腹腔动脉、肝动脉、肠系膜上动脉造影与经肝门静脉造影　以了解肿瘤是否侵犯门静脉、肝动脉及其分支，门静脉是否闭塞或有无动静脉瘘，也可显示肿瘤的大小与边界。

五、外科治疗

1. 围手术期的处理　恶性梗阻性黄疸的患者，由于肿瘤本身、高胆红素血症和内毒素血症而导致机体发生一系列变化，如肝、肾、肺、脑及胃肠黏膜等变化和损害，营养不良、免疫功能降低与代谢障碍等。因此，术前应注意恢复血容量，改善营养状况，纠正水、电解质代谢紊乱，低蛋白血症与凝血机制障碍（控制内毒素血症）。胆管梗阻常伴有胆道感染，围手术期预防性应用抗生素可降低术后感染并发症的发生率。减少胃酸分泌，以防止术后发生应激性溃疡而导致的胃肠道出血。

关于恶性梗阻性黄疸术前减黄问题：阻黄患者术后的并发症和死亡率与术前血清胆红素呈正相关。PTCD 有降低血清胆红素，改善肝功能，治疗胆管炎和减少并发症等优点，但也有一些并发症，如胆汁性腹膜炎、腹腔或胆道出血与胆道感染，且易发生堵管或脱管而达不到引流的目的。有人随机对照行PTCD，发现 PTCD 虽可降低血清胆红素，但未能降低手术死亡率，高位胆管癌时肝内胆管的分隔化，PTCD 不可能起到有效的引流作用，故认为不宜常规来使用。近年来，对拟行手术者，可经 ERCP 置放鼻胆管先行胆道引流（ENBD），通畅的胆汁引流改善因长期阻塞性黄疸而受损的肝脏功能，同时改善全身状况，为手术治疗创造条件。不能手术者，做 ERCP 的同时置放内置金属（或塑料）导管（ERBD），将胆汁引入十二指肠，成为非手术性胆肠内引流术，能有效地减轻黄疸，延长患者的生命。

2. 上段胆管癌的治疗　肝门部胆管癌由于早期诊断困难，切除肿瘤时常要连同肝叶或广泛的肝切除，手术的危险性高，以往的手术切除率很低。Alexander 报道切除率仅 10%，近年来由于影像诊断技术的发展、手术的改进和手术范围的扩大，切除率已有明显提高，切除率已超过 60%。对不能切除的肝门部胆管癌，应解除胆道的梗阻，延长患者的生存时间和提高患者的生活质量。

3. 中、下段胆管癌治疗　中、下段胆管癌以手术切除治疗为主，切除的范围应包括胆囊、部分肝胆管、胰头部及十二指肠，同时清扫相应的淋巴结群。局限性的胆管段切除容易留下有癌细胞残留的胆管和淋巴结。

不能手术切除的病例，可经十二指肠内镜内置管引流解除黄疸，经肝穿刺胆管置管或手术引流梗阻以上的胆管。

中、下段胆管癌的手术切除率及预后均优于肝门部胆管癌。

（张世杰）

第九节　胆道闭锁

一、概述

胆道闭锁并非少见疾病，至少占有新生儿长期阻塞性黄疸的半数病例，其发病率约为 1 : 8 000 ~ 1 : 14 000 个存活出生婴儿，但地区和种族有较大差异，以亚洲报道的病例为多，东方民族的发病率高 4 ~ 5 倍，男女之比为 1 : 20。

以往认为胆道闭锁难以治疗，必将死于感染和肝功能衰竭，自 Kasai 首创的手术方法取得成功以来，疗效获得显著提高，7 篇报道 562 例，存活 206 例。目前主要是争取早期诊断和早期手术，可能获得更多的存活机会。在日龄 60d 以内手术者，生存率可达 75%；而 90d 以后接受外科治疗者降至 10%。因此，对于新生儿、乳儿的阻塞性黄疸疾患应行早期筛选，以期做出早期诊断。

（一）病因

在病因方面有诸多学说，如先天性发育不良学说、血运障碍学说、病毒学说、炎症学说、胰胆管连接畸形学说、胆汁酸代谢异常学说、免疫学说等等。病因是一元论，还是多元论，至今尚无定论。

早年认为胆道闭锁的发生类似十二指肠闭锁的病因，胆道系的发育过程，亦经过充实期、空泡期和贯通期三个阶段，胚胎在第 5 ~ 10 周时如果发育紊乱或停顿，即可形成胆道闭锁畸形。可是，从现实观察有许多不符之处，首先在大量流产儿和早产儿的解剖中，从未发现有胆道闭锁。其次，常见的先天发育异常，如食管闭锁、肛门闭锁等多伴有其他畸形，而胆道闭锁恒为一种孤立的病变，很少伴发其他畸形，罕有伴同胰管闭锁是明显的对比。黄疸的延迟发病和完全性胆汁淤积的渐进性征象（大便从正常色泽变为灰白色），就此怀疑胆道闭锁不是一种先天发育畸形，而是在出生前后不久出现的一种疾病。

近年发现以下事实：①第一次排出的胎粪，常是正常色泽，提示早期的胆道是通畅的；个别病例在出现灰白色粪便之前，大便的正常颜色可以持续 2 个月或更长时间。肝门区域的肝内胆管亦是开放的，以上现象提示管腔闭塞过程是在出生之后发生和进展的。②特发性新生儿胆汁淤积的组织学特征，具有多核巨细胞性变。有的病例曾作多次肝脏活组织检查，先为新生儿肝炎，后发展为胆道闭锁，尤其在早期（2 ~ 3 个月前）作活检者。③从肝外胆道闭锁病例所取得的残存胆管组织做病理检查，往往发现有炎性病变，或在直视或镜下可见到中心部萎陷的管道结构或腺样结构含有细小而开放的管腔。因此，认为胆道闭锁是由于传染性、血管性或化学性等因素，单一或并发影响在宫内胎儿的肝胆系统。由于炎性病变大的胆管发生管腔闭塞、硬化或部分消失，病变可进展至出生之后，由于不同的病期长短和肝内病变的严重程度，肝外胆管可全部、部分或一段闭塞。

此概念是新生儿肝炎与胆道闭锁属于同一范畴，是一种新生儿梗阻性胆道疾病，可能与遗传、环境和其他因素有关。因而，胆道闭锁与新生儿肝炎两者的鉴别非常困难，且可以同时存在，或者先为肝巨细胞性变而发展为胆道闭锁。原发病变最可能是乙型肝炎，它的抗原可在血液中持续存在数年之久。因此，母亲可为慢性携带者，可经胎盘传给胎儿，或胎儿吸入母血而传染。在病毒感染之后，肝脏发生巨细胞性变，胆管上皮损坏，导致管腔闭塞，炎症也可产生胆管周围纤维性变和进行性胆道闭锁。

Landing 将新生儿肝炎综合征和胆道闭锁统称为婴儿阻塞性胆管病，根据病变累及部位分为 4 型：①当病变仅累及肝脏时为新生儿肝炎。②若炎症累及肝外胆道而成狭窄但未完全阻塞者，即所谓胆道发育不良，有时这种病变可能逐渐好转，管腔增大，胆道恢复通畅。有时炎症继续发展导致胆道完全阻塞成为胆道闭锁。③若阻塞在肝管或胆囊及胆总管的远端，则为"可治型"胆道闭锁。④若肝外胆管严重受累，上皮完全损坏，全部结构发生纤维化，胆管完全消失，仅有散在残存黏膜者是"不可治型"胆道闭锁。认为这种原因造成的胆道闭锁占有80%病例，而纯属胆道先天性发育异常引起的胆道闭锁仅有10%。先天原因造成者常伴有其他先天性畸形。

（二）病理

一般将胆道闭锁分为肝内和肝外两型。肝内型者可见到小肝管排列不整齐、狭窄或闭锁。肝外型者为任何部位肝管或胆总管狭窄、闭锁或完全缺如。胆囊纤维化呈皱缩花生状物，内有少许无色或白色黏液。胆囊可缺如，偶尔也有正常胆囊存在。

Koop 将胆道畸形分为三型：①胆道发育中断。②胆道发育不良。③胆道闭锁。此种分类对指导临床，明确手术指征和估计预后，有一定的实用意义。

1. 胆道发育中断　肝外胆管在某一部位盲闭，不与十二指肠相通。盲闭的部位在肝管上段，则肝管下段和胆总管均缺如；也有肝管、胆囊和胆总管上段均完整，盲闭部位在胆总管，仅其下段缺如。以上两种仅占5%～10%病例。由于肝外胆管为一盲袋，内含胆汁，说明与肝内胆管相通，因此可以施行肝外胆管与肠道吻合术。

2. 胆道发育不良　炎症累及肝外胆道，使胆管上皮破坏，发生纤维性变，管腔发生狭窄，但未完全闭塞。有时这种病变可能逐渐好转，管腔增大，恢复通畅。有时炎症继续发展，使整个胆道系统完全阻塞，近年主张施行肝门肠管吻合术治疗这种病变。如果仔细解剖肝十二指肠韧带，并追踪至肝门区，可在此纤维结缔组织内发现有腔隙狭小的微细胆管，直径约1～2mm的发育不良胆管。

3. 胆道闭锁　肝外胆管严重受累，胆管上皮完全损坏，全部结构发生纤维化，胆道完全消失。在肝十二指肠韧带及肝门区均无肉眼可见的腔隙管道，组织切片偶尔可见少量黏膜组织。此种病例是真正的胆道闭锁。

4. 肝脏病变　肝脏病损与病期成正比，在晚期病例有显著的胆汁性肝硬化、肝大、质硬、呈暗绿色，表面有结节。肝穿刺组织在镜检下，主要表现为肝内胆小管增生，管内多为胆栓，门脉区积存大量纤维组织，肝细胞及毛细胆管内淤积胆汁，也可见到一些巨细胞性变，但不及新生儿肝炎为多。后者胆小管增生和胆栓均相对地少见。

二、诊断

（一）并发畸形

胆道闭锁的并发畸形比其他先天性外科疾病的发生率为低，各家报告相差较大，在7%～32%之间，主要是血管系统（下腔静脉缺如，十二指肠前门静脉、异常的肝动脉）、消化道（肠旋转不良）、腹腔内脏转位等。

胆道闭锁的典型病例，婴儿为足月产，在生后1～2周时往往被家长和医生视作正常婴儿，大多数并无异常，粪便色泽正常，黄疸一般在生后2～3周逐渐显露，有些病例的黄疸出现于生后最初几天，当时误诊为生理性黄疸。粪便变成棕黄、淡黄、米色，以后成为无胆汁的陶土样灰白色。但在病程较晚期时，偶可略现淡黄色，这是因胆色素在血液和其他器官内浓度增高而少量胆色素经肠黏膜进入肠腔掺入粪便所致。尿色较深，将尿布染成黄色。黄疸出现后，通常不消退，且日益加深，皮肤变成金黄色甚至褐色，可因搔痒而有抓痕，有时可出现脂瘤性纤维瘤，但不常见。个别病例可发生杵状指，或伴有发绀。肝脏肿大，质地坚硬。脾脏在早期很少扪及，如在最初几周内扪及肿大的脾脏，可能是肝内原因，随着疾病的发展而产生门静脉高压症。

在疾病初期，婴儿全身情况尚属良好，但有不同程度的营养不良，身长和体重不足。时常母亲叙述婴儿显得兴奋和不安，此兴奋状况可能与血清胆汁酸增加有关。疾病后期可出现各种脂溶性维生素缺乏现象，维生素 D 缺乏可伴发佝偻病串珠和阔大的骨骺。由于血流动力学状况的改变，部分动静脉短路和周围血管阻力降低，在心前区和肺野可听到高排心脏杂音。

（二）实验室检查

现有的实验方法较多，但特异性均差。胆道闭锁时，血清总胆红素增高，结合胆红素的比例亦相应增高。碱性磷酸酶的异常高值对诊断有参考价值。γ - 谷氨酰转氨酶高峰值高于300IU/L，呈持续性高水平或迅速增高状态。5′ - 核苷酸酶在胆管增生越显著时水平越高，测定值 >25IU/L，红细胞过氧化氢溶血试验方法较为复杂，若溶血在80%以上者则属阳性。甲胎蛋白高峰值低于40μg/mL，其他常规肝功能检查的结果均无鉴别意义。

（三）早期诊断

如何早期鉴别阻塞性胆管疾病，是新生儿肝炎综合征，还是胆道闭锁，这是极为重要的。因为从当前的治疗成绩来看，手术时间在日龄60d以内者，术后胆汁排出率可达82% ~90%，黄疸消退率55% ~66%；如手术时间延迟，则成绩低下，术后胆汁排出率为50% ~61%。由于患儿日龄的增加，肝内病变继续发展，组织学观察可见肝细胞的自体变性和肝内胆管系的损害，日龄在60 ~100d者小叶间胆管数显著减少，术后黄疸消退亦明显减少，由此可见早期手术的必要性。

但要做出早期诊断是个难题，必须在小儿内外科协作的体制下，对乳儿黄疸病例进行早期筛选，在日龄30 ~40d时期进行检查，争取60d以内手术，达到诊断正确和迅速的要求。对于黄疸的发病过程、粪便的色泽变化、腹部的理学检查，应作追迹观察，进行综合分析。目前认为下列检查有一定的诊断价值。

1. 血清胆红素的动态观察　每周测定血清胆红素，如胆红素量曲线随病程趋向下降，则可能是肝炎；若持续上升，提示为胆道闭锁。但重型肝炎并伴有肝外胆道阻塞时，亦可表现为持续上升，此时则鉴别困难。

2. 超声显像检查　若未见胆囊或见有小胆囊（1.5cm以下），则疑为胆道闭锁。若见有正常胆囊存在，则支持肝炎。如能看出肝内胆管的分布形态，则更能帮助诊断。

3. ^{99m}Tc - diethyl iminodiacetic acid（DIDA）排泄试验　近年已取代^{131}碘标记玫瑰红排泄试验，有较高的肝细胞提取率（48% ~56%），优于其他物品，可诊断由于结构异常所致的胆道部分性梗阻。如胆总管囊肿或肝外胆管狭窄，发生完全梗阻时，则扫描不见肠道显影，可作为重症肝内胆汁淤积的鉴别。在胆道闭锁早期时，肝细胞功能良好，5min显现肝影，但以后未见胆道显影，甚至24h后亦未见肠道显影。当新生儿肝炎时，虽然肝细胞功能较差，但肝外胆道通畅，因而肠道显影。

4. 脂蛋白 - X（Lp - X）定量测定　脂蛋白 - X是一种低密度脂蛋白，在胆道梗阻时升高。据研究所有胆道闭锁病例均显升高，且在日龄很小时已呈阳性，新生儿肝炎病例早期呈阴性，但随日龄增长也可转为阳性。若出生已超过4周而Lp - X阴性，可除外胆道闭锁；如 >50mg/dl，则胆道闭锁可能性大。亦可服用消胆胺4g/d，共2 ~3周，比较用药前后的指标，如含量下降则支持新生儿肝炎综合征的诊断，若继续上升则有胆道闭锁可能。

5. 胆汁酸定量测定　最近应用于血纸片血清总胆汁酸定量法，胆道闭锁时血清总胆汁酸为107 ~294μmol/L，一般认为达100μmol/L都属淤胆，同年龄无黄疸对照组仅为5 ~33μmol/L，平均为18μmol/L，故有诊断价值。尿内胆汁酸亦为早期筛选手段，胆道闭锁时尿总胆汁酸平均为（19.93 ±7.53）μmol/L，而对照组为（1.60 ±0.16）μmol/L，较正常儿大10倍。

6. 胆道造影检查　ERCP已应用于早期鉴别诊断，造影发现胆道闭锁有以下情况：①仅胰管显影。②有时可发现胰胆管合流异常，胰管与胆管均能显影，但肝内胆管不显影，提示肝内型闭锁。新生儿肝炎综合征有下列征象：①胰胆管均显影正常。②胆总管显影，但较细。

7. 剖腹探查　对病程已接近2个月而诊断依然不明者，应作右上腹切口探查，通过最小的操作而获得肝组织标本和胆道造影。如发现胆囊，作穿刺得正常胆汁，提示近侧胆管系统未闭塞，术中造影确定远端胆管系统。假如肝外胆管未闭塞，则作切取活检或穿刺活检，取自两个肝叶以利诊断。如遇小而萎陷的胆囊得白色胆汁时仍应试作胆道造影，因新生儿肝炎伴严重肝内胆汁淤积或肝内胆管缺如，均可见到瘪缩的胆囊。如造影显示肝外胆管细小和发育不良，但是通畅，则作活检后结束手术。假如胆囊闭锁或缺如，则解剖肝门区组织进行肝门肠管吻合术。

三、治疗

1. 外科治疗　1959 年以来，自 Kasai 施行肝门肠管吻合术应用于所谓"不可治型"病例，得到胆汁流出，从而获得成功，更新了治疗手段。据报告 60d 以前手术者，胆汁引流成功达 80% ~90%，90d 以后手术者降至 20%。在 2 ~3 个月间手术成功者为 40% ~50%，120d 之后手术仅 10% 有胆流。

手术要求有充分的显露，作横切口，切断肝三角韧带，仔细解剖肝门区，切除纤维三角要紧沿肝面而不损伤肝组织，两侧要求到达门静脉分叉处。胆道重建的基本术式仍为单 Roux – en – Y 式空肠吻合术，亦可采用各种改良术式。术后应用广谱抗生素、去氢胆酸和泼尼松龙利胆，静脉营养等支持疗法。

术后并发症常威胁生命，最常见为术后胆管炎，发生率在 50%，甚至高达 100%。其发病机制最可能是上行性感染，但败血症很少见。在发作时肝组织培养亦很少得到细菌生长。有些学者认为这是肝门吻合的结果，阻塞了肝门淋巴外流，致使容易感染而发生肝内胆管炎。不幸的是每次发作加重肝脏损害，因而加速胆汁性肝硬化的进程。术后第 1 年较易发生，以后逐渐减少，每年 4 ~5 次至 2 ~3 次。应用氨基糖甙类抗生素 10 ~14d，可退热，胆流恢复，常在第 1 年内预防性联用抗生素和利胆药。另一重要并发症是吻合部位的纤维组织增生，结果胆汁停止，再次手术恢复胆汁流通的希望是 25%。此外，肝内纤维化继续发展，结果是肝硬化，有些病例进展为门脉高压、脾功能亢进和食管静脉曲张。

2. 术后的内科治疗　第 1 年要注意营养是很重要的，一定要有足量的胆流，饮食处方含有中链三酰甘油脂，使脂肪吸收障碍减少到最低限度和利用最高的热卡。需要补充脂溶性维生素 A、E 和 K。为了改善骨质密度，每日给维生素 D_3，剂量 0.2mg/kg，常规给预防性抗生素，如氨苄青霉素、先锋霉素、甲硝哒唑等。利胆剂有苯巴比妥 3 ~5mg/（kg·d）或消胆胺 2 ~4/d。门脉高压症在最初几年无特殊处理，食管静脉曲张也许在 4 ~5 岁时自行消退，出血时注射硬化剂。出现腹腔积液则预后差，经限制钠盐和利尿剂等内科处理可望改善。

四、预后

胆道闭锁不接受外科治疗，仅 1% 生存至 4 岁。但接受手术也要做出很大的决心，对婴儿和家庭都具有深远的影响，早期发育延迟，第 1 年要反复住院，以后尚有再次手术等复杂问题。

接受手术无疑能延长生存，报告 3 年生存率为 35% ~65%。长期生存的依据是：①生后 10 ~12 周之前手术。②肝门区有一大的胆管（>150μm）。③术后 3 个月血胆红素浓度 <150.5μmol/L（8.8mg/dl）。Kasai 报道 22 年间施行手术 221 例，尚有 92 例生存，79 例黄疸消失，10 岁以上有 26 例，最年长者 29 岁，长期生存者中，2/3 病例无临床问题，1/3 病例有门脉高压、肝功能障碍。

多年来认为 Kasai 手术应用于胆道闭锁可作为第一期处理步骤。待婴儿发育生长之后，再施行肝移植，以达到永久治愈。近年活体部分肝移植治疗胆道闭锁的报道增多，病例数日见增加，手术年龄在 4 个月至 17 岁，3 年生存率在 80% 以上。

（马瑞波）

第十节　胆管扩张症

胆管扩张症为较常见的先天性胆道畸形，以往认为是一种局限于胆总管的病变，因此称为先天性胆总管囊肿。于 1723 年 Vater 首例报道，1852 年 Douglas 对其症状学和病理特征作了详细介绍。一个多世纪以来，随着对本病认识的加深，近年通过胆道造影发现扩张病变可以发生在肝内、肝外胆道的任何部位，根据其部位、形态、数目等有多种类型，临床表现亦有所不同。本病在亚洲地区发病率较高，可发生在任何年龄，从新生儿至老年均有报道，由于产前超声的开展，很多患儿在产前就得到诊断，75% 病例在 10 岁以前发病而得到诊断。女孩多见，女男之比大约为 3∶1。

一、病因

有关病因学说众多,至今尚未定论。多数认为是先天性疾病,亦有认为有获得性因素参与形成。主要学说有三种:

(一)先天性异常学说

在胚胎发育期,原始胆管细胞增殖为一索状实体,以后再逐渐空化贯通。如某部分上皮细胞过度增殖,则在空泡化再贯通时过度空泡化而形成扩张。有些学者认为胆管扩张症的形成,需有先天性和获得性因素的共同参与。胚胎时期胆管上皮细胞过度增殖和过度空泡形成所造成的胆管壁发育薄弱是其先天因素,再加后天的获得性因素,如继发于胰腺炎或壶腹部炎症的胆总管末端梗阻及随之而发生的胆管内压力增高,最终将导致胆管扩张的产生。

(二)胰胆管合流异常学说

由于胚胎期胆总管与主胰管未能正常分离,两者的交接处距乏特(Vater)壶腹部较远,形成胰胆管共同通道过长,并且主胰管与胆总管的汇合角度近乎直角相交。因此,胰管胆管汇合的部位不在十二指肠乳头,而在十二指肠壁外,局部无括约肌存在,从而失去括约肌功能,致使胰液与胆汁相互反流。当胰液分泌过多而压力增高超过胆道分泌液的压力时,胰液就可反流入胆管系统,产生反复发作的慢性炎症,导致胆管黏膜破坏和管壁纤维变性,最终由于胆管的末端梗阻和胆管内压力增高,使胆管发生扩张。胰胆管造影亦证实有胰管胆管合流异常高达90%~100%,且发现扩张胆管内淀粉酶含量增高。

(三)病毒感染学说

认为胆道闭锁、新生儿肝炎和胆管扩张症是同一病因,是肝胆系炎症感染的结果。在病毒感染之后,肝脏发生巨细胞变性,胆管上皮损坏,导致管腔闭塞(胆道闭锁)或管壁薄弱(胆管扩张)。但目前支持此说者已渐减少。

二、病理

胆管扩张可发生于肝内、肝外的任何部位,基本上是囊状扩张和梭状扩张两种形态。常见型是胆总管囊状扩张,肝内胆管不扩张或有多发囊状扩张,而扩张以下胆管显著狭小,仅有1~2mm直径,胆管狭窄部位在胰外的游离胆总管与胰内胆总管的移行部,由于梗阻而致近侧胆管内压增高而导致囊形扩张和管壁增厚,合流形态为胆管→胰管合流型。胆总管梭状扩张病例的肝内胆管扩张至末梢胆管渐细,其狭窄部位在两管合流部和胰胆共通管的十二指肠壁内移行部两处,由于梗阻而致共通管轻度扩张和胆总管梭状扩张,合流形态为胰管→胆管合流型。发病时胆管扩张明显,症状缓解时略见缩小。

按病程的长短,扩张管壁可呈不同的组织病理变化,在早期病例,管壁呈现反应性上皮增生,管壁增厚,由致密的纤维化炎性组织组成,平滑肌稀少,有少量或没有上皮内膜覆盖。囊状扩张的体积不一,腔内液体可自数十毫升以至千余毫升。囊内胆汁的色泽取决于梗阻的程度,胆汁黏稠或清稀呈淡绿色,胆汁可以无菌,如并发感染,常为革兰阴性菌。炎性病变发展较突然者,甚至可引起管壁穿孔。可发现囊内有小粒色素结石存在。恶变率随年龄的增长而增加,小儿病例不足1%,而成人病例高达15%,病理组织学证明,以腺癌为多,在囊壁组织及免疫组化的研究中,发现胆管上皮化生与癌变相关。

胆管阻塞的持续时间决定肝脏的病理改变,在早期门脉系统炎性细胞浸润,轻度胆汁淤积和纤维化。在婴儿,胆管增生和小胆管内胆汁填塞,类似胆管闭锁所见,但病变是可逆性的。如果梗阻持续和(或)上行性胆管炎发生,则有胆汁性肝硬化,并可继发门静脉高压及其并发症,腹腔积液及脾肿大也有所见。

三、分类

胆管扩张症的分类方法较多,现今可按扩张的部位,分为肝内、肝外和肝内外三大类型;又可按扩张的数目，分为单发和多发；按扩张的形态，分为囊状、梭状、憩室状等各种亚型；并可将并发的胰管异常、肝门狭窄、结石等一并作出表示。例如，多发性肝内胆管囊状扩张伴有结石，胆总管梭状扩张伴有胰胆管异常连接等。

四、临床表现

多数病例的首次症状发生于 1~3 岁，随着超声检查的普及，确诊的年龄较以往提早，目前已有较多产前诊断的报道。囊状型在 1 岁以内发病几乎占 1/4，其临床症状以腹块为主，而梭状型多在 1 岁以后发病，以腹痛、黄疸为主。

腹部肿块、腹痛和黄疸，被认为是本病的经典三联症状。腹块位于右上腹，在肋缘下，巨大者可占全右腹，肿块光滑、球形，可有明显的囊肿弹性感，当囊内充满胆汁时，可呈实体感，好似肿瘤。但常有体积大小改变，在感染、疼痛、黄疸发作期，肿块增大，症状缓解后肿块又可略为缩小。小的胆管囊肿，由于位置很深，不易扪及。腹痛发生于上腹中部或右上腹部，疼痛的性质和程度不一，有时呈持续性胀痛，有时是绞痛，病者常取屈膝俯卧体位，并拒食以减轻症状。腹痛发作提示胆道出口梗阻，共同管内压上升，胰液胆汁可以相互逆流，引起胆管炎或胰腺炎的症状，因而临床上常伴发热，有时也有恶心呕吐。症状发作时常伴有血、尿淀粉酶值的增高。黄疸多为间歇性，常是幼儿的主要症状，黄疸的深度与胆道梗阻的程度有直接关系。轻者临床上可无黄疸，但随感染、疼痛出现以后，则可暂时出现黄疸，粪色变淡或灰白，尿色较深。以上症状均为间歇性。由于胆总管远端出口不通畅，胰胆逆流可致临床症状发作。当胆汁能顺利排出时，症状即减轻或消失。间隔发作时间长短不一，有些发作频繁，有些长期无症状。

近年的报道，由于获早期诊断者日众，发现梭状扩张者增多，有三联症者尚不足 10%。多数病例仅有一种或两种症状。虽然黄疸很明显是梗阻性的，但事实上许多患者被诊断为肝炎，经反复的发作始被诊断。腹痛也缺少典型的表现，因此易误诊为其他腹部情况。肝内、外多发性胆管扩张，一般出现症状较晚，直至肝内囊肿感染时才出现症状。

Caroli 病：Caroli 于 1958 年首先描述肝内末梢胆管的多发性囊状扩张病例，因此先天性肝内胆管扩张症又称 Caroli 病，属于先天性囊性纤维性病变，认为系常染色体隐性遗传，以男性为多，主要见于儿童和青年。2/3 病例伴有先天性肝纤维化，并时常伴有各种肾脏病变，如多囊肾等，晚期病例并发肝硬化门静脉高压症。按 Sherlock 分类，分为先天性肝纤维化、先天性肝内胆管扩张症、先天性胆总管扩张症和先天性肝囊肿四类，统称肝及胆道纤维多囊病。肝胆系统可同时存在一种或一种以上的病变。本病以肝内胆管扩张和胆汁淤积所导致的胆小管炎症和结石为其病理和临床特点，但由于临床症状常不典型，可起病于任何年龄，反复发作右上腹痛、发热和黄疸。在发作时肝脏明显肿大，待感染控制后随着症状的好转，则肝脏常会较快缩小。肝功能损害与临床症状并不成正比。起病初期常被诊断为胆囊炎或肝脓肿，如若并发有先天性肝纤维化或肝外胆管扩张症等其他纤维囊性病变，则症状更为复杂，可出现肝硬化症状、肝外胆道梗阻症状，以及泌尿系感染症状等。近年来由于超声显像和各种胆道造影技术等诊断方法的应用，可获得肝内病变的正确诊断，因此病例报道也日渐增多，但往往将其他原因压迫所致的继发性胆道扩张也包括在内，从而使 Caroli 病的概念出现混乱。

五、诊断

本病的诊断可根据从幼年时开始间歇性出现的三个主要症状，即腹痛、腹块和黄疸来考虑。若症状反复出现，则诊断的可能性大为增加。囊状型病例以腹块为主，发病年龄较早，通过扪诊结合超声检查，可以作出诊断。梭状型病例以腹痛症状为主，除超声检查外，还可行 MRCP 检查，才能正确诊断。

（一）生物化学检查

血、尿淀粉酶的测定，在腹痛发作时应视为常规检查，有助于诊断。可提示本症有伴发胰腺炎的可能。或提示有胰胆合流，反流入胆管的高浓度胰淀粉酶经毛细胆管直接进入血液而致高胰淀粉酶血症。同时测定总胆红素、碱性磷酸酶、转氨酶等值均升高，在缓解期都恢复正常。

（二）B型超声显像

具有直视、追踪及动态观察等优点。如胆道梗阻而扩张时，能正确地查出液性内容的所在和范围，胆管扩张的程度和长度，其诊断正确率可达94％以上。应作为常规检查的诊断方法。

（三）磁共振胰胆管显像（MRCP）

MRCP是近年快速发展起来的一种非介入性胰胆管检查方法，它能清晰显示胆管树的立体结构甚至胰管形态，即使在先天性胆管扩张症并发黄疸或急性胰腺炎时仍可进行检查，为术者制订手术方案提供了较理想的解剖学依据，目前临床上已经取代 ERCP 的应用，其不足之处是部分病例的胰胆合流异常显示欠佳。

（四）术中胆道造影

在手术时将造影剂直接注入胆总管内，可显示肝内、外胆管系统和胰管的全部影像，了解肝内、肝外胆管扩张的范围、胰管胆管的反流情况，有助于选择术式和术后处理。

六、并发症

病变部的囊状扩张和远端胆管的相对狭窄所引起的胆汁引流不畅甚至阻塞是导致并发症的根源。主要并发症有复发性上行性胆管炎、胆汁性肝硬化、胆管穿孔或破裂、复发性胰腺炎、结石形成和管壁癌变等。

七、鉴别诊断

在婴儿期主要应与胆道闭锁和各种类型的肝炎相鉴别，依靠超声检查有助于诊断。在年长儿应与慢性肝炎相鉴别。往往在第一次发作有黄疸时，可能被误诊为传染性肝炎，对于梭状型胆管扩张，或扪诊肿块不清楚者，尤其如此。较长期观察和反复多次进行超声检查和生化测定，常能明确诊断。

八、治疗

症状发作期的治疗，采取禁食2~3天，以减少胆汁和胰液的分泌，缓解胆管内压力。应用解痉剂以缓解疼痛，抗生素3~5天以预防和控制感染，以及相应的对症治疗，常能达到缓解症状的目的。鉴于其频繁的发作和各种并发症，宜及时进行手术治疗。

（一）外引流术

应用于个别重症病例，如严重的阻塞性黄疸伴肝硬化、重症胆道感染、自发性胆管穿孔者，待病情改善后再作二期处理。

（二）囊肿与肠道间内引流术

囊肿空肠 Roux－en－Y 式吻合术，但仍存在胰胆合流问题，因而术后还是发生胆管炎或胰腺炎症状，甚至需要再次手术，且术后发生囊壁癌变者屡有报道。所以目前已很少采用。

（三）胆管扩张部切除胆道重建术

切除胆管扩张部位以及胆道重建，可采用肝管空肠 Roux－en－Y 式吻合术，主要的是吻合口必须够大，以保证胆汁充分引流。目前腹腔镜下操作进行胆管扩张部切除、肝管空肠 Roux－en－Y 式吻合术已广泛应用于临床，其疗效也已达到开放手术的效果，但目前，对其应用指征还需进一步规范，以避免不应出现的并发症产生。

至于肝内胆管扩张的治疗，继发于肝外胆管扩张者，其形态系圆柱状扩张，术后往往可恢复正常。如系囊状扩张则为混合型，肝外胆管引流后，不论吻合口多大，仍有肝内胆管淤胆、感染以致形成结石或癌变，故肝内有局限性囊状扩张者，多数人主张应行肝部分切除术。

Caroli 病的治疗：以预防和治疗胆管炎为主要方法，长期应用广谱抗生素，但治疗效果一般并不满意。由于病变较广泛，所以外科治疗也时常不能成功。如病变限于一叶者可行肝叶切除，但据报道能切除者不足 1/3 病例。长期预后极差，随着目前肝移植成功率的提高，本病已有根治的病例报道。

胆管扩张症根治术后，即使达到了胰液和胆汁分流的目的，但部分病例仍经常出现腹痛、血中胰淀粉酶增高等胆管炎或胰腺炎的临床表现，此与肝内胆管扩张和胰管形态异常有关。症状经禁食、抗炎、解痉、利胆后可缓解，随着时间推移，发作间隔逐渐延长。长期随访 80% 病例得到满意效果。

（马瑞波）

第十一节　胆道寄生虫病

一、胆道蛔虫病

胆道蛔虫病是指蛔虫自肠道钻入胆道所引起的疾病。多见于儿童和青少年，农村发病率高于城市。随着卫生条件的改善和防治工作的加强，近年来本病发病率明显下降。

（一）病因与病理

蛔虫有厌酸喜碱和遇孔即钻的习性，一般寄生在小肠的中下段。当体温升高、饥饿、胃肠功能紊乱、Oddi 括约肌松弛或收缩乏力、妊娠及驱虫不当时，蛔虫上行进入十二指肠，然后经十二指肠乳头钻入胆道，可引起十二指肠乳头水肿、胆管炎、胆囊炎、胆道出血和胰腺炎等并发症。蛔虫在胆道内死后，其残骸和虫卵可在胆道内沉积，成为结石形成的核心。由于蛔虫为圆形，即使多条蛔虫积聚在胆总管内，胆汁仍可从虫体之间的间隙流入十二指肠，故一般不会出现黄疸。

（二）临床表现

胆道蛔虫病的临床特点是突发性剑突下阵发性钻顶样剧烈绞痛。蛔虫钻入胆道时引起 Oddi 括约肌强烈痉挛导致剑突下钻顶样剧烈绞痛。疼痛发作时患者辗转不安，呻吟不止，大汗淋漓，可伴有恶心、呕吐或呕吐蛔虫。一旦蛔虫死在胆道内或退出胆道，绞痛随之消失。

单纯性胆道蛔虫病仅剑突下或稍右方有轻微压痛，一般不会出现肌紧张和反跳痛。若并发胆管炎、胰腺炎、肝脓肿，则会出现相应的体征。

B 超检查是本病的首选检查方法，发现胆管内有平行强光带（双轨征），偶见蛔虫在胆管内蠕动，有确诊价值。CT、MRCP、ERCP 除能客观地证明蛔虫的存在外，还可发现或排除同时存在的胆道其他的疾病，如结石、肿瘤、畸形和狭窄。不仅如此，ERCP 还可钳取蛔虫，发挥治疗作用。

（三）诊断与治疗

剧烈的腹部绞痛与不相称的轻微腹部体征是本病的特点和诊断要点，结合 B 超及其他检查，诊断一般不难。

本病的治疗原则是解痉镇痛、抗感染和驱虫。治疗方法分为非手术疗法和手术疗法，以非手术疗法为主，仅在非手术疗法无效或出现严重并发症的情况下才考虑手术疗法。

1. 非手术疗法　内容如下所述。

（1）解痉镇痛：肌内注射阿托品、维生素 K 可减轻疼痛，诊断明确时可肌内注射哌替啶。

（2）利胆驱虫：发作时可服用乌梅汤、食醋、25% 硫酸镁，有利于蛔虫退出胆道。驱虫最好在症状缓解期进行，可选用哌嗪、阿苯达唑或左旋咪唑等。如症状缓解后 B 超检查发现胆管内有虫体残骸时，应继续服用消炎利胆药 2 周，以排出胆道内的残骸和虫卵，预防结石形成。

（3）内镜治疗：蛔虫有部分在胆道外，可直接用取石钳取出；若蛔虫完全进入胆总管，则应先行 EST，再用取石钳取出虫体。内镜治疗后立即服用驱虫药。

（4）抗感染：常规选用针对革兰氏阴性杆菌和厌氧菌的药物预防和控制感染。

2. 手术疗法　内容如下所述。

（1）手术指征：①经积极治疗 3～5d 以上，症状无缓解或反有加重者；②胆道内有多条蛔虫或蛔虫与结石并存者；③胆囊蛔虫病；④并发严重并发症者。

（2）手术方法：无并发症者采用胆总管探查取虫及 T 管引流。有并发症应根据患者情况选用适当术式。术中和术后均采用驱虫治疗。

二、华支睾吸虫病

华支睾吸虫又称肝吸虫。成虫寄生在人体的肝胆管内可达 20~30 年之久，反复感染，引起一系列肝胆疾病，称为华支睾吸虫病。该病在我国至少已有 2 300 年以上历史。

（一）病理与临床表现

流行地区的人有食生鱼和食未熟透的鱼虾习惯，寄生在第二中间宿主淡水鱼、虾的囊幼在人胃里变为幼虫，然后从十二指肠乳头进入胆道，发育为成虫，寄生在肝内胆管。成虫的不断运动、活虫代谢物以及死虫的降解产物导致胆管上皮脱落破损、坏死、增生，管壁纤维增厚，胆管周围纤维化等一系列病理改变。同时由于并发细菌感染，胆汁内可溶的葡萄糖醛酸胆红素在细菌 β - 葡萄糖醛酸苷酶作用下变成难溶性的胆红素钙。这些物质与死虫体碎片、虫卵、胆管上皮脱落细胞构成核心，形成胆管结石。

华支睾吸虫病本身的临床症状并无特异性。华支睾吸虫引起肝胆系统的损害在临床上可表现为：胆管炎、胆管结石、胆管炎性狭窄、胆管癌，因而最常见的临床表现是梗阻性黄疸，及各种不同类型的胆系感染症状。

（二）诊断与治疗

本病的诊断要点：①患者有在流行疫区进食生鱼粥、生鱼、生虾等感染接触史。②粪便或/和十二指肠引流液找到华支睾吸虫虫卵。③ELISA 法具有简便、快速、敏感性高、特异性强的特点，是目前较为理想的免疫检查方法。既可用于检测华支睾吸虫患者，又可用于流行病学调查。④影像学检查可为该病的诊断提供参考价值。

华支睾吸虫病 ERCP 表现：①胆管内细丝形或椭圆形充盈缺损，呈卷曲状或瓜仁状。②小胆管变钝或突然中断，胆管不连贯。③胆管不平滑，扭曲或呈枯树枝状。④小胆管扩张增生。

B 超检查的特点：①肝内胆管扩张，以左外叶胆管较明显和多见。②扩张的胆管呈丛状分布，围绕扩张的小胆管形成一个不伴身影的小光团，或沿门静脉分支走行，呈点状强回声。③肝内呈现一带晕圈的强光团，可能是寄生虫虫体局限寄生于某一部位的胆管造成，临床上易误诊为肝癌。④肝回声增强，无特异性。

CT 检查对华支睾吸虫病诊断也有较大价值。在 CT 照片上华支睾吸虫胆道感染具有以下特征：肝内胆管从肝门向周围均匀扩张，肝外胆管无明显扩张；肝内管状扩张胆管直径与长度比多数小于 1 : 10；被膜下囊样扩张小胆管以肝周边分布为主，管径大小相近。这些是特异性征象。少数病例胆囊内可见不规则组织块影。

治疗包括两方面：一是治本，即用药物治疗华支睾吸虫。常用比喹酮，每天服 25mg/kg，分 2 次服用，连服 2~3d 为一疗程。2~3 疗程后，虫卵转阴率达 90% 以上。二是外科治疗，即解除胆道梗阻（包括抗感染和引流）。

因华支睾吸虫感染所致的胆管炎，如果术前明确诊断，只需内镜鼻胆管引流和驱虫就能治愈。所致胆管结石的治疗方法与肝胆管结石症大致相同，只是在拔除胆道引流管之前应驱虫，以免虫体阻塞胆道。引起胆管炎性狭窄治疗常采用"U"形管引流，同时采取组织行病理检查，术后长期严密追踪病情的发展。如已发展为胆管癌，则应视病变的部位、范围与浸润的程度，采用不同的治疗措施。术后辅以驱虫治疗。

三、胆囊血吸虫病

胆囊血吸虫病是由于血吸虫虫卵沉积于胆囊壁、胆囊颈管的黏膜下层造成局部组织充血水肿，进一步形成嗜酸性脓肿，表面的黏膜坏死脱落后形成溃疡，继而组织发生炎性增生，纤维化。另外，成虫和虫卵在胆囊内均可构成结石的核心形成胆石。胆囊壁长期炎性浸润或嗜酸性肉芽肿形成后可与周围肠管粘连形成内瘘。胆囊血吸虫病在不同时期临床上可表现为胆管炎、胆囊出血、胆囊结石、胆肠内瘘。

胆囊血吸虫病临床少见，术前诊断困难，但一般需外科治疗。正确的病因往往在术后病理检查才被证实。一经确诊，应给予抗血吸虫病的药物治疗。

（刘卓林）

第十二节　医源性胆管损伤

由于手术直接或间接损伤胆管致胆管连接中断、胆流闭塞、胆管缺损、胆汁漏出等称医源性胆管损伤。由此导致胆漏、胆汁性腹膜炎、阻塞性黄疸、胆管狭窄、胆管炎是损伤后的继发病变，为医源性胆管损伤的并发症。据国外资料，其发生率约为2‰，国内仅有散在报告，无准确统计资料。黄志强教授来自"查账"式的报告在136 316例中胆管损伤约0.5%，有的高达1.09%。胆道损伤大多发生于胆囊切除术，其次是胆道手术，也偶见于胃、十二指肠及胰腺等手术中。胆囊疾病发生率高，胆囊切除术为一常见手术，因而在胆囊、胆道手术中防止发生损伤是值得重视的一个问题。

一、损伤原因及分类

（一）常见的损伤原因

（1）无粘连、并认为是很简单的胆囊切除术，在处理胆囊管时过于用力牵拉，使胆总管和肝总管成锐角屈曲而被全部或部分结扎，或被切断。

（2）胆囊三角区炎症、水肿、粘连，胆囊动脉结扎不牢，在切断胆囊动脉后结扎线滑脱，慌乱中于血泊内盲目钳夹或缝扎止血以致损伤胆管。

（3）胆囊颈部结石嵌顿、胆囊管甚短，并与肝总管粘连，在牵引胆囊，分离胆囊三角，将胆囊和肝总管牵向头侧时将胆总管误认为胆囊管结扎切断，或在处理很短的胆囊管时损伤部分胆总管及肝总管。

（4）胆囊管开口于低位开口的右肝管，将胆囊向头侧牵引时，使胆囊管和右肝管拉成一线，误认右肝管为胆囊管，将其结扎、切断。

（5）副肝管为变异肝管，无一定的规律，出现率为10%～15%，术中容易将右侧副肝管误为粘连束带予以切断而致术后胆漏。

（6）探查无明显扩张的胆总管后放置T管引流时，若T管过粗，勉强缝合，术后发生局部压迫，致组织缺血、坏死，引起胆汁渗漏，继发炎症狭窄。胆总管扩张不明显，加之针大、缝线过粗，缝合时容易损伤胆总管，致术后胆汁外漏。

（7）粗暴探查不明显扩张的胆总管，或胆总管下端结石嵌顿，而强行探查、刮取、钳夹，造成胆总管下端、胰、十二指肠损伤。

（8）慢性反复发作的十二指肠球部溃疡，因溃疡周围炎症水肿、疤痕挛缩，使球部变形，正常解剖结构发生变异，在行胃大部切除时如强行切除溃疡，容易损伤胆总管。

（9）电视腹腔镜胆囊切除时除一般的分离、解剖、电凝、电切、上夹所致胆管损伤外，还有电凝、电切产生的热效应所造成的胆管损伤，同时可导致更大范围的组织损伤。

（二）损伤的分类

1. 根据损伤和胆管狭窄的部位和范围分类　部位的高低处理的难易不一样，效果也有差异。范围则是损伤涉及肝外和肝内胆管。甚至肝门部广泛热损伤，易至术后粘连、瘢痕，增加再次手术的难度。

（1）低位胆总管损伤：狭窄距离肝管分叉部2cm以上。

（2）高位胆总管损伤：狭窄距离肝管分叉部 2cm 以内，已累及肝总管。

（3）肝门部损伤：狭窄在肝总管上端，左、右肝管仍相通。

（4）肝管损伤：狭窄位于左、右肝管汇合部，左、右肝管已互不相通。

（5）副肝管损伤。

（6）广泛损伤：损伤范围可能从十二指肠上方的胆总管直至肝内胆管，部分或大部分肝外胆管缺损。由于损伤的范围广、狭窄位置高，不但左、右肝管不相通，右前、右后肝管亦不相通。

前 4 类为"BISMUTH"的胆管狭窄分级，1~5 则是黄志强教授关于胆管损伤 5 种类型。目前由于腹腔镜胆囊切除术的广泛开展，其电热效应致肝内、外胆管的损伤即为第 6 类。

2. 按损伤性质分类

（1）一般性损伤：因切割、结扎、胆管探查及引流不当所致损伤。

（2）特殊性损伤：电视腹腔镜胆囊切除时钳夹、电凝、电切及电热伤所致胆管损伤。

二、手术中及时发现的胆管损伤及处理

明显的胆管损伤能及时发现，可得到处理。由于肝门部胆管及肝动脉的变异，每个病例的局部病变情况不同，特别是胆囊三角处因结石、炎症变化所致病理解剖复杂，全靠手术中细致的解剖分离，仍有误伤肝外胆管之虞。麻醉及手术创伤情况下胆汁分泌会暂时受抑，胆汁分泌压降低，在胆总管下端通畅时，胆管部分损伤很难及时发现。为此应在胆囊切除完毕后，常规重复检查胆囊管残端、肝总管、胆总管三者的关系，同时用一块白净的纱布在肝门部逐一查视有无胆汁溢漏，以便及时发现局部损伤的情况，并应明确是否有损伤，是部分损伤或是完全损伤，损伤部位——肝总管、胆总管，判定距左、右肝管汇合部的距离，确定损伤分级，部分损伤的程度（包括损伤的周径和长度）。

手术中发现胆管损伤，应予及时处理。一次常规手术，本不应发生意外损伤，如及时、正确地处理，能取得满意的效果，不致带来严重后果。为此有必要邀请有经验的医师协助，以顺利完成这一补救性治疗。

新鲜损伤的特点：损伤局部无污染或很少污染，因外溢的胆汁甚少，局部炎症、水肿亦很轻微，损伤的上、下胆管的直径、管壁厚薄均无差异，有利于局部修复。

1. 以保留 Oddi 括约肌功能为主的修复手术

（1）胆管部分损伤，且损伤边缘完整，则以 5－0 无损伤缝针单丝线间断缝合修补。如裂口稍大或边缘不整齐或有黏膜损伤，经修剪后裂口增大，需作整形修补，要求缝针要小、缝线要细，修复完毕后应放置经肝的胆管引流（图 5－1）。

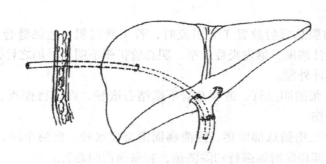

图 5－1　经肝的胆管引流

（2）胆管部分损伤，若损伤范围较大，采用缝合修补则易使管腔狭窄，可在损伤处的上方或下方胆管内置 T 管支撑引流，其缺损部分选用带蒂的胃壁、空肠壁浆肌层或圆韧带，应用其浆膜面行修补术。

（3）胆管完全性横断损伤，应将断端修整，切开十二指肠侧腹膜，将十二指肠及胰头松动，以减少吻合后的张力。用 5 - 0 无损伤缝合针线行黏膜对黏膜的间断吻合术，要求吻合后局部无张力、血运良好，内置经肝的胆管引流，引流管放置 3 个月。

2. 以恢复胆肠引流为目的手术 如肝门部胆管或肝管损伤，胆管缺损位置高，范围较大，上述各种修复手术有困难，则应找到肝总管断端，沿肝总管向上切开左或右肝管，行肝胆管空肠 Roux - Y 吻合术。要求以 5 - 0 无损伤缝合针线作黏膜对黏膜间断对合式单层缝合，采用经肝置管引流或 U 形管引流，以达有效的支撑和引流，引流管放置半年。

3. 损伤胆管是右侧副肝管的情况 其管径较细，引流肝脏的范围较小，可以结扎而不会带来不良后果。

三、胆管损伤的并发症

术中未及时发现的胆管损伤，术后必然发生并发症：即胆漏、胆汁性腹膜炎、阻塞性黄疸、胆肠内漏、感染、胆管狭窄、胆管炎、胆汁性肝硬化等。由于在原来手术中未及时发现，只是在出现并发症后才认识到为损伤所致，故称此为延迟发现及延迟诊断的胆管损伤。此外在术中发现胆管损伤，并进行了相应处理但效果不好，术后仍出现阻塞性黄疸、胆管炎等并发症，这些并发症的治疗与损伤情况，发现的迟早、是否经正确有效的处理，有着重要关系。损伤后出现黄疸，如长时间不能明确诊断，以致不能得到正确治疗；最终发生胆汁性肝硬化等不可逆的严重并发症。

（一）胆漏及胆汁性腹膜炎

胆囊切除后几小时内或稍长时间内从烟卷引流或腹腔引流管中有胆汁流出，为胆外漏或胆漏。常见于胆囊管结扎不牢、肝外胆管损伤或部分损伤、右副肝管损伤。由于胆流未受阻，暂时不会出现黄疸，但可有局限性或弥漫性胆汁性腹膜炎表现。因有引流存在，可以密切观察。①48h 内胆汁引流量增加，出现胆汁性腹膜炎的症状、体征，并有加重趋势，应急诊手术探查，引流腹腔、引流胆管。②引流量减少，局部症状减轻或消失，引流管内仅少量胆汁，可继续观察。③观察过程中局部及全身症状好转，直至完全无症状、体征。引流量在 100mL 左右或更少，常见于右副肝管损伤，需造影及进一步检查。④观察过程中，局部体征好转，引流量未增加，但逐渐出现黄疸，常是胆管狭窄的表现，需进一步检查、处理。

胆囊切除术后放置不同类型的引流物，是一种安全措施，旨在观察有无出血或胆漏，如引流物放置不当，达不到通畅引流，发生胆漏甚至弥漫性胆汁性腹膜炎时常不能做出明确判断，故正确放置腹腔引流，并保持引流管的通畅，密切观察、及时发现问题，都是很重要的。此外应加强护肝及支持治疗，维持水电解质平衡，应用广谱抗生素。对出现黄疸者应进一步明确诊断，必要时手术治疗。

（二）术后阻塞性黄疸

1. 诊断 如是肝、胆、胰、胃以外的手术后出现黄疸，常是肝功能受损的标志或多器官系统衰竭临床表现的一部分。胃、肝、胰手术后出现黄疸，除应考虑上述原因外，常要注意是否有手术引起胆道损伤之可能。胆道手术，特别是单纯胆囊切除术后出现黄疸，最引起关注的问题是有否胆道损伤。常规胆囊切除术后出现阻塞性黄疸有两种表现形式：一是黄疸前或后，或同时出现胆漏、胆汁性腹膜炎；二是黄疸而无其他症状及体征。对后者及其他胆道手术后出现黄疸的诊断常常是困难的，其原因可能是复杂的，需要全面分析、鉴别诊断。首先是排除其他原因引起的黄疸，即内科性黄疸，包括：①药物或药物毒性反应；②过多的库血输入；③慢性肝炎病史，术前忽视了肝功能受损情况；④急性肝炎。化验检查：直接胆红素升高、AKP、r - GT 的升高，乙肝、丙肝抗原等可鉴别阻塞性或非阻塞性黄疸。现今 B 超检查已作为鉴别内科抑或外科黄疸的首选方法。但在某些情况下如梗阻早期、原有慢性肝脏病史，或受超声技术水平所限，很难发现轻度的胆管扩张。此时除应多次重复 B 超检查外，应与术前提示的肝内、外胆管的直径对照，以资鉴别胆管是否扩张。早期 B 超检查发现肝内胆管与门静脉呈双管征，常提示肝内胆管轻度扩张。磁共振胆道成像（MRCP）可以了解梗阻部位，清楚显示扩张胆管的全貌。PTC 检查虽有损伤，但其诊断价值一直受到重视。PTC 检查不仅可显示胆管扩张，更可显示梗阻部位及梗阻程度，是诊断和治疗的重要依据。ERCP检查仅能显示梗阻下端胆管，如为结石引起梗阻可同时得到治疗。根据以上检查明确诊断：①是否有梗阻：肝内胆管扩张或同时有肝外胆管扩张表明有梗阻存在。②梗阻部位：肝内胆管扩张，肝外胆管不扩张——梗阻在肝总管或左、右肝管汇合部下缘。肝外胆管扩张，且扩张胆管的长度大于2cm，表明梗阻在胆总管。③梗阻原因：如扩张胆管下端有强光团回声且后方伴声影常是结石引起的梗阻，梗阻下端中断，则常是损伤所致。

2. 治疗　常规胆囊切除术，因胆管损伤出现全身进行性加重的黄疸，无疑对病员或医师都是一个重大的事情，应予以高度重视。问题是在术后短时间内又需要经受一次较大的再次胆道手术。治疗的原则是：①良好的术前准备，包括营养支持、护肝、水电解质的补充，黄疸状态下凝血机制异常应得到纠正。②早期手术探查，找到梗阻的胆管减压并恢复通畅的胆肠引流。

（1）再手术的时机：胆囊切除术后出现梗阻性黄疸，除并发胆汁性腹膜炎、腹痛、高热时需急诊手术外，原则上应早期手术。如胆管及肝脏无特殊病变，当胆总管完全梗阻24h就可以出现梗阻性黄疸。随着淤胆加重，黄疸加深，胆管也随之扩张，完全有充分的时间进行有关检查，得到明确诊断，并为再次手术作好必要的准备。当诊断明确有损伤存在，应于术后7~10d再次手术为宜。这种扩张的胆管用作胆肠吻合是较理想的，如无感染存在，吻合后不易再狭窄。随着阻塞时间延长，胆管扩张更甚，同时会加重肝脏损害，导致肝细胞坏死和肝硬化的结局。

（2）再手术的方法：再手术选择的方法应视具体情况而定。

1）胆管外引流加腹腔引流：即再手术时以暂时解除胆道梗阻为目的，探查过程中只需了解胆管损伤的存在，仅在胆管损伤处或扩张的胆管下缘切开，放置T管或导管引流即可。减少对局部的分离、探查，待3个月后择期重建胆肠内引流。适应于：①并发有胆汁性腹膜炎、局部感染明显、已损伤的胆管局部炎症水肿不宜于行胆肠内引流者，并应同时引流腹腔。②基层医院条件差，不能一次完成更大的手术。暂时置管引流是以解除梗阻，达到缓解梗阻性黄疸的目的，仅是暂时的临床措施，且有一定的缺点。由于置管减压后扩张的胆管复原，置管及局部探查，特别是乳胶管对局部的刺激，加重局部的炎症反应。肉芽及瘢痕增生，置管的局部胆管壁增厚，胆管黏膜因胶管刺激-炎症反应-黏膜变性，给下次手术带来诸多不利因素。且胆管不扩张或仅轻度扩张，对建立一个较大的吻合口是不利的。

2）重建胆肠内引流：即再次手术时，以达到一次性、有效地解除梗阻为目的。要求：①诊断明确，最好要有MRCP或PTC检查明确梗阻的部位、梗阻以上胆管扩张的程度及病变受累的范围。②要求患者情况基本良好，能耐受一次较大的手术。③技术条件允许，最好由具有施行多次复杂胆道手术经验者施行手术。再次手术要求显露肝门部，寻找及切开肝门部扩张的胆管，并进一步判定肝外胆管扩张程度及肝外胆管残留长度。如肝外胆管很短甚至完全损伤，寻找及显露肝内胆管很困难时，则需切除肝方叶或将肝中央部分肝切除，以便进一步显露肝内扩张的胆管。如切开的胆管不够宽大，或肝总管损伤甚至累及左、右肝管结合处，则不但要切开左、右肝管，必要时须行胆管整形，以获得一个较大的胆管开口。选择哪一种内引流术式，仍然是有争议的。有学者认为由于胆管损伤，常在较高位置，局部炎症、水肿及新形成的瘢痕组织使扩张的胆管与十二指肠间的距离较大，此时行胆管修复术或扩张的胆管十二指肠吻合术都难以达到满意的结果。而应用空肠与高位胆管吻合，可以充分利用上端空肠的优点建立一个通畅有效的胆肠内引流，可获得相对较好的手术效果。如果是中、下段胆总管损伤，术中发现肝外胆管扩张达2cm以上，且有足够的长度，同时因为腹腔粘连寻找及提起上段空肠，既费时又造成很大范围创伤，也可考虑行胆管十二指肠吻合术，同样可取得良好的效果。对胆囊切除术后因胆管损伤，无胆漏、腹膜炎，仅为胆管完全性梗阻的患者，应以一次性有效的重建胆肠内引流为首选方法，且能获得很好的效果。在此情况下，局部常无明显的炎症、感染，损伤以上的胆管扩张显著，可以根据胆管扩张的情况合理设计、切开，有利于重建一个宽畅的胆肠内引流，术后患者恢复良好并可获得立竿见影的好效果。

（三）胆肠内漏（瘘）

由于胆管下端炎症狭窄或结石嵌顿在Vater壶腹部，当用硬质胆道探强行探查通过或用暴力强行取石时，导致胆总管及十二指肠损伤，继发局部感染，术后出现寒战、高热，从 T 管引流出大量胆汁、肠液、食物残渣、混合感染之发臭的液体，每天引流量达 1 000mL 以上。随着感染被控制，体温下降，胆汁可以通过损伤及感染之缺损处漏入十二指肠，肠内容物可反流至胆管。经 T 管造影可见胆总管十二指肠内漏形成。稀钡造影可见钡剂通过漏口逆流入胆道。日后可反复发生上行性胆管炎。

预防及处理：对需行胆总管探查的病例，要熟知术前胆管造影所显示的胆管走向，不论应用硬探条或软质探条及用取石钳取石，都应注意轻细的操作，避免用力过猛，在遇有阻力时决不能强行通过。取石困难时需在术中应用胆道镜辅助检查及取石，或术中胆道造影以进一步了解胆总管下端病变情况，决定治疗原则。如若结石嵌顿难以用一般方法取石，可考虑胆管镜加液电碎石取出，或行经十二指肠乳头切开或 Oddi 括约肌切开取石，再作成形修补。

治疗：早期主要是加强抗感染治疗，保持 T 管、腹腔引流管通畅，有效的胃肠减压，预防及治疗水、电解质失衡，营养支持治疗。

（四）感染

损伤后感染来自两个方面：一是损伤后胆汁渗漏、局限或弥漫性胆汁性腹膜炎、腹腔感染、脓肿形成；二是胆道感染：损伤后胆汁外渗或漏，胆汁引流不畅，肝内胆汁淤积，继发胆道感染。临床上表现为寒战、高热、腹痛、黄疸、恶心呕吐，同时白细胞升高，核左移，重者继发肝、肾功能衰竭。

治疗：①尽早明确诊断及时引流腹腔、引流胆管。②加强抗感染治疗。③加强护肝及支持治疗。

（五）胆汁性肝硬化

胆管损伤引起胆管阻塞、长时间淤胆及感染的结果，胆管内压增高，微胆管扩张状况下渗透性增加，或胆管破裂，胆汁及毒素经肝窦入血，或进入肝内小胆管间隙，引起胆管周围炎、小动脉内膜炎及小动脉闭塞，肝小叶变性坏死、纤维组织增生，新生肝小叶结节形成终至肝硬化，甚至门静脉高压症。临床表现为长期不退的黄疸、灰黄色的面容，伴严重的肝功能受损、腹腔积液、凝血机制障碍、营养不良、肝脾肿大，重者因食道静脉曲张破裂大出血死亡。胆管损伤致胆管完全性阻塞，未能尽早发现，且梗阻时间较长，最终导致胆汁性肝硬化。为什么这类损伤不能及时发现呢，究其原因可能有：①单纯的胆囊切除术后出现黄疸，术者过于自信不是手术引起的。②可能确是并发肝炎，乙肝、丙肝肝炎抗原阳性伴肝功能受损，使外科医生找到了黄疸的"原因"。③肝脏、胆管原有慢性病变以致早期胆管扩张不明显，B 超诊断困难。④某些地区是因 B 超技术所限。作者认为一个单纯胆囊切除术后出现黄疸，应引起外科医生的高度重视，除应与其他原因引起的黄疸鉴别外，更应把损伤的可能性放在重要位置上，而诊断阻塞性黄疸的关键问题是尽早发现胆管是否扩张。绝对不能满足于一次、二次的阴性结论，应该说手术后，特别是一个单纯胆囊切除术后出现阻塞性黄疸直致肝硬化、门静脉高压形成，这一病变演变过程中，通过 B 超、MRCP 或 PTC 检查，总能找到肝内胆管扩张这一特殊变化。只要能早期发现此点并尽快解除梗阻，胆汁性肝硬化是能够避免发生的。

（六）损伤性胆管狭窄

损伤性胆管狭窄是胆管损伤的不良后果，是多种原因引起的损伤后一种特殊的病理改变，是胆道损伤发生并发症的基础。胆管损伤后出现胆管狭窄，最常见于：①术中发现胆管损伤，但处理方法不当，效果不佳，诸如对端吻合后，吻合口狭窄；修复术后胆汁渗漏继发感染，局部炎症反应，瘢痕组织增生引起狭窄；胆肠吻合后吻合口狭窄。②术中未发现损伤，但术中因分离、缝扎胆管壁或钳夹、切断等直接损伤了胆管或胆管的血供，使胆管黏膜缺血，细胞变性坏死、萎缩，胆汁渗漏，致局部炎症反应，终致胆管狭窄。③放置 T 管引流不当，造成局部压迫及缺血坏死，引起胆管狭窄。

1. 病理特点

（1）胆管狭窄的程度与损伤的情况，胆汁渗漏、局部炎症变化有关，管腔狭窄可以是轻度狭窄到严重狭窄，直至胆管完全闭塞。

（2）狭窄部位胆管壁及胆管周围结缔组织增生、瘢痕化，管壁增厚。

（3）胆管狭窄使胆流不畅，胆管梗阻，胆压增高，继发化脓性胆管炎，胆管黏膜炎症、水肿，甚至出现溃疡，更促使瘢痕狭窄加重，胆汁淤滞加重感染。

（4）胆道系统的严重感染和胆汁滞流及由此而引起胆汁成分的改变，为结石形成创造了条件。结石形成又加重胆道炎症性病变进展及胆管狭窄。

（5）狭窄以上胆管扩张，扩张的程度及梗阻情况与肝胆管原来的病变有关，但当有长期胆道慢性感染时，胆管扩张可能不显著。

（6）胆管狭窄，如未能得到及时处理，终因长期并逐渐加深的阻塞性黄疸，继发反复发作性化脓性胆管炎，导致严重的肝实质损害，最终发生胆汁性肝硬化、门静脉高压症，并发上消化道出血或肝功能衰竭。

2. 临床特点　医源性胆管狭窄发生在胆囊切除、胆管手术后，也可见于胃、胰、肝手术后。轻度的胆管狭窄往往症状不重，仅仅表现为反复发作的发烧、畏寒、巩膜黄染、轻度肝功能受损及白细胞升高。与慢性肝病及一般感染难以鉴别，经过治疗常可缓解，因此早期难以得到诊断。反复感染使狭窄加重，可出现重度黄疸，甚至化脓性梗阻性胆管炎，如长时间不能得到正确诊断和治疗，可继发胆管结石，最终发展至胆汁性肝硬化。如损伤严重至胆管重度狭窄，仅出现严重的梗阻性黄疸而无明显的感染症状，此时应与胆道的梗阻性疾病胆道肿瘤相鉴别。损伤性胆管狭窄毕竟是良性疾病，如及早发现，明确诊断，采取及时正确、有效的补救性治疗，可以获得良好的效果。

3. 诊断　确切地了解胆管损伤和明确损伤性胆管狭窄的资料是困难的。应用现代诊断手段诊断胆管狭窄是可行的。由于这类狭窄与非损伤性胆管良性狭窄在诊断和治疗上有许多共同之处，然而其复杂性及治疗效果要好得多，有别于结石性、炎症性胆管狭窄，所以明确诊断损伤性胆管狭窄，对选择恰当的治疗方法及取得良好的手术效果是有益的。

（1）病史：一部分患者有明确的胆管损伤病史、病程、演变过程及治疗经过。另一部分患者则难以得到准确的病史资料，只有依靠症状、体征及影像学检查明确有关胆管狭窄及梗阻的存在，所以应仔细查询前次手术的有关问题，诸如：①术前诊断：单纯胆囊结石，是否同时并发有肝、胆管结石；②上次手术的方法：单纯胆囊切除，是否同时探查了胆总管，同时应了解胆管直径，是否有胆管结石；③手术经历时间，手术顺利与否；④手术后恢复顺利与否及手术后出现症状时检查、治疗情况等；⑤是否置管引流，何种引流，引流内容、引流量及引流管留置时间，拔管时是否行导管造影检查。因为经窦道引流管造影可以显示部分或全部胆管，可以了解有无胆漏及胆管扩张。对此需耐心查询，并结合症状、体征及各种检查结果全面分析评估。

（2）症状、体征：依胆管狭窄的程度及是否并发感染，其临床表现有很大差异。单纯胆管狭窄未并发胆道感染常常仅有胆道梗阻的症状及体征，表现为全身及巩膜黄染，并且逐渐加深，此时需与其他各种原因引起的黄疸鉴别。胆管狭窄并发胆道感染多数表现为反复发作的畏寒、发烧，甚至高热、寒战，同时并发全身黄染、肝区不适、上腹胀痛、恶心、呕吐等化脓性胆管炎的症状。一般经过抗感染治疗可以暂时缓解，以后常间断发作并逐渐加重，个别病例仅出现反复发作的发烧、畏寒等胆管炎的表现。

（3）诊断：依赖影像学检查明确狭窄部位、狭窄上方胆管扩张的程度。特别是肝总管，左、右肝管是否扩张及扩张的程度，为手术治疗提供重要依据。

4. 治疗　因为胆管狭窄是最基本的病理基础，由此引起反复发作的、轻重不等的急性或慢性胆管炎。治疗原则应是解除狭窄，重建或恢复通畅的胆肠引流。除非并发有明显的胆汁性腹膜炎，对损伤性胆管狭窄的外科治疗一般应在充分的术前准备后择期手术治疗。

（1）显露及进入狭窄上方扩张的胆管、备置通畅的胆管出口：通常采用肋缘下切口进入腹腔，一般情况下沿肝缘直指肝门，将粘连于肝脏面的结肠、十二指肠及胃窦部逐一分离，直达肝十二指肠韧带前方及右侧缘。应分离并显露小网膜孔，使能容示指、中指进入网膜孔内，以便必要时控制出血，便于止血，同时扪摸肝十二指肠韧带前缘并尽可能辨别肝动脉及门静脉的可能位置、深度及走向。如留有引流管者可沿引流管分离达肝门前方，拔管进入胆管。当肝门前方显露清楚后，扩张胆管的外貌得到显现，用小针细线悬吊，并通过细针穿刺法找到胆管。可能会因为肝门部局部炎症、瘢痕增生，或因损伤位置较高寻找胆管异常困难，此时可在肝十二指肠韧带上缘（肝门横沟处）分离粘连，切开肝包膜，向上推开肝实质，分离肝门板可以找到扩张的左、右肝管。如肝方叶肥大或肝门抬高，常需切除肝方叶，或肝中裂劈开、肝中央肝部分切除，以利找到扩张的左、右Ⅰ级肝管，进一步显露扩张的近端胆管。经穿刺抽到胆汁，用尖刀切开一小孔，选用探针或细探条向下一直切开扩张的胆管，直到狭窄处的上方（我们所见损伤性胆管狭窄都在肝总管或左、右肝管汇合处此时不必继续切开狭窄处，由于损伤、炎症至该处瘢痕增生，其瘢痕组织宽、厚，且范围较大）并经此开口探查左、右肝管扩张的情况及行走方向，分别切开左、右肝管，将扩张的肝胆管前壁尽量敞开，保留完整的后壁。有时需要将左、右肝管的间嵴，或肝中叶、尾状叶与左、右肝管的间嵴切开整形，尽量扩大胆管的出口。这样在狭窄的上方的一个肝胆管的联合开口的周边无瘢痕且血运良好，其直径 4~5cm 以上的盆状肝胆管开口，以备行高位胆管空肠吻合术。

（2）重建胆肠通道：通常有3种术式可供选择：①胆管十二指肠吻合术；②胆管空肠 Roux-Y 吻合术；③间置空肠胆管十二指肠吻合术。

胆总管十二指肠吻合术：因其方法简便、损伤小，如胆管扩张显著，且是胆总管，可以考虑选用。但若是高位损伤性胆管狭窄，由于距离远、张力大，局部瘢痕组织不利于吻合，也妨碍吻合口愈合，易发生胆漏，故不宜于采用。

胆管空肠 Roux-Y 吻合术：是目前应用较广的一种术式。①以空肠的侧壁与胆管吻合，可以根据需要及胆管开口的大小，切开肠管的侧壁，建立足够大的胆肠吻合口；②用于吻合的空肠襻（输胆肠襻）长约50cm，加上同步 10~12cm 的空肠 Y 型吻合，可以达到有效地防止食糜反流的目的；③由于空肠有足够长的系膜，活动范围大的特点，将空肠上提到肝门，仍可保持良好的血运，用于吻合后局部血运良好，无张力，愈合好，不易发生胆漏。唯在胆管狭窄再次手术或多次手术者，因腹腔广泛粘连，寻找及提起上段空肠会增加不少困难，因胃窦部、结肠及网膜广泛粘连或瘢痕组织过多，经胃及结肠前将空肠上提到肝门下方常感到张力过大，甚至有影响空肠血运之虑，此时可将输胆空肠襻经结肠后、胃后上提到肝门部，可以减少张力，保持良好的血运，且有利于胆肠吻合。一般吻合口在 1.5cm 以上，用于吻合的肠管、胆管血运良好，无疤痕，吻合满意，一般不必放置任何支撑引流。如果胆管扩张不好，吻合口不大，左、右肝管开口处狭窄经整形处理后胆管出口仍不够大，难以建成较大的吻合口，吻合口狭窄的患者再手术时肠襻破损，恐术后愈合不良。需要放置引流支撑，引流方法一般用经肝-吻合口-肠的"U"形管引流为好。

间置空肠胆管十二指肠吻合术：手术适应证同胆管空肠 Roux-Y 吻合术，其最大的优点是免除了胆管空肠 Roux-Y 吻合术后继发十二指肠溃疡发生的可能性。

损伤性胆管狭窄的病理特点是狭窄周围瘢痕组织增生，狭窄上、下胆管的内径相差甚大，同时切除了狭窄处胆管及瘢痕组织后，上、下胆管间缺损更大，在此条件下行胆管对端吻合难以得到较好的效果。应用周围材料及其他人造材料进行修复也是不适宜的，已为多年实践所证实。

采用经皮肝穿刺胆道造影后，在放射监视下如导丝通过狭窄胆管，将狭窄胆管扩张后放置金属支撑架或镍钛形状记忆合金支撑管，治疗无结石性胆管狭窄，可在部分病例中得到满意的效果，而远期疗效有待进一步观察。

（刘卓林）

第十三节　胆道出血

胆道出血系因创伤、炎症、结石、肿瘤、血管疾病或其他原因造成肝内或肝外的血管与胆道病理性沟通，血液经胆道流入十二指肠而发生的上消化道出血。

胆道出血的临床表现取决于出血的量和速度。临床上所指的胆道出血，一般是指有较大量的出血，以胆绞痛、消化道出血、阻塞性黄疸三大症状为特征，多需急诊外科处理。

胆道出血其发病率占上消化道出血的 1.3%~5%，仅次于溃疡病出血、食管胃底静脉曲张破裂出血与急性胃黏膜糜烂，死亡率较高。我国胆道出血的病因及发病率与西方有着明显的差异，国外较多为外伤所致，少见原因有肝肿瘤、肝血管瘤等。国内胆道出血主要继发于胆道感染。近年来胆道蛔虫与原发性胆管结石的发病率已趋下降，因而继发感染所致的胆道出血病例较前减少。随着经皮肝穿刺诊疗技术的推广应用和肝胆手术的广泛开展，医源性胆道出血的发病率有所增加。

一、分类

胆道出血根据出血的部位分为肝内胆管出血和肝外胆道出血。国外文献报道引起出血的部位，约一半位于肝内，胆囊与肝外胆管各占1/4，只有少数病例由胰腺出血进入胆道。在我国，来源于肝内胆管出血者占绝大多数。各种情况的胆道出血与胆管和血管之间的特殊的解剖学结构有关。

（一）肝内胆管出血

在肝内，胆管、肝动脉、门静脉分支包裹在 Glisson 鞘内，关系密切，并且肝内胆管的分支稠密，肝动脉分成许多分支围绕着胆管，组成胆管周围血管丛。所以胆道出血多来自肝内胆管。感染性胆道疾病如：急性化脓性胆管炎、胆道蛔虫症、肝内胆管结石是引起胆道出血的常见原因。胆道出血亦可继发于肝脏的外伤、肝脓肿、肝脏肿瘤的破溃。肝内胆道出血多来源于门静脉、肝动脉。出血部位通常是单发的，亦可是多发的。

（二）肝外胆道出血

肝外胆道出血比较少见，除来源于胆管之外，亦可来自胆囊的病变。肝外胆管的血液供给来自十二指肠后动脉、十二指肠上动脉、肝固有动脉、胆囊动脉，围绕着胆总管，形成胆管周围血管丛、黏膜下血管丛。胆总管的血管走向是呈轴向的，主要的血流从下向上，约占62%，在胆总管壁的3点钟和9点钟的位置处，有2支较粗的动脉，约有1/3的人有一门静脉后动脉，起源于腹腔动脉或肠系膜上动脉，紧贴胆总管的后壁，上行汇入肝右动脉。

（三）出血部位

根据肝外胆管与邻近血管解剖学关系的特点，肝外胆管出血时，临床上多见于以下部位。
（1）肝右动脉从左向右与胆总管或肝总管后壁的交叉处。
（2）胆总管的后壁。
（3）胆总管壁上9点钟与3点钟处。

国内所见的肝外胆道出血多见于急性化脓性胆管炎及胆道手术以后的出血。肿瘤或肝动脉瘤向胆道内溃破，肝外的门静脉胆管瘘引起的出血则比较少见。亦可来源于急性出血性胆囊炎时胆囊黏膜面的溃烂，但此时出血量一般不很多。

（四）胆道出血按病因分类

1. 感染性胆道出血　急性梗阻性化脓性胆管炎、肝脓肿、胆道蛔虫症、肝内胆管结石、急性胆囊炎。
2. 外伤性胆道出血　肝外胆道外伤、肝破裂。
3. 医源性胆道出血　PTC、PTCD、肝穿刺活检、手术后胆道出血。
4. 血管性胆道出血　肝动脉瘤破入胆道。
5. 肿瘤性胆道出血　胆道肿瘤、肝细胞癌破入胆道。

此外，还有一些较少见的情况引起胆道出血，如急性胰腺炎、胆道造影剂刺激、重症梗阻性黄疸、出血倾向、药物所致等。

二、病因病理

（一）感染性胆道出血

原发性胆管结石与胆道蛔虫所致的急性化脓性胆管炎是我国胆道出血最常见的原因，致病菌多为大肠杆菌。肝内感染可累及1个或多个肝叶、肝段。发病机制有：①肝内弥漫性小胆管炎、胆管周围炎、多发性小脓肿型。主要病变在汇管区，小胆管与小叶间静脉相沟通发生多个小胆管血管瘘，广泛的胆道血管沟通可汇集成胆道大出血。②局限性脓肿。多因蛔虫、胆结石阻塞胆道而形成局限性脓肿。集聚的脓液有可能腐蚀附近的肝动脉或门静脉分支而发生胆道大出血。③肝胆管溃疡型。溃疡可穿透邻近肝动脉、门静脉而发生胆道大出血。④肝管内囊状结构。肝胆管炎症波及肝动脉或门静脉分支，形成感染性动脉瘤或门静脉扩张，然后突入肝胆管所致，破裂后血液进入胆道发生胆道出血。

胆囊急性感染后，囊壁可出现多发性糜烂，局灶性或广泛的坏死和出血。也可因结石嵌顿压迫胆管壁或胆囊管壁使之形成溃疡，累及伴行的血管并向胆管穿破，导致胆道出血。动脉血管与胆总管间的沟通可以是血管胆管瘘或是首先形成一假性动脉瘤然后再破溃入胆总管。胆总管探查时，可发现胆总管后壁或一侧壁的穿透性溃疡，并有出血或血凝块。

（二）外伤性胆道出血

一般指工业生产、交通和其他意外事故所致的肝破裂和肝外胆管系统损伤，意外损伤后致胆道出血的机制有以下几种。

（1）肝损伤同时伤及肝动脉及胆管，导致动脉与胆管相通，早期即可发生胆道出血。

（2）肝脏的中央型裂伤，肝内血肿，严重的肝穿通伤后，未彻底清创、止血和引流，因血肿、坏死组织继发感染，逐渐腐蚀邻近胆管后引起胆道出血，所以常常不是发生于外伤的当时，而是在外伤后一段时间，称为延迟性胆道出血。延迟性胆道出血有下列特点：①外伤后早期无伤口或胆道出血。②有较长时期发热。③肝表面缺少一敞开的引流口，胆汁、血液、血凝块、脓液及坏死组织不能充分流出。肝内血肿机化，形成假性动脉瘤，再溃破入胆管导致胆道出血。

（三）医源性胆道出血

因各种创伤性诊疗技术或手术所造成的，是外伤性胆道出血的一种特殊类型。

1. 施行肝穿刺诊疗技术　近10年来由于肝胆系统穿刺和引流技术的广泛开展，医源性胆道出血的发病率有增高趋势。肝内胆管与肝动脉、门静脉在解剖上关系密切，在有胆道梗阻、感染的情况下，肝动脉的血流增加，胆管周围血管丛增生、扩张，汇管区内的肝动脉支增多，管径增粗，这些都是穿刺置管时容易发生胆道出血的原因。

2. 手术后胆道出血　可见于：①胆道手术中游离、结扎或缝合时损伤肝动脉、胆管壁的滋养动脉，可形成假性动脉瘤，后者腐蚀或漏穿入胆管形成胆管动脉瘘。②探查、显露或取石时损伤胆管黏膜或取出结石后胆管壁上的溃疡出血。③强行扩张肝总管、左右肝管的狭窄或癌肿时，损伤胆管与血管，术中即可发生胆道大出血或术后形成假性动脉瘤再向胆道穿破出血。④胆囊切除术时将胆囊管与胆囊动脉或肝右动脉一并结扎或缝扎，术后可因缝线切割或因局部炎症使之直接沟通或形成假性动脉瘤后向胆道穿破。⑤胆肠吻合手术时止血不妥，或缝线损伤了胆管旁的肝动脉，可于术后立即出血或先形成假性动脉瘤后，再向胆管穿破出血。⑥胆管内置"T"形管或"U"形管，压迫胆管壁或因胆管缝线切割松脱引起继发性胆道出血。⑦由于无机碘对胆道黏膜刺激性较强，较用有机碘溶液更易诱发出血。有报道称，经"T"管碘化钠造影可发生胆道出血。

不伴有明显消化道出血的小量胆道出血，或称隐性胆道出血的发病率高，有学者统计，25%的胆囊切除术后及37%的胆总管切开探查后发生便血。

（四）血管病变

肝动脉及其分支动脉瘤向胆道穿破引起胆道出血。来自肝右动脉瘤破裂者多见，其次为肝固有动脉瘤、肝左动脉瘤、胆囊动脉瘤、胃十二指肠动脉瘤破裂。动脉瘤有动脉粥样硬化引起的真性动脉瘤和胆道感染、胆道损伤性假性动脉瘤。良性海绵状血管瘤发生胆道出血者少见。特发性动脉炎、先天性动脉薄弱等罕见。此外，尚有门静脉高压症胆道黏膜下静脉曲张破裂引起胆道出血的报道，均属少见。

（五）肿瘤所致的胆道出血

肝细胞性肝癌、肝内外胆管良性或恶性肿瘤、胆囊息肉或胆囊癌均可发生胆道出血。

（六）其他

有时胆道出血是肝硬化、凝血功能障碍、弥漫性血管内凝血等全身性出血性疾病的局部表现。

三、临床表现与诊断

胆道大量出血的典型临床表现为：①剧烈上腹部疼痛。②呕血及便血。③黄疸。④肿大的胆囊。出血常呈周期性，每隔数天至 1~2 周重复发生，除胆道出血的症状外，患者亦有原发病的临床表现。严重者可出现休克、严重贫血、低蛋白血症、全身水肿、营养不良、全身衰竭。

带有"T"管的手术后胆道出血时，腹痛的同时可见鲜血从"T"管内流出，并很快在管内凝固。

胆道出血周期性发作的机理：大量的血液涌入胆道，造成胆道内高压，引起胆道及括约肌痉挛，表现为剧烈绞痛。由于胆道内高压，胆囊肿大，胆道系统的腔隙有限，出血后血压下降，血液在胆管内迅速凝固，故出血往往能自行停止。停止出血后胆道炎症更因引流受阻而加剧，待血凝块溶解后，出血又可再发，如此可周期性发作。

曾经做过胆肠吻合的患者，发生胆道大出血时，因无括约肌的强烈痉挛，疼痛程度较轻。由于大量血液突然涌入肠道亦可发生肠绞痛，出血往往不能自行停止。来自门静脉的胆道出血，由于门静脉的压力较低，除引起上腹部的胀感不适外，可以不伴有明显的胆绞痛。胆道完全梗阻者可无消化道出血。

诊断胆道出血的临床诊断主要是根据：①病史如肝外伤，胆道病史。②上消化道出血。③胆绞痛。④胆囊肿大及有可能黄疸。⑤周期性发作的典型表现。

胆道出血是上消化道出血的一种，所以诊断胆道出血首先要排除其他引起上消化道出血的原因。出血部位的定位诊断对治疗措施的选择以及治疗结果有重要的意义。目前在胆道出血的诊断和定位诊断上通常采用以下几种辅助检查。

（一）X 线造影检查

1. 选择性肝动脉插管造影　选择性肝动脉插管造影现在被认为是胆道出血中最佳的定位诊断方法。在急性出血期，可见造影剂从肝动脉支漏出汇集于肝动脉假性动脉瘤囊内，或经动脉胆管瘘流进胆管或肝内腔隙。间歇期动脉造影多表现为假性动脉瘤。如果出血来源于门静脉或肝静脉，则不能在动脉造影上显示。由于这种检查方法显影率高，定位准确，可重复检查以及能清楚显示肝动脉的解剖，为手术及选择性肝动脉栓塞止血提供依据。

有上腹部手术史者，由于腹腔粘连、解剖结构改变，易造成肝动脉插管失败。选择性肝动脉插管是一种比较安全的方法，它的主要并发症是可能加重出血或引起新的动脉破裂出血和假性动脉瘤形成。

近来有学者推行术中肝动脉造影，用于术中一般探查难以确定的病灶。因为胆道出血患者多起因于胆道感染，对多发性、双侧性或居肝深面病灶常常难于定位，通过胃右动脉或胃十二指肠动脉插入直径 2mm 聚乙烯导管到肝固有动脉，注入 50% 泛影葡胺 20mL，从注入 15mL 时开始拍片，摄影时间需 2.5 ~3s，根据造影结果发现的病理改变选择术式，达到止血和处理原发病灶的目的。

2. 胆道造影　造影的方法有：①术中胆道造影。②术后"T"管造影。③静脉胆道造影，但是在肝功能严重障碍或黄疸时不适宜。胆道出血的患者在胆道造影中可见：①血凝块堵塞肝胆管，该部位出现特殊性充盈缺损。②造影剂与肝内血肿、动脉瘤或肝腔隙相通。③肝胆管有狭窄、囊性扩张、结石、肿瘤或其他病灶，有助于推测胆道出血的部位。

（二）纤维内窥镜检查

可在直视下排除食道、胃、十二指肠上段疾病引起的上消化道出血，可经十二指肠乳头明确出血是来源于胆道系统。此外，还可通过逆行胆道造影，显示血管胆道交通的部位，以助出血部位的诊断。然而临床上胆道出血量大时或在胆道出血间歇期内，常常不能清楚分辨出血的来源。

（三）超声显像、CT、同位素^{99m}Tc 肝胆核素显像

这些检查方法可发现肝内各种原发病灶，如肝内血肿、肝脓肿、良性或恶性肿瘤、胆管有无扩张等。B 型超声显像检查方便易行，无损伤性。CT 的优点在于可以显示肝和肝周器官和组织的断面图像，

有助于定位诊断。肝胆核素检查反映是否存在血管和胆道之间的交通。

（四）手术探查

如果术前未能确定出血部位，病情不允许做进一步检查或观察时，则可考虑手术探查，以明确原因及处理。

依序探查胃、十二指肠、肝、胰，排除其他原因的出血后再探查胆道。仔细探查肝表面质地与周围粘连等，可疑部位可做穿刺，对定位也有帮助。胆道出血时肝动脉扪诊有震颤，这是由于肝动脉管腔狭窄，受压迫或破裂，引起的血液旋涡所致，在胆道大量出血时可作为参考。胆管增粗，胆总管穿刺吸得血液，诊断即可明确。如胆囊有明显急性炎症，甚至坏疽，则出血可能来自胆囊。有时肝内胆道出血时，胆囊可充满血液和凝块，因此在诊断胆囊出血时需注意探查，认真鉴别，防止遗漏肝内病变。

胆总管探查是术中诊断胆道出血最简单有效的方法。切口应靠近肝门，要有足够的长度，以便观察左、右肝管开口。首先迅速取尽胆管内残留的血液凝块和坏死组织，先探查肝外胆管有无胆石，管壁有无溃疡，肝外胆管有无与血管相通的病灶。如出血已停止，可分别置塑料管于双侧肝管，冲洗和吸尽洗液后，按摩肝脏诱发出血，确定出血来源。

术中胆道造影、胆道镜检查、术中 B 超检查、肝动脉造影和门静脉造影等，这些检查也都有助于定位诊断。

四、治疗

近几年来对本病的病因、病理日趋明确，诊断水平逐渐提高，治疗方法的选择亦更为合理，使疗效已有所提高。胆道出血国外报道经治疗后死亡率为 25% ~ 50%，国内报道死亡率为 7.2% ~ 33%。

胆道出血的处理主要根据出血部位、出血量、病理特点结合患者全身情况，选择相应的治疗方法。

近期临床研究表明选择性肝动脉栓塞（TAE）是治疗胆道出血的首选方法，尤其是治疗肝内胆道出血。这种方法的优点在于：①它将胆道出血的诊断、定位及治疗结合起来，一次性完成。②高选择性肝动脉分支的栓塞部位接近出血部位，效果满意，并可减少因肝动脉侧支循环引起的复发性出血。③止血速度快。④肝功能损害小，很少发生大面积肝坏死。⑤对肝内感染所致的肝静脉出血，亦因肝动脉栓塞后，肝静脉与门静脉内压降低，常可达到止血目的。⑥对合并胆道损伤、狭窄需二期手术修复的，可提供最佳择期手术时机。此法对患者的全身状况扰乱较小，特别适用于病情重、手术后出血、肝外伤出血、肿瘤性出血、复发性出血的患者。通常所用的栓塞剂是不锈钢弹簧和明胶海绵。

选择性肝动脉栓塞治疗胆道出血的常见不良反应可有腹痛、发热和 SGPT 升高等，其他少见并发症有肝脓肿和胆道感染以及侧支循环引起的复发性出血。许多报道都认为选择性肝动脉栓塞对治疗胆道出血的近期效果是满意的，至于远期再出血的复发情况尚无明确报道。

（一）非手术治疗

非手术疗法适应证。

（1）出血量不大，且逐渐减少者。

（2）胆道大出血的第 1~2 个周期。

（3）无梗阻性黄疸或化脓性胆管炎的临床表现。

（4）经纤维内窥镜检查、T 形管造影、选择性肝动脉造影或已做手术探查，但出血病灶仍不明确者。

（5）全身情况太差，不能耐受手术者。

非手术治疗包括输血、补液、抗休克、营养支持疗法、应用抗生素和止血药物。带有 T 形管的胆道出血患者，可试用肾上腺素或去甲肾上腺素生理盐水，反复冲洗胆道。本病的特点是周期性反复出血，因此非手术疗法止血后，宜继续用药巩固 10d 以上，以防再度出血和促使残余血块排出。血止后仍需作进一步检查，如胆道造影、B 型超声、同位素扫描、CT 等，明确出血病因和病灶部位，以利根治。对胆道大量出血和经非手术治疗仍继续出血的患者，应予手术治疗。

（二）手术治疗

1. 手术适应证

（1）反复大量出血超过 2 个周期者。

（2）伴出血性休克不易纠正者。

（3）经查明出血病灶较严重，需要手术处理。

（4）有梗阻性化脓性胆管炎的临床表现，非手术治疗不能控制者。

2. 手术时机　出血量大伴有休克，抗休克治疗又不易纠正，应施行急诊手术，出血期进行手术易判定病灶部位，增加手术止血的确切性。出血病灶定位明确，出血暂停或出血量较少，可择期或出血间歇期施行手术治疗。

（三）手术方式选择

手术术式的选择要根据病变的部位和性质、患者的全身情况来确定。

1. 胆囊切除术　适用于急性出血性坏疽性胆囊炎、胆囊肿瘤、胆囊动脉瘤或肝动脉瘤等所造成的胆囊出血。

2. 胆总管探查加"T"管引流　胆总管探查加"T"管引流术因未能处理出血灶，除对部分因胆管黏膜炎性溃疡，引流后出血可渐停止外，对大多数胆道出血不能奏效，仅适用于严重的胆道感染和一般情况差，不能耐受复杂手术的患者。胆总管探查加"T"管引流的作用在于：①探查出血来源，去除梗阻原因。②引流胆汁，减低胆道内压，有助于控制感染、减轻黄疸、促进出血灶的愈合和改善肝功能。③观察术后再出血。④可经"T"管注入抗生素或造影剂或止血药物。⑤部分因胆道黏膜炎症溃疡引起的出血可望治愈。

3. 肝动脉结扎术　肝动脉结扎只能阻断出血灶的血供，未处理出血病灶，故其应用范围受到一定限制，仅适用于：①确属肝动脉支破裂引起的活动性肝内胆道出血。阻断肝动脉血流时，震颤消失，出血停止。②双侧肝内胆道出血，肝内没有明显局限性病灶可见者。③手术中出血已停止，不能明确出血灶。④不能切除的肝肿瘤或胆管癌所致的胆道出血，或不能耐受手术者。

结扎部位以肝固有动脉为好，肝动脉结扎术选择结扎越接近出血部位的动脉分支，效果越好。若出血来自一侧肝胆管者，结扎患侧肝动脉止血效果较好，结扎时应细致解剖肝门，如有异常的肝副动脉，应一并结扎。若结扎后仍然出血，应做术中肝动脉、门静脉造影等进一步检查。有重度休克时或门静脉有血栓形成者，不宜采用肝动脉结扎术。

肝动脉结扎术治疗胆道出血的效果，取决于下列因素。

（1）术前必须确定患者胆道出血主要来自肝动脉胆管瘘，虽然肝动脉结扎可降低部分门静脉压力，但对较大的胆道静脉瘘或多发性胆道小静脉瘘难以奏效。

（2）结扎的动脉是否是出血灶的血管，肝动脉结扎后其原有灶区肝动脉震颤消失、出血停止，方确认有效。

（3）肝动脉结扎是否有效：肝动脉震颤消失是结扎有效的依据。

肝动脉结扎术治疗胆道出血，可造成肝功能损害，复发出血较多。肝动脉变异的发生率可高达45%，侧支循环多达 26 条，术后很快通过小叶间动脉、包膜下动脉及膈下动脉形成广泛侧支循环，一方面可改善肝动脉主干被结扎所致的肝功能损害，而另一方面也是造成肝动脉结扎后胆道出血复发的原因。

4. 肝动脉结扎、切除　用于肝外胆管壁的溃疡蚀破肝动脉分支所致的胆道出血，出血来源多为：①肝右动脉胆管后部分，出血处在肝总管后壁。②门静脉后动脉，出血在胆总管后壁。③胰十二指肠上前动脉，出血处在胆总管下段前壁。出血可以发生在胆肠吻合内引流术后或继发于急性化脓性胆管炎。处理的方法应该找出出血相应的动脉支，将出血段的两头结扎并切除，该处动脉壁多已破坏，若切除动脉段有困难，则必须将出血处动脉上、下方妥善结扎。

5. 肝部分切除术　肝叶或肝段切除治疗肝内胆道出血，既达到止血目的，又去除病灶，是一种彻底的治疗手段。但手术创伤大、出血量大，对处于失血和感染双重侵袭下的重危患者来说，肝叶切除确有一定的危险性。肝部分切除的指征：①可切除的肝脏良性或恶性肿瘤。②定位局限的肝内感染或损伤灶。③出血来自一侧肝内，但不能明确出血灶的病理性质。④患者全身情况可耐受肝切除手术者。目前多是在选择性肝动脉栓塞失败或肝动脉结扎后胆道出血复发时采用。

其他手术治疗方式：如果胆道出血的原因由门静脉胆道瘘引起，可采用结扎门静脉分支，术中静脉穿刺插管行选择性门静脉分支栓塞。由胰腺假性囊肿引起胆道出血较少见，可采用囊肿切除或切开囊肿、缝扎出血的血管并行囊肿空肠内引流术。

（何　芳）

第六章

肝脏外科微创

第一节　腹腔镜内镜联合治疗肝硬化门静脉高压症

　　我国是目前世界上乙肝病毒感染较高的国家，国内由肝硬化导致的门脉高压症发病率逐年上升，临床表现为脾大、脾功能亢进，进而发生食管胃底静脉曲张、呕血和黑粪以及腹腔积液等症状。肝硬化门静脉高压症的治疗对腹部外科学仍是一个挑战，目前认为对有出血史且肝功能尚可的患者，应积极采取手术治疗。随着内镜、腹腔镜和介入技术逐渐在临床应用，应用微创方法来治疗该病成为发展趋势，能有效地减少术后并发症并提高远期疗效。食管胃底曲张静脉出血是门脉高压症的严重并发症，手术治疗是一种积极有效的办法。手术治疗主要分为两类：一类为分流手术，降低门静脉压力；另一类为断流手术，阻断门奇静脉间的反常血流。内镜治疗食管静脉曲张具有对患者创伤小、技术操作简单，是一种安全、有效的治疗和预防上消化道出血的微创治疗方法，主要包括食管曲张静脉套扎术和曲张静脉硬化剂治疗，但在伴有脾功能亢进时，单纯内镜治疗不能有效降低门静脉压力和恢复正常血小板功能，再出血率较高，而联合应用腹腔镜手术治疗可达到上述目的。

　　目前，腹腔镜下脾切除术（LS）已经被证实安全、有效，且较开腹手术创伤小、恢复快。但由于门脉高压症患者通常脾脏较大，行全腹腔镜下操作风险较大，中转开腹率较高。而采用手助腹腔镜脾切除术（HLS），能明显地缩短手术时间，减少术中失血量，降低中转开腹手术率，增加手术的安全性，同时保留了微创治疗的优越性。

一、适应证

　　对于肝硬化、脾功能亢进、脾增大者，由于血管壁脆弱，术中分离时极易出血和创面渗血，手术适应证应严格选择，对肝功能 child 分级在 A、B 级的患者可以考虑手术。对 Child 分级在 C 级的患者经营养保肝等支持治疗后可考虑手术，此级可视为相对适应证。

二、禁忌证

　　对于巨脾则视为相对禁忌证，其绝对禁忌证与开腹手术相同，主要是严重心肺功能障碍不能耐受手术者。操作注意事项及难点。

　　（1）内镜治疗阶段：熟练掌握该技术是该技术治疗的先决条件。在曲张静脉硬化剂治疗中，向注射点注射后，拔针需缓慢，边注射，边退针，以堵塞血管的针孔，避免快速拔针引起针眼的涌血；在食管曲张静脉套扎中应正确安装结扎器，将结扎器套在内镜端部，结扎器之牵引线不能扭曲，牵引线的方向与活检钳道一致，否则牵引力不足，无法使橡皮圈脱落，结扎血管。负压吸引静脉瘤压力要大，将其完全吸附至结扎器内。

　　（2）该治疗有一定局限性：对于重度黄疸、休克、肝性脑病等患者不适合此治疗，同时在 EVL 操作中，若患者已行 EVS，因食管静脉已纤维化，再行结扎比较困难。

　　（3）对于急性食管胃底静脉曲张大出血的患者，首先可应用内镜治疗止血，缓解急性大出血的症状，改善全身状态，此后待全身情况稳定后择期选择其他方法治疗。

（4）内镜治疗食管静脉曲张具有独特的优越性：对患者创伤小、技术操作简单，是一种安全、有效的治疗和预防上消化道出血的微创治疗方法，可以避免开腹手术而达到阻断门奇静脉间的异常反流的目的。

三、HLS 治疗

（一）术前准备

详细讯问病史、仔细体格检查及腹部 BUS 及 CT 等辅助检查是不可缺少的。对于急性上消化道大出血的患者，除急诊行内镜治疗之外，还应完善各项检查以判断肝功能做出 Child 分级。在治疗上，急性期应胃肠减压、纠正水、电解质紊乱和酸碱失衡、防治感染。缓解期择期行腹腔镜内镜联合治疗。

（二）操作注意事项

（1）原则：手术操作原则保证手术视野清晰；完成 HLS 的顺序是先脾下极，脾后外侧，脾内侧，脾门部，最后脾上极。

要特别注意处理好脾脏与侧腹壁、前腹壁、后腹壁、膈肌的大量交通支，必要时可经手助口放入纱布垫压迫刚分离的区域，减少术中失血，保持视野清晰。HLS 最关键的操作是脾蒂的处理。在处理脾蒂时，其分支用钛夹夹闭，主干用 Endo - GIA 处理，有时分支较少较细，可用 Endo - GIA 直接处理脾蒂。但在使用 Endo - GIA 前，应尽量使脾周围脂肪结缔组织分离满意，避免组织太厚钉合不牢。脾取出后检查并仔细止血应视为与脾切除术同样重要。

（2）将手术分为两步进行，使复杂手术简单化：首先行内镜下食管胃底曲张静脉套扎及注射硬化剂治疗，并联合应用腹腔镜行手助脾切除术，降低了手术的难度，提高了手术的安全性。

（3）手助腹腔镜脾切除术（HLS）：允许经手助装置直接用手进行牵引、分离，更好地显露手术视野，更安全、方便地协助使用器械；此外，与超声刀和 Endo GIA 吻合器配合使用，使处理脾门结构、控制出血更容易；HLS 还使术者对所操作部位有触觉，能用手来鉴别解剖结构和分离平面；使采用微创的方式切除较大的脾脏成为可能，而且脾脏可经手助口直接取出。

（4）由于整个治疗过程需要分两阶段进行，而且每阶段都有一定的并发症，存在并发症叠加问题，所以在治疗前应结合各项检查综合分析。本方案技术要求高，需要外科医师同时掌握内镜和腹腔镜技术，才能减少创伤，提高成功率。

（三）并发症及其治疗

1. 出血的预防　手术中、术后出血除了与肝硬化引起的凝血功能异常有关外，手术操作不当也较为常见，如脾包膜、脾实质、脾蒂及脾周围血管的损伤。在手术中分离脾周围组织时，动作轻柔，避免用力提拉脾周韧带或直接钳夹脾脏。脾蒂血管的处理，在处理完脾门周围组织后，完全显露脾门时再用切割吻合器直接断离。对脾功能亢进引起的血小板明显降低的患者，术前适当给予全血、血浆、血小板悬液。

2. 内脏的损伤　分离脾结肠、脾胃韧带时，距结肠和胃太近，引起胃、结肠损伤；处理脾门时容易损伤胰尾，在手术中应尽可能地靠近脾脏侧进行电凝、电切、上钛夹和断离，并应正确掌握中转开腹的时机。

3. 防感染　主要为肺炎、切口感染、膈下脓肿等，常规于脾床放置引流管。

四、随访阶段

首次套扎间隔 10～14d 可行第 2 次套扎，直至静脉扩张消失或基本消失。手助腹腔镜脾切除后 1 个月复查胃镜，然后每隔 3 个月复查第 2、3 次胃镜；以后每 6～12 个月进行胃镜检查，如有复发则在必要时行追加治疗。

（何　芳）

第二节 肝囊肿的微创治疗

一、超声引导下经皮穿刺治疗肝囊肿

（一）肝囊肿的病理及临床表现

肝囊肿（hepatic cyst）在肝内呈局限性缓慢生长，以右叶多见，可为单腔或多房。患者女性多于男性，大多数为先天性。目前一般认为是由于肝内胆管胚胎发育障碍所致，也有部分学者认为是脏器退行性病变所致。肝囊肿大小相差较大，其内所含囊液少至数毫升，多至超过万余毫升。肝囊肿的囊壁薄、内衬有柱状或立方状上皮细胞，多有分泌功能。囊腔内充满清亮无色或淡黄色液体，比重多在 1.010～1.022 之间，含有蛋白质、胆红素、葡萄糖、胆固醇等成分。囊肿周围有较厚纤维组织。

肝囊肿的临床表现根据囊肿大小、生长部位和并发症的不同有很大区别。大囊肿可使局部肝组织受压而萎缩，位于肝包膜附近者则可出现上腹饱胀感或隐痛不适，如囊肿压迫胃肠道，则可表现为进食后不适、恶心甚至呕吐，文献报道约有 5% 的囊肿位于肝门附近，压迫肝管或胆总管后引起梗阻性黄疸的临床症状。小的囊肿，尤其是位于肝实质深部者则多无明显症状。位于肝包膜附近或较大的囊肿可在体检时扪及肿大的肝脏或表面光滑的肿块，有囊性感，多无压痛。当囊肿并发出血、感染时，则可出现畏寒、发热、白细胞增高和右上腹不适加重甚至出现疼痛。囊肿破裂可引起腹膜炎。

少数肝囊肿是肝脏受压或损伤（如外伤或有肝外科手史）所致，因此被称为创伤性肝囊肿，其囊壁内层无上皮细胞，囊液多以血液、胆汁和其他蜕变组织混合组成，常并发有囊内感染。如孤立性的肝囊肿有不规则结节和囊液浑浊应高度警惕恶性变可能。

在肝囊肿的治疗方面，早在一百多年前，外科医师就已经开始尝试经皮穿刺获取囊液，但由于盲目穿刺的准确性和并发症等问题，一直未能推广使用。自超声成像技术应用于临床后，超声引导下囊肿穿刺即开始广泛推广实施。在早期，多以明确诊断为目的，其后，超声引导下的经皮穿刺囊液抽吸和硬化治疗因其操作简便、疗效确切，逐渐作为一种简便方法被广泛应用。

（二）肝囊肿穿刺治疗的适应证

①直径大于 5cm 的单发或多发囊肿；②囊肿引起明显临床症状者；③压迫周围脏器引起继发性并发症者；④囊肿并发感染；⑤位于肝脏表面，较大或有破裂危险的囊肿。

（三）肝囊肿穿刺治疗的禁忌证

①不能排除动脉瘤或血管瘤的肝脏囊性病变；②与胆道相通的肝囊肿（如因外伤或肝脏手术所致的创伤性肝囊肿）；③不能排除多囊肝可能的多发性肝囊肿，除非有明显压迫周围脏器引发并发症者，一般情况下不建议行硬化治疗。

（四）并发症

超声引导下的肝囊肿穿刺治疗一般很少发生并发症。最常见的并发症为剧烈上腹痛，多见于抽吸囊液后向囊腔内注入酒精所引起的刺激。注入酒精前以及在注入酒精后向囊腔内注入 5% 利多卡因 2mL，疼痛症状多可得到缓解或避免。其他较为少见的并发症则为肝破裂、动静脉瘘、气胸、败血症等。较轻的并发症或不良反应有感染、黄疸、腹胀、腹痛和醉酒反应。

在肝囊肿的穿刺治疗过程中，明确诊断是非常必要的。Nolsoe 等回顾了其所在医院 8 000 例介入超声中所发生的严重并发症和死亡病例，其中死亡病例多为将肝动脉瘤误认为肝囊肿而用粗针穿刺后出血死亡，或将与胆道相通的坏死性转移病灶误认为单纯性无回声囊性病变而注入硬化剂所致。

单纯性肝囊肿的穿刺抽液治疗复发率较高，Saini 报道复发率高达 100%，因此，以往肝囊肿的治疗多以外科术或囊肿手术切除为主。20 世纪 80 年代中期，Bean 等及大滕正雄等分别在进行抽吸囊液后向囊内注入无水酒精治疗肝囊肿，并取得了满意的疗效。此法便捷安全，对肝功能无影响，不良反应小，逐渐成为治疗肝囊肿的首选方法。

（五）术前准备

1. 化验检查　血常规、肝功能、凝血全套（出凝血时间和凝血因子时间注意如不正常则应肌内注射维生素 K_3 4mg，1 次/d，共 3 天，并口服钙剂及维生素 C 或进行成分输血等临床处理，对于存有凝血障碍的肝硬化患者，给予小剂量的重组因子Ⅶa 治疗后，即可予以纠正，然后再进行肝组织活检）。

前应完善一般检查（应测血压、脉搏并进行胸部 X 线检查，观察有无肺气肿、胸膜肥厚、验血型，以备必要时输血）和心电图、腹部 B 超等检查

指征：PLT > 50 000/mm³，PT 延长小于 4 秒，如在 4 ~ 6 秒需要输注冰冻血浆。

2. 硬化药物　文献报道用于囊肿硬化治疗的药物种类较多，如无水酒精、冰醋酸、四环素、1% 硫酸铝钾、50% 葡萄糖、平阳霉素等。其中以酒精应用最为广泛，效果较好。大量临床研究表明，注入囊肿液容量 1/5 ~ 1/2 的无水酒精就足以使囊肿闭合。其中多数文献表明，1/4 ~ 1/3 容量效果最为理想，既能使酒精与囊壁上皮细胞完全接触并发生上皮细胞凝固，从而失去分泌功能，又不至于因囊内压过高而使酒精外溢。此外，囊肿越大，抽吸囊液后囊壁的回缩能力越差，如使用硬化药物剂量不够，则将影响治疗效果。因此，在使用硬化剂如无水酒精治疗大的囊肿时，可在患者耐受的情况下，使用相当于囊液量 1/2 的无水酒精进行冲洗，然后再予以抽吸。最后囊内保留的酒精量一般不超过 20mL。文献报道，>10cm 的常需多次治疗方能达到满意疗效。

常用的硬化药物用量参考见表 6 - 1。

表 6 - 1　常见硬化药物用量

囊液量（mL）	无水酒精（mL）	冰醋酸（mL）	四环素（g）
≤100	30	5 ~ 7.5	0.25 ~ 0.50
100 ~ 200	30 ~ 40	7.5 ~ 15	0.5 ~ 0.75
200 ~ 300	40 ~ 50	15 ~ 20	0.75 ~ 1.00
>300	50	20	1.00 ~ 2.00

3. 穿刺针具　肝囊肿的穿刺治疗多用普通穿刺细针，如 PTC 针，这类针具由针芯和针鞘配合而成，前端尖锐锋利，常用于肝囊肿的抽吸及硬化治疗。

（六）操作规程

常规消毒铺巾，1% 利多卡因局部麻醉。在 B 超引导下病例，先用普通探头选择穿刺点，穿刺时，患者取仰卧位或左侧卧位，以避开邻近脏器和大血管及胆管，穿刺路径以穿过一定厚度的肝组织又离皮肤相对较近为佳，并测量进针深度；将穿刺针刺入囊腔深度的 2/3，进针时令患者屏气，而后平静呼吸，拔出针芯，以注射器连接塑料套管，适当进退套管尽量将囊液抽干净，留取标本送检，记录液量。对无明显不适者，基本抽尽为止；对诉有疼痛或其他明显不适者停止抽液，数日后再抽。抽净后再次扫描确定以针尖位置满意后行硬化治疗。缓慢注入无水酒精，总量为抽出囊液量的 1/4 ~ 1/3（不超过 50mL），保留 5 分钟后抽出，再根据囊腔大小注入无水酒精 5 ~ 20mL 保留；拔针时边经穿刺针或穿刺套管边注射 1% 利多卡因少许后退针，减少无水酒精对正常组织结构的损伤。对位于肝包膜下的囊性病变，在注射无水酒精前宜注射少量 1% 的利多卡因，以减少酒精刺激肝包膜所引起的疼痛。对邻近肝门区的囊性病变，需小心谨慎，避免穿破包膜而损伤甚至穿通肝门区的动脉、静脉或胆管；注射无水酒精前最好先行造影，了解囊肿是否与上述结构相通，若相通，则不能使用该法。

二、腹腔镜肝囊肿开窗手术

（一）适应证

位于肝脏表面的单发或多发囊肿，均为行腹腔镜肝囊肿开窗引流术的适应证，具体有：①位于肝脏表面直径大于 5cm 的单发性肝囊肿，除外寄生虫性囊肿、肝囊腺病及先天性肝内胆管扩张症。②肝囊肿并发较大的肾囊肿或脾囊肿，可同时行开窗术。③经穿刺抽液效果欠佳或复发者。④单纯性肝囊肿

并发感染出血者，无全身其他脏器严重疾病。

（二）禁忌证

①术前影像学检查，发现其与胆道相通者；②怀疑囊肿恶变；③囊肿自肝脏深部或囊肿表面肝组织较厚者，以及囊肿位于右肝后叶或与膈肌之间有广泛粘连，腹腔镜下难以接近囊肿者；④近期有囊肿穿刺治疗史；⑤位于肝脏中心性位置或肝右后叶位置较深的囊肿；⑥曾有上腹部手术史或有术后肠粘连史者。

（三）并发症

①囊肿复发：多由于窗口过小或窗口位于膈顶部，术后窗口被周围脏器如大网膜、肠管或膈肌粘连所封闭，残余囊肿壁的上皮分泌功能未能被破坏或完全破坏，其所分泌的液体可再次形成囊肿；②漏胆：多由于囊肿与小胆管相通而术中未被发现、囊肿开窗引流后用电凝破坏囊壁时电凝过深、术后电凝组织脱离致胆管内胆汁漏到囊肿内形成胆汁瘘；③出血：多见于伴有感染的囊肿开窗术，此时囊肿壁血管因炎性充血水肿、血管扩张，当囊肿开窗后，囊肿压力骤然下降，引起出血。此外，囊肿壁用于夹闭血管的钛夹如放置不当，术后也可能脱落引发出血；④腹腔积液：常见于多发性肝囊肿，在行开窗引流时一次性引流囊肿数量过多，残余囊肿壁未能处理完全，导致囊壁的上皮细胞持续分泌囊液，流入腹腔内，形成腹腔积液。如并发有慢性肝功能损害，则可能进一步导致低蛋白血症，从而引发顽固性腹腔积液。

（四）操作流程

患者取仰卧位，气管插管全身麻醉后，在脐上缘作 1cm 切口，气腹针建立气腹后，首先利用脐上 1cm 镜观察肝脏囊肿的部位，大小，然后根据囊肿的部位决定操作孔的位置。肝囊肿位于肝右叶者，选右肋缘下（锁骨中线及腋前线）分别做 0.5cm 切口，剑突下作 1cm 切口，置入相应的套管；肝囊肿位于肝左叶者，可调整相应切口在左肋缘下。用穿刺针穿刺囊肿，观察性质，逐渐减压，利用电钩尽可能切除囊壁，充分敞开囊腔，观察有无胆漏、出血，囊腔用无水酒精纱条或 3% 碘酒棉球擦拭，破坏囊壁细胞分泌功能，切下囊壁常规送病理检查。囊腔内应尽量避免电凝，防止损伤血管、胆管、致出血、胆漏等。常规放置引流管，置于囊腔内，保留 24～72 小时后据术后引流情况拔除。

（五）术中注意事项

（1）术前尽量诊断明确，排除其他疾病的可能：常规行血检包虫试验、B 超和增强 CT 检查，排除肝包虫病、肝脓肿、巨大肝癌中心液化、肝内胆管囊性扩张症等疾病。同时根据 CT 结果，确定肝囊肿数目、大小及位置，了解与周围血管、胆管和其他脏器的关系。

（2）术中要保护好肝脏，充分暴露病灶，于囊壁上电灼一小孔，可见清亮液体流出，吸尽液体，用电凝钩、电凝剪分离囊壁，开窗，充分引流。电凝勿损伤囊腔内较浅的胆管或血管，以防术后迟发性出血或胆漏。囊肿液体一般多清亮透明，若为金黄色或咖啡色，则可能含有胆汁或并发囊内出血，应仔细处理，必要时及时中转开腹手术。囊腔用无水酒精纱条擦拭，尽量破坏囊壁细胞分泌功能。

（3）对于肝膈面顶部的囊肿，多不易暴露，可以轻压膈顶部肝组织，尽可能显露囊肿，切开囊壁吸去囊液后即可显露大部分囊腔，有利于手术的进行。囊肿开窗边缘肝组织止血不满意或有感染因素者，腹膜很难在短期内吸收，囊液对腹膜及脏器有一定刺激作用，术后可有发热、腹胀、腹痛等症状。我们的经验是常规放置引流管，必要时将大网膜填入囊腔内引流。

（4）较大的囊肿可能引起下腔静脉受压，抽吸囊液时应缓慢进行。下腔静脉减压可出现血压变化，应密切监测术中血压的变化，如果出现血压较大波动，应暂停操作，等血压稳定后继续手术。

（5）同时并发胆囊结石、脾脏囊肿及肾囊肿者，可以在行肝囊肿开窗引流的同时行胆囊切除术、肾囊肿去顶术及脾囊肿开窗引流术。术中不用担心暴露病灶的问题，也不需进一步延长切口，减少了患者的痛苦，又能最大限度地将肝表面囊肿开窗引流。

（6）多发性囊肿应逐一开窗引流，但如果囊肿个数太多，一次开窗直径大于 5cm 的囊肿不要超过 5个，以防术后形成顽固性的腹腔积液。

（7）开窗直径一般大于囊肿的三分之二，对于较大的囊肿，应将腹腔镜深入至囊内进行观察，如有出血灶，可予以电凝止血，如发现有结节或高度怀疑有恶变可能，应行术中冰冻切片进一步明确。

（何　芳）

第三节　肝脓肿的微创治疗

一、概述

肝脓肿较为常见，主要表现是寒战、高热、肝区疼痛以及肝大，可伴有恶心、呕吐、食欲不振和全身乏力。通过临床表现、实验室检查以及 B 超、CT 等影像学检查容易获得诊断，若能行诊断性穿刺获得脓液即可确诊本病。

二、超声引导下经皮肝穿刺脓肿抽吸及置管引流的方法

（一）适应证

抽吸治疗适用于直径 3～5cm 的脓肿；置管引流适用于直径大于 5cm 或经过多次抽吸冲洗治疗不能治愈者。

（二）禁忌证

（1）严重出血倾向者。

（2）大量腹腔积液者。

（3）无安全进针路径，极可能损伤重要脏器者。

（4）脓肿无明显液化者。

（5）严重心肺疾病不能耐受手术者。

（6）不能排除动脉瘤、动静脉瘘等血管源性疾病者。

（三）器材及患者准备

1. 器材准备

（1）选用高分辨率实时超声诊断仪，探头可选用普通扇阵或线阵探头，可以选择是否应用穿刺适配器，也可以应用专用穿刺探头。

（2）细针：20G 或 22G，用作诊断性抽吸、脓腔造影以及注入药物等。

（3）粗针：14～18G，根据脓肿的部位、大小选用不同外径穿刺针进行穿刺抽吸或置管。

（4）导丝：直径 0.9mm 或 1.2mm，前端柔软，用于引导导管置入。

（5）导管：直径 8～16F、前端带侧孔的直形或猪尾导管。

2. 患者术前准备

（1）血常规、凝血功能、肝功能检查。

（2）心电图检查。

（3）禁食 8～12 小时。

（4）签署知情同意书。

（四）操作方法

1. 抽吸法　患者多采用仰卧位或左侧卧位，常规消毒、铺巾，局部麻醉。拟定穿刺路径后，在超声引导下将穿刺针刺入脓腔内，拔出针芯，先抽吸脓液，备送细菌培养及药物敏感试验等检查，然后抽尽脓液，以生理盐水和甲硝唑反复冲洗脓腔，直至冲洗液清亮，最后于脓腔内保留适量抗生素。3 天后超声复查，必要时可重复上述治疗。

2. 置管法

（1）导管针法：皮肤消毒、铺巾、局部麻醉后，切开皮肤 0.3～0.5cm，超声引导下，以带针芯的

8~16F 导管针穿刺进入脓腔后，固定针芯，继续推送导管，然后拔出针芯。缝线固定导管，并接引流袋。

（2）Seldinger 法：皮肤准备同前，先用 14G 穿刺针沿超声引导的方向刺入脓腔，拔出针芯见脓液流出或抽到脓液后，经穿刺针将导丝置入脓腔，然后拔出穿刺针，顺引导丝插入扩张导管，取出扩张导管后，将引流管顺引导丝置入脓腔。缝线固定导管并接引流袋。

（3）引流管管理：置管期间，嘱患者保护好引流管，切勿意外拔出。每日以生理盐水冲洗引流管 2~3 次，保持引流管通畅，同时可将黏稠脓液、坏死组织等及时冲出。冲洗液体量视脓腔大小而定，冲洗过程中应缓慢推注，同时记录出入量。可根据药物敏感试验结果向脓腔内注入抗生素。

（4）拔管时机：拔管时间可由以下四个方面决定：①白细胞计数恢复正常；②患者体温恢复正常 3 天以上；③引流液清亮，引流量在 10mL/d 以内；④复查超声见脓腔直径小于 2cm 或已经消失。

（五）并发症

超声引导下经皮经肝脓肿穿刺抽吸及置管引流的并发症较少，主要有出血、局部血肿形成、菌血症、脓液渗漏、气胸以及脓胸等。为避免上述并发症的发生，在穿刺时需要正确选择穿刺路径，必须避开肝内的重要血管与胆管；应该取脓肿前方有正常肝组织的部位进行穿刺；当脓肿位于右肝近膈顶处时，宜用细针穿刺，穿刺点位置应尽量靠足侧，必须避开肺叶的强回声区。

（六）注意事项

（1）应结合全身的抗感染以及抗阿米巴治疗，穿刺前即需应用广谱抗生素，然后根据药敏结果调整抗生素种类。

（2）穿刺抽吸应在脓肿早期液化时开始进行，若脓腔增大，脓液变得黏稠并形成脓腔分隔时，将影响治疗效果。

（3）穿刺抽吸时负压不可过高，否则易导致脓肿壁小血管破裂出血。

（4）置管引流需尽可能经过部分正常肝组织到达脓腔，以减少脓液溢出形成腹腔感染等并发症的发生。

（5）对多发脓肿也可进行穿刺引流，但对多个脓腔且互不相通者或脓肿分隔形成多房者，则需针对每个脓腔分别置管引流或穿刺抽吸。

（6）对较大的脓腔可置入双引流管引流，必要时可进行持续灌注冲洗，以提高引流的治疗效果，灌注时应注意注入和流出液体的量需保持一致，且注入速度要缓慢。

（7）进行脓腔冲洗时，常常遇到由于脓液黏稠堵塞造成的活瓣作用，使冲洗液不易抽出，此时勿盲目注入过多液体，以防止脓腔压力过大、脓液溢出。当脓液黏稠不易引流时，可注入糜蛋白酶或透明质酸酶，12~24 小时后再进行抽吸。若引流管仍然不通畅，可考虑更换引流管，更换引流管应在 B 超监视下进行。

（8）置管引流后疗效不佳者，需及时行手术切开引流。

（七）临床意义

（1）对阿米巴性肝脓肿而言，超声引导下的肝穿抽脓既是确诊的主要依据，也是治疗的重要手段。如果能够获得典型的巧克力色脓液，则诊断基本可确立，同时可进行脓腔的引流及抗阿米巴药物治疗。Congly 等对美国本土阿米巴肝脓肿的流行病学进行研究，其发病率 1.38/107，病死率为 0.8%，48% 的患者需要穿刺引流治疗，8% 患者需要手术治疗。对较小的脓肿，可以进行抽吸治疗，但对直径大于 5cm 的脓肿则应尽早穿刺引流，以获得良好的临床疗效。Jha 等对脓肿直径大于 5cm 的患者进行了前瞻性的研究，22 例抽吸治疗者治愈率为 68.2%，23 例置管引流者治愈率为 100%，患者住院时间以及脓腔缩小 50% 的时间在引流组明显减少，结果显示对此类患者置管引流应当是首选的方式。Guta 等则对脓肿直径大于 10cm 的患者进行了临床的随机对照研究，抽吸治愈率为 80%（32/40），置管引流组治愈率为 90.5%（38/42），并且引流组症状缓解时间以及抗生素的用量明显少于抽吸组。综合文献报道，穿刺抽吸以及置管引流对阿米巴肝脓肿均不失为有效的治疗方法，但对于较大的脓肿，则应该首选置管引流。

（2）对细菌性肝脓肿，目前超声引导下的经皮肝穿刺治疗基本已经取代了传统的外科手术，其治愈率在90%以上。针对较小的脓腔，可以首先进行穿刺抽吸。穿刺抽吸、冲洗治疗的优点是损伤更小，多发脓腔可以在一次治疗的时间内分别抽吸，然而，多次穿刺也同样会给患者带来痛苦。穿刺置管的优点是引流更为彻底，但其并发症较穿刺冲洗稍高。对直径小于5cm的脓肿，抽吸与置管的治疗效果相当，但对较大的脓腔，原则上应当首选置管引流。Sing 等对比了抽吸以及置管引流对较大肝脓肿（＞10cm）的疗效，其治愈率分别为86%及97%，临床缓解时间为（10.2±2.0）天及（8.1±2.7）天，抗生素使用时间为（15.5±1.1）天及（10.9±2.7）天，置管引流的疗效明显优于单纯抽吸者。人们对于复杂的肝脓肿的穿刺治疗也进行了研究，Liu 等对一组单发、单发多房、多发、多发多房的细菌性肝脓肿进行穿刺引流治疗，发现单发脓肿治愈率为87%（74/85），多发脓肿治愈率为92%（22/24），单发多房脓肿治愈率为88%（30/34），多发多房脓肿治愈率为90%（18/20），各组住院时间也无显著差异。结果显示无论对简单的或复杂的肝脓肿，经皮穿刺引流均能获得良好的治疗效果。对于一些普通超声无法选择穿刺路径的患者，还可在超声内镜引导下进行经十二指肠的穿刺引流。

（3）影响穿刺治疗效果的因素分析：尽管超声引导下的穿刺治疗肝脓肿能够获得较为满意的疗效，然而临床中仍然有部分患者难以得到有效缓解。有学者对一组54例患者的疗效进行分析，结果显示高龄、并发胆道疾病以及一些异常的实验室检查指标（凝血改变、转氨酶增高）均与预后不良相关。当穿刺引流治疗无效时，则需要进行手术引流，Onder 等认为，外科手术引流在下列情况下进行：①穿刺引流无效；②多发脓腔；③脓肿破裂；④并发其他需剖腹手术的疾病。Alkofer 等认为对脓肿腔内存在气体、入院时即有感染性休克的患者需尽早手术引流。

（刘卓林）

第四节　腹腔镜肝棘球蚴病治疗术

肝棘球蚴病是由棘球绦虫的棘球蚴寄生在肝脏所致，是牧区常见的一种寄生虫病，虽然手术治疗效果较满意，但肝棘球蚴病复发率及种植率较高，再次手术概率较高。

一、腹腔镜治疗肝棘球蚴病的发展与术式选择

1. 肝包虫囊肿治疗中的分歧　纵观肝棘球蚴病百余年来发展历史，在很多问题上都存在过分歧，尤其是对于肝包虫囊肿能否穿刺的分歧最为激烈。由于最初一些盲目实践的失败，导致20世纪80年代以前，国外所有的权威教科书都将肝包虫任何形式的穿刺定为禁忌，普遍认为穿刺会导致囊液外溢致过敏性休克、播散种植、引流不彻底复发、残腔继发感染等严重后果；但部分学者一直质疑这种"定论"，80年代初，部分外科医生对包虫穿刺问题进行了理性的探索与思考，并陆续总结出一些克服上述弊端的措施，如改进了穿刺吸引装置和治疗细节，得出穿刺引流治疗不仅可行，而且简便实用的结论。

以上两种对立认识一直争论不休。到90年代初，外科界对寄生虫性肝囊肿经皮穿刺疗法的临床认识和实践已不断深入，在欧美、法、澳等地取得了完全的成功并已在多中心开展时，有些学者仍持反对观点。不过，反对与争论并不能阻止开拓者的脚步。到1997年里斯本第18届国际棘球蚴病会议就能否穿刺进行专题讨论时，大多数学者认为穿刺治疗是可行的，只不过受到病例选择的限制。

2. PAIR——腹腔镜肝包虫手术的基础　PAIR 即肝包虫囊肿在影像引导下行经皮穿刺（puncture）、吸液（aspiration）、注射（injection）、再吸出（respiration）的四步治疗法。这既是穿刺疗法成熟的典范，又是腹腔镜肝包虫手术的基础。1985年，Mueller 等就在超声引导下成功开展了穿刺引流诊治入肝包虫囊肿。此后多家医院相继开展了这一技术，并不断改进了穿刺和吸引装置沿用至今。90年代后期，国外还进行了较多临床循证研究，如 Khuroo 对其与当时"经典"的开腹内囊摘除术进行了前瞻性的随机对照研究，证实对于简单的包虫囊肿和不能耐受开腹手术的患者，疗效相当而并发症降低。Akhan 与 Odev 的研究证实，PAIR 有很好的远期疗效，复发率显著降低。国内学者在90年代初开始进行 PAIR，

近 10 年已进行了三千余例,取得了较好的效果。随着经验积累,也扩大了病例选择的范围。

总之,经皮 PAIR 的成功充分说明科学地穿刺是可行的,且具有微创、安全、经济的优势,为紧接其后出现的腹腔镜内囊摘除引流术打下了坚实基础。

3. 腹腔镜治疗肝棘球蚴病的 3 种主要术式

(1)腹腔镜内囊摘除术:自 1895 年阿根廷学者首先创立了内囊摘除术百余年来,其一直作为治疗肝囊性棘球蚴病的主要术式。1992 年,我国完成世界第一例腹腔镜肝包虫内囊摘除术,其后这项技术主要在西北的多家医院开展,并不断有大宗病例报道,无一例死亡。国外在肝棘球蚴病高发国的推广也较广泛,Palanivelu 等报道腹腔镜治疗肝棘球蚴病过程中,采用特制的穿刺套管 Palanivelu Hydatid System 系统可有效防止囊液外溢、排空囊内容物,随访过程中无复发。Baskaran 回顾分析可行性及安全性后认为:对于治疗选择性病例,腹腔镜可以作为首选,至今在国外的多个治疗中心,腹腔镜内囊摘除术被作为一线标准。

腹腔镜内囊摘除术的手术适应证较经皮 PAIR 略有放宽,即除那些表浅、边缘、小的简单囊肿外,较大的、伴胆漏感染的、部分非边缘的也成功治疗。治疗机制与影像引导下的 PAIR 基本相同,且更具优势。主要表现在:①探查、穿刺都在直视下进行,视野清晰、显露彻底;②可以置入 20% 盐水纱条围绕保护穿刺点,吸引器在穿刺时吸引保护等措施确保囊液外溢;③特制粗长套管吸引器,即使堵塞,可随时用内带活动针芯在封闭状态下捅开,此吸引器有医生曾长期使用,简单实用,效果很好;④可以将腹腔镜伸入包虫残腔及皱襞内直接检查,彻底清除残余;⑤可以直视下直接处理出血、胆漏;⑥普通的腹腔镜常用器械就可完成手术,易于推广。可见操作更加安全、准确、可靠,诊治一体,处理能力增强。

手术过程要点如下:①脐下缘穿入第一戳卡,进镜探查,进一步确定术前影像诊断,确定包虫囊肿部位、大小、个数及手术方式、穿刺点等;②剑突下穿入第二戳卡,先置入 80cm 长的 20% 盐水纱条围绕保护穿刺点;③依囊肿位置调整肋缘下 3 ~ 4 戳卡位置,置入牵引器,离穿刺点最适宜的部位经皮刺入 14 号三通穿刺针,在剑突下孔置入冲吸器吸引保护下快速穿入囊腔,强力负压吸除囊液减压;④注入 20% 盐水适量,保留 5 ~ 10 分钟杀灭头节,吸尽;⑤取出穿刺针,切开部分外囊壁;⑥原位穿入粗约 1cm 特制的 Y 形带芯穿刺针,吸尽囊内容物,包括内囊碎片及子囊;⑦切除部分外囊壁,将腹腔镜伸入囊腔仔细检查,遇子囊等残余病变彻底清除,遇出血或漏胆电灼或钛夹夹闭。必要时重复⑤;⑧残腔常规置管引流,将不能吸出等残余组织可放入取物袋取出。整个过程遵守"囊液不接触"原则,避免头节污染种植。

(2)腹腔镜肝包虫外囊摘除术:虽然肝包虫术后复发是很复杂的问题,至今尚未完全搞清。但统一认识是术后复发与传统的内囊摘除术中囊液外溢、残腔难以彻底清除有关;另外由于肝包虫的另外一种少见类型泡状棘球蚴病具有恶性的生物学性质,故治疗上一直首选根治性肝叶切除术。所以 20 世纪 80 年代,为求根治效果,有学者将肝叶切除术引用于囊性棘球蚴病的治疗。但手术创伤大,出血多,相对复杂,术后并发症多,不能作为理想术式。后来就发现了相对简单的"根治性"外囊剥除术。

外囊剥离术,又名外囊摘除术、外膜内完整摘除术、外囊切除术、外囊外完整摘除术、外囊完整剥除术等,名称暂未统一。其要领就是自包虫纤维囊外与外膜之间的潜在间隙完整剥离包虫囊肿。该术式最早于 1991 年 1 月由法国 Saint Roch 医院消化外科 Katkhouda 等率先开展,成功完整摘除左肝内叶直径 6cm 的边缘性包虫囊肿,主要分离器械为激光刀和电钩,认为腹腔镜完整外囊摘除术是不仅微创,而且是不切开囊肿而不会播散的理想术式。3 年后 Guibert 等开展时,切除工具改用为超声刀。国内最早由彭心宇描述并应用于开腹手术,指出这种术式由于不切开外囊、完整去除包虫囊肿,不存在囊液外溢、头节种植,避免了术中播散复发的可能。这种新术式很快被国内外主流学者应用于临床。临床循证表明,外囊摘除术要优于内囊切除为主的各种术式和肝叶切除术,具有适应证广泛、根治、安全、简便、复发率及残腔并发症很低等的诸多优点。最近几年来,外囊摘除术已成为囊性肝棘球蚴病的首选术式在国内外推广开来。

腹腔镜肝包虫外囊摘除术术中不切开纤维囊，在纤维囊与其外的外膜间潜在间隙用超声刀分离，小的管道直接处理。大的钛夹夹闭或镜下结扎，完整切下的包虫囊肿装袋后扩大腹壁戳口取出。其余过程与腹腔镜内囊摘除术相似。

腹腔镜外囊摘除术自1991年开展以来，手术保持了较高的成功率，围术期亦未见严重并发症。单纯就例数来看，与开腹外囊剥离术相比还很少，尚处于起步阶段，暂无法进行高质量的临床循证研究。但其微创、根治、并发症低、适应证广泛的明确优势，相对于腹腔镜内囊摘除术是科技发展的更高境界，具有重要临床意义并昭示了广阔的前景。

（3）腹腔镜肝叶切除术：其适应证只针对肝泡型棘球蚴早期和部分囊性棘球蚴病肝边缘局部被彻底侵犯破坏的病例。目前开展例数很少，全为国外报道，肝切除范围也局限在肝左外叶切除及边缘性不规则切除。对于腹腔镜内囊摘除术和腹腔镜外囊摘除术由于不涉及阻断肝门、肝脏巨大创面处理和大的管道处理，并不是严格意义上的腹腔镜肝脏切除手术，3种术式中只有腹腔镜肝叶切除术对手术器械及操作者技术要求最高，手术难度最大，具有不可替代性。

4. 腹腔镜治疗肝包虫的个性化问题　现在是讲究疾病个性化治疗时代，病情不同采取方法不同，即使同一患者在不同的病程发展阶段也要灵活采用不同的治疗方式或几种方式的结合。腹腔镜手术治疗棘球蚴病患者时更应如此，应视病灶特点、器械、医师水平等各种实际情况，合理选择术式。由于具有微创、根治、并发症低、适应证广泛等绝对优势，外囊剥离术是目前肝囊性棘球蚴病的首选术式，故腹腔镜外囊摘除术的应用前景更为广泛。

二、手术并发症的预防及处理

1. 残腔感染　肝包虫囊肿术后残腔并发症主要为感染，感染途径主要有以下几种。

（1）胆道逆行感染：肝内小胆管包虫瘘的发病率可达20%左右，内囊摘除术后，当十二指肠压力增高时，肠道中的致病菌可逆行经过胆道而进入包虫残腔导致感染。术中摘除内囊及其内容物，冲洗擦拭干净外囊腔，发现胆瘘汁处应以肠线或合成可吸收线缝扎，既可防治术后胆汁残腔瘘，又可杜绝胆道逆流致残腔感染。

（2）引流管外源性感染：这是术后残腔感染最常见的原因。巨大残腔引流不畅、引流管留置时间长、开放引流、大囊腔闭合不完全而形成几个小的残腔，这样易发生积液及感染。肝包虫内囊摘除术后残腔依赖膈肌及腹压的作用闭合，此时引流要通畅，否则会造成积液及感染。有人主张残腔引流管的放置时间以12天为宜，超过这一时间者感染概率明显升高，3个月以上者无一幸免。术后发现包虫感染者，应同肝脓肿一样处理，彻底清除囊肿内容物，反复冲洗干净，除按包虫囊肿常规处理之外，拔管不能过早。若残腔感染，患者有发热、腹痛等情况时，需再次手术。

2. 残腔胆汁漏　包虫囊肿压迫同样可致胆管破裂，胆汁可逆流入囊肿之内，甚至导致包虫内囊坏死、破裂、感染等，破入较大的肝内胆管时，在囊液冲击下，子囊及内囊壁碎屑可进入胆道而引起绞痛，甚至发生急性梗阻性化脓性胆管炎，术后易发生胆汁漏甚至经久不愈，术中应用洁白的纱布条压迫囊壁，黄染之处即胆汁漏部位，仔细给予缝合。术后若发生胆汁漏，应通畅引流，大多数病例可以随囊腔缩小、闭合而愈合，少数病例可因引流管放置时间延长引起感染。

3. 残腔出血　寄生时间较长的肝包虫囊肿周围宿主肝组织长期受压，纤维化、血管密集，当内囊摘除之后，外囊壁密集的血管部分裸露，由于压力解除，加之在清除囊腔内壁时用干纱布反复擦拭，使之损伤，易致术中出血或术后囊腔内出血；另外，这种血管因为位居纤维化外囊壁上，一旦破裂则难以收缩自行止血。较小的外囊腔当出血到一定程度时，凝血块压迫出血之处可止血，但残腔很大者，出血很难自行停止，故在术中应仔细观察外囊壁，若有裸露血管或出血点，应仔细缝合以防术后残腔出血。术后若发生不能自行停止的出血，可通过引流管向囊腔内喷注肾上腺素盐水等止血剂、介入治疗或通过引流管口将内镜置入残腔进行止血治疗。

4. 残腔钙化不闭合　包虫囊摘除术后外囊腔很快发生钙化，大部分在闭合后钙化，而少数病例则过早钙化，钙化的残腔壁可厚达5~10mm，甚至更厚。因同周围组织粘连广泛而致密，一般无法切除。

防止这种并发症最理想的办法是术中行包虫囊肿完整切除、外囊大部分切除、残留部分内翻缝合、大网膜填塞等，以促进愈合。

5. 棘球蚴病术后复发　肝包虫术后复发率为 12% 左右，一种可能是术中外囊残腔清理不彻底，囊壁粘有小子囊，术后可继续长大造成原位复发；另一种情况为术中穿刺、打开包虫囊肿时，造成囊液外溢，若清理不彻底，术后可发生种植复发，可导致腹腔多发性包虫，处理十分困难，且可出现多种并发症。术中穿刺及打开包虫囊肿之前，周围应以较厚的包虫纱布垫保护，严防囊液外溢造成过敏性休克和头节种植，穿刺出清亮液体证实为棘球蚴病时，先给囊肿内注入 10% 甲醛 10 分钟后吸净囊液，然后以干纱布条和蘸有 10% 甲醛的纱布及盐水纱布依次反复擦拭残腔壁，清除残余子囊及包虫代谢物，可有效地防止术后复发；术后服用抗包虫药物治疗。

6. 术中过敏性休克　当穿刺和抽吸包虫囊液时，囊液溢出经腹膜快速吸收，产生强烈的抗原抗体反应，或可导致过敏性休克的发生，甚至导致死亡。术中穿刺及抽吸囊液时保护好周围组织，严防囊液外溢发生过敏性休克及头节种植，抽取囊液前静脉注射地塞米松 20mg，以防止过敏性休克的发生。对于肝包虫囊肿位置较深、囊肿较小者，腹腔镜手术应谨慎。因为囊肿位置深，切开外囊时肝脏血运丰富，沾染囊液后容易发生过敏性休克，甚至超敏反应造成患者死亡。

7. 术后黄疸　术后黄疸的发生原因有：①残留内囊或子囊碎屑通过包虫囊肿胆道瘘进入胆道，造成胆道堵塞；②缝合胆漏时，缝住了较大的胆管造成胆道堵塞；③残腔壁纤维化过度，压迫邻近的胆管而发生黄疸；④术后肝功能恶化。术中仔细检查外囊壁，漏胆汁的部位给予缝合，在缝合漏胆处时应注意不能缝合过深过多，以防较大胆管缝合在内导致黄疸，闭死残腔时注意邻近的胆管，防止胆管缝合或牵拉使之扭曲引起堵塞。

（马瑞波）

第五节　肝癌的微创治疗

一、超声引导下经皮微波凝固治疗肝脏肿瘤

微波治疗是指利用多种电磁波，使用频率达 900kHz 以上的仪器，破坏肿瘤组织。微波通过细胞或其他含水组织时，使单分子快速振荡，产生均匀分布的热能。这种热能是瞬间产生的，持续到治疗结束为止。18 例小肝癌的微波治疗研究证实 89% 完全消融，细胞核淡染、胞质呈嗜酸性改变是凝固性坏死灶内主要的变化，坏死灶内肿瘤尚保持原有的形态特征。关于微波治疗肝转移瘤的数据有限，一项 30 例直肠癌（colorectal carcinoma，CRC）伴多发性肝转移，有手术切除可能的患者，随机分为微波治疗组（14 例），肝切除组（16 例），1 年、3 年生存率和平均生存时间在微波治疗组分别是 7%、14%，27 个月，肝切除组分别是 69%、23，25 个月，这两种疗法无统计学差别。上述研究证实，微波治疗原发性肝癌和转移性肝癌的疗效是肯定的。20 世纪 90 年代初，作者开始使用超声引导下经皮微波固化治疗肝脏肿瘤取得较好临床效果。目前这一技术已在全国多家医院开展。

超声引导下经皮微波治疗肝脏肿瘤技术是应用超声定位靶目标，确定进针路径后，在超声引导下将微波针经皮穿刺至靶目标实施消融。

（一）适应证

（1）原发性单发肝癌 ≤10cm 或多发性肝癌、肝血管瘤。

（2）肝癌切除术后肝内肿瘤复发、不宜再手术切除者。

（3）老年患者或全身状态差，不能耐受手术者。

（4）转移性肝脏肿瘤，原发灶已切除者。

（5）位于大血管或胆管旁手术切除困难者。

（6）肝移植术后供肝内出现肿瘤，不宜再移植者。

（二）禁忌证

（1）巨块型肝脏肿瘤≥10cm 者。

（2）严重凝血机制障碍或严重黄疸、肝功能失代偿大量腹腔积液、肝功能储备 R15≥20% 者。

（3）弥漫型肝脏肿瘤者。

（三）超声引导下经皮微波凝固肝脏肿瘤操作方法

（1）结合 CT、B 超定位肝脏肿瘤（靶目标），确定穿刺进针路径，路径中避开大血管和胆管。设计消融次数和点位。

（2）局部消毒、铺巾，穿刺点局部麻醉，切开皮肤约 0.2～0.3cm。

（3）B 超引导下将微波针按预设计的路线穿刺进入靶目标底部边缘，连接冷循环和微波输出线。启动主机和冷循环系统，根据参数和靶目标大小，制定微波输出功率和时间。一般 ≤5cm 的肿瘤，输出功率 60W，时间 10～15 分钟，B 超可显示靶目标灰白色强回声影。有学者认为操作中，一次不能将靶目标覆盖完全者可在 B 超引导下调整微波针位置，反复消融，使之能完全覆盖靶目标，并且要超过靶目标边缘约 1.0cm。对于大血管和胆管旁的肿瘤，操作时应注意微波作用 DL、DS 和 DF 的距离，使用 ≤50W 功率，避免损伤血管和胆管。另外对于肝右叶巨块型肝癌，微波消融肝癌组织前，应在肝癌近端排列微波凝固一道隔离带后再微波消融肝癌组织，以防止肝癌的肝内扩散。操作完成后，针道和进针点都应再凝固一次，防止肿瘤扩散和出血。

（四）并发症

出血和漏胆是严重的并发症，但报道尚少。一些学者把局部疼痛、低热和一过性肝功能损害也认为是并发症。有学者认为，微波凝固和射频消融肝脏肿瘤都是通过热效应达到杀灭肿瘤组织的目的，所以并发症方面也有相似之处。

（五）结论

微波凝固肝脏肿瘤经多年临床应用证实，安全性好，疗效肯定，并发症少，操作简单。尤其将设备改进后，在超声引导下完成操作，使患者免受剖腹之痛苦，扩大了适应证，解决了一些手术切除困难的问题。经皮微波凝固肝脏肿瘤应用于肝血管瘤的治疗，改变了手术切除是肝血管瘤唯一治疗方法的观点，提供了肝脏肿瘤微创化治疗的理念。

二、超声引导下经皮穿刺肝脏肿瘤缓释化疗药置入术

对于已失去手术时机的原发性肝癌和部分转移性肝癌、手术切除后复发的病灶，选择超声引导下经皮穿刺肿瘤内置入化疗药物不时为目前较好的治疗手段。20 世纪 90 年代初期提出间质化疗的概念，即将抗癌药物制备成具有缓释作用的给药系统，经不同方式置入肿瘤组织、瘤周组织的间质中或肿瘤切除前、后的瘤床，从而达到局部持久化疗的目的。置入用缓释氟尿嘧啶（中人氟安）是其代表性药物之一，它是采用氟尿嘧啶做原料、生物组织相容性好的医用高分子聚合物做骨架制成的新型固体缓释植入剂，通过特制穿刺、注射针在超声引导下将药物置入肿瘤病灶。既改变了药物代谢动力学特点，有改变了给药途径。药物进入肿瘤组织后，扩散特点是以置入点为中心在周围组织中逐渐递减，扩散半径 3～7cm，形成肿瘤组织区域药物浓度高，全身药物浓度低，既达到了靶目标持久高浓度的药物剂量，有效杀伤肿瘤细胞，又降低了化疗药物的全身不良反应。中人氟安的释放度为 24 小时释放 20% 左右，120 小时释放 40%～60%，360 小时释放 75% 以上。

（一）适应证

（1）不能切除的肝癌，转移性肝癌。

（2）肝癌切除术后复发。

（3）全身情况差（心、肺、肝、肾功能不全）不能耐受手术者。

（二）禁忌证或相对禁忌证

（1）全身多处或多脏器转移已出现恶病质表现。

（2）严重凝血机制障碍。

（3）大量腹腔积液。

（三）具体操作（以置入中人氟安为例）

禁食、禁水6小时，平卧或右侧卧位（根据病灶部位决定）。超声定位，根据病灶大小、多少确定穿刺点数和穿刺路径。局部麻醉后，超声引导下穿刺针直进至路径病灶最低点（避开胆管和血管），拔出针芯，置入药物，边置药物边向外拔穿刺针，每置入一管中人氟安穿刺针向外拔出0.3～0.5cm，直至病灶边缘，使置入药物成一线。根据病灶形态，将药物放置成扇形排列或平行排列均匀分布。植入药物剂量$100mg/cm^3$。操作完成后，局部消毒。平卧、禁食12小时，对症处理。严密观察腹部体征、生命体征。

（四）并发症

出血、漏胆、感染时此治疗方法的并发症，但发生率低，报道尚少。超声引导下经皮靶目标植入化疗药物方法简单，安全有效，延长生存率，提高生存质量，不仅应用于肝癌，对脑胶质瘤、黑色素瘤、胃癌、胰腺肿瘤、妇科肿瘤、恶性胸腔积液、腹腔积液等都有应用。

三、超声引导下经皮穿刺冷冻治疗术

肝切除术无疑是治疗能够手术切除的原发性肝癌和局限性的转移性肿瘤的标准治疗方法，但因为患者的自身机能状态，肿瘤的解剖部位及预后因素等原因致部分患者不宜或不能施行手术切除。然而，许多研究表明，肿瘤的快速生长、进行性的肝功能损害和肝功能衰竭是这部分不能手术切除患者最终死亡的常见因素。如何能控制肿瘤生长，提高生存质量和生存时间是众多医生面临和需要解决的问题。灭活技术的发展，包括药物、射频、微波固化和冷冻等技术的临床应用，在一定程度上取得了可喜的成就。在美国一个研究中心的结果显示，79%的肝癌患者病变局限于肝内，但仅有24%的患者适宜于手术切除，超过一半的肝癌患者适合做肝局部治疗。这些患者中很大部分可采用灭活技术。以下介绍灭活技术中的冷冻疗法，超声引导下经皮穿刺冷冻治疗术，不仅达到了局部灭活效果，而且微创下操作，最大限度减低患者机体创伤。

（一）冷冻治疗的病理生理改变

正常组织和肿瘤对低温都是敏感的，通过一系列物理及化学机制，包括冷却的速度、温度降低的绝对值、融化的速度、采用的冻融周期数和融化后缺血的延迟效应，最终导致细胞死亡。冷冻研究中发现，当冷冻探针插入肝组织，在形成的冰球内有三个相互重叠的损伤区，即在距离探针最近的区域——快速凝结区，凝结区域和速度与探针的距离增大而相应减低，即中速冷凝区和快速冷凝区。相似的，冰球内部的温度随着与探针距离的增大，下降3～10℃/mm，从探针附近-170℃到仅低于0℃的冷冻区周边部。所以探针周围的损伤区域也随温度的升高而减低。不同温度下细胞死亡的数量也不完全相同。快速冷凝区组织细胞所遭受的破坏是由不同机制共同引起的。当冷却速度为50℃/min时，在紧邻冷冻探针附近的组织细胞中，细胞脱水尚未发生，其内水分已凝结，细胞内冰晶尤其致命，小的冰晶融合时，产生物理的研磨作用。损伤细胞膜和细胞器导致细胞彻底死亡。中度冷凝（1～10℃/min）随着细胞外液转变成冰、细胞脱水、温度下降很快。在细胞脱水到一定程度前，细胞内水分凝结，引起不可逆的细胞损伤、细胞内冰晶形成溶质沉淀，细胞内渗透压升高和跨膜渗透压梯度平衡时，细胞内不再进一步脱水，结果是细胞脱水未能达到一定的程度。解冻期内，无溶质流动，细胞免遭第二次致命性损伤，这些损伤继发于解冻期内等渗性再脱水引起的水分内流，在中速冷凝区内的细胞未遭其厄运，所以它们的存活率提高了。在低速冷凝区域内，由于细胞内外成分有显著的差别，细胞内为凝结的水顺渗透压梯度外流，导致细胞内脱水。脱水的后果导致胞内pH值及离子浓度改变，蛋白质变性，细胞膜和膜联酶系统破坏，直接导致一些细胞死亡。当冷冻损伤区解冻时，细胞外液首先融化，很快产生一个相对低渗的环境，水向高渗的细胞内流动，引起细胞肿胀、破裂或死亡，这种损伤主要发生在低速冷凝区外周的损伤区内。

温度对组织细胞的损伤，不同的组织和温度的敏感性变化相当大，研究表明：当温度低于 $-40℃$ 时，细胞内水分几乎都是凝固的，组织完全灭活。大多数正常的肝细胞在 $-15 \sim -20℃$ 间死亡。而 $-10℃$ 时大多数肝细胞存活。而肝脏的肿瘤细胞倾向于在更低的温度甚至达到 $-40℃$ 时才能彻底的死亡。冷冻治疗中，$-40℃$ 的同步低温大体位于从探针到冰球边缘的 3/4 距离内，为了达到这种低温水平，可靠的灭活病灶边缘的肿瘤组织，冰球常扩大到肿瘤边缘外 1cm 的范围。

（二）手术前准备

应该在冷冻治疗前通过术前仔细的影像学检查明确肝脏肿瘤的范围、部位与肝血管和胆管的位置关系。因为冷冻治疗过程中，冰球周围血流将带走部位低温，对全身其他脏器也造成低温状态。所以，如果肝脏体积的 40% 被肿瘤占据的患者不宜做冷冻治疗，以免造成冷冻性休克综合征和术中低体温的严重并发症。对于靠近大血管旁（如肝门静脉、肝静脉）冷冻式也要特别谨慎。超声引导医生和穿刺操作医生应该在治疗前会诊，充分掌握需要冷冻的肿瘤解剖部位和数量、范围及体积大小，是否需要分次冷冻治疗等等。

（三）操作

超声定位后，确定进穿路径，局部消毒、铺手术巾，用 0.2% 利多卡因穿刺点局部麻醉后再超声引导下按预定路径进针至肿瘤部位（靶目标），启动冷冻装置。通常采用液氮冷却液冷冻治疗。冷冻开始后，超声实时监测凝结过程，凝结的边界呈高回声带伴后方声影。冷冻持续到凝结的边界超出超声下肿瘤边缘 1cm 为止。根据冷冻治疗系统的工作效率及肿瘤的大小，典型的凝结过程需要 8~15 分钟，动物实验证明，超声显示的凝结范围其组织学活性完全丧失。冷冻结束后让冰球自然复温 5~10 分钟再拔去探针。如需多部位冷冻治疗，按上述操作再行冷冻治疗。有学者报告，部分患者开腹手术行冷冻治疗，可同时插入 4 根探针冷冻。而且用于辅助阻断入肝血流以获得更大的冷冻效果。但开腹手术大大增加了对患者的创伤。

（四）冷冻治疗的并发症

超声引导下经皮穿刺冷冻治疗的并发症报告较少，而开腹冷冻治疗病例有并发症的报告，大体上可分为手术方面的、技术性的和晚期的并发症，主要是报告技术性和晚期并发症与冷冻操作直接有关。总体上并发症发生率为 10%~40%，死亡率为 0.5%。主要并发症有全身性低温、出血、漏胆、冷冻性休克。而死亡病例中，绝大多数死亡的共同病因不是冷冻所特有的，而主要是心、肺并发症。

冷冻治疗原发性肝癌和转移性肝癌已在许多医疗中心开展，有报告对原性肝癌患者单独采用冷冻治疗，5 年生存率约 30%。生存率和肿瘤生物学行为呈正相关，其中肿瘤大小似乎是最重要的。美国的一个治疗中心报告，肿瘤 <5cm 的患者，5 年生存率为 48%。而肿瘤 >5cm 的，5 年生存率仅有 25%。与其他灭活技术相比，初步的研究表明，冷冻治疗的效果不比其做非手术切除性治疗措施差。冷冻治疗是安全的，并发症发生率也较低。

四、超声或 CT 引导下经皮穿刺内射粒子植入术

放射治疗是治疗恶性肿瘤的主要手段之一，始于 19 世纪末期，放射性粒子组织间近距离放疗距今也有近 100 年的历史。近 20 多年来，随着新型、低能放射性粒子研制成功，计算机三维治疗计划系统的出现及超声、CT 引导定位系统的发展，使放射性粒子治疗肿瘤的技术获得了新的活力，得到了快速发展和广泛应用。目前，在美国，已成为前列腺癌的标准治疗手段。对一些临床现存治疗手段疗效不佳的肿瘤，如前列腺癌和头颈部肿瘤等，也取得了令人满意的疗效。

放射性粒子组织内植入治疗属于放射治疗的一种，那么不可避免的是放射计量的考量。在临床实践中，临床计量学原则要求：①肿瘤剂量要求准确；②治疗的肿瘤区域内计量分部要求均匀；③尽量提高治疗区域剂量；④保护肿瘤周围重要器官免受照射。要达到四条原则关键是布种到位，提高植入布种命

中率。放射性粒子组织间种植治疗肿瘤需多层面、多角度、多方向甚至高深度。

作为永久植入物，必须有其在安全、疗效和方便使用方面的要求：①能发射低能量光子，穿透力弱，临床容易防护，植入后不易产生过热点而损伤主要脏器，保护正常细胞；②作用方式为永久存留在瘤体内，直接杀伤肿瘤细胞，从放射生物学角度看，低剂量率，较长时间连续放射更易杀灭肿瘤细胞；③使用方便，能通过多种方式（CT、B超、内镜引导或直视下）植入。

^{125}I粒子半衰期：59.43天，γ射线能量：27～35keV，组织穿透距离：1.7cm，半价层（铅）：0.025mm。其优点是：靶器官准确，正常组织损伤小；低剂量（每小时10u）、长时间（60天）连续放射，疗效高；放射能量得到完全利用；多种植入方式（经皮穿刺、腔镜、手术中），满足不同患者的需求；适应证广，外科手术的同时与放射疗法综合，可将局部控制率大大提高。治疗费用低廉、生活质量高、住院时间短等优点。

（一）适应证

未经治疗的原发癌症；需保留重要功能性组织，或手术将累及重要脏器，如脑深部的肿瘤；不宜或患者不愿行根治性手术；手术中癌症累及重要组织，只能行姑息手术的病例；为预防癌症局部或区域性扩散，增强根治效果的病例，可以进行预防性植入；转移性肿瘤病灶或术后孤立性肿瘤转移病灶而失去手术价值者；外放疗后因剂量或组织耐受等原因致癌灶局部残留的病例；无法手术的原发病例，如巨块型肝癌、鼻咽癌等；应用于三维立体定向脑功能核损毁术治疗癫痫、帕金森氏病等；其他部位某些不能切除的良性肿瘤。

胰腺癌：胰腺癌早期不易发现，手术切除是主要治疗方法，根治性切除术包括Whipple术和全胰切除术，手术损伤大，切除率低，术后生存期不长。国外大样本分析显示总体手术切除率低于15%，手术死亡率高达17%，术后平均生存时间位12.7～17.0个月。放化疗效果总体不良。放射性粒子组之间植入治疗胰腺癌近年来发展较快，目前，主要在术中经超声引导植入，所用的放射性粒子主要是^{125}I，根治性剂量是110Gy，但易出现胰漏、胰腺炎、出血、感染、粒子随血流迁徙等并发症。有报道一组粒子植入治疗不可切除的胰腺癌，局部控制率为71%，平均生存期为12个月。

肝脏恶性肿瘤：原发性肝癌是我国常见恶性肿瘤，肝脏也是身体其他部位恶性肿瘤的常见转移部位，尤其是胃肠道和胰腺恶性肿瘤，所以肝脏恶性肿瘤的有效治疗具有非常重要的临床意义。原发性肝癌治疗手段较多，除了可手术切除外，TACE和多种热消融治疗技术都是很好的选择，但都有其不足之处。TACE使用于富血供病灶，而且栓塞不彻底，常常需多次治疗，给患者带来很大的心理压力。各种热消融治疗效果肯定，但对于大于5cm的病灶，一般难以完全灭活。另外原发性肝癌常常伴有不同程度的门脉瘤栓和区域淋巴结转移，这都是TACE和各种热消融治疗的盲点。目前放射性粒子植入一般作为原发性肝癌的综合治疗手段之一应用于临床。主要用于少血病灶、反复栓塞术后病灶血管细小或闭塞难以再次TACE、热消融治疗复发、门脉瘤栓以及区域转移淋巴结的治疗，一般在CT引导下经皮穿刺施行，往往起到前述方法难以达到的疗效。转移性肝癌的治疗比较困难，病灶多为少血供，所以TACE总体效果不良，常规放化疗也难以起到有效疗效，上述热消融治疗仅适用于病灶数目少于3个，单个病灶直径小于5cm，所以使用更有限，采用放射性粒子植入，可使得病灶局部得到高剂量的放射性照射，灭活肿瘤细胞，而对正常肝组织的放射损伤小。也可对多个病灶同时或隔期进行治疗。粒子植入治疗的疗效受到多种因素的影响，有报道一组大肠癌肝转移^{125}I粒子植入后1、3、5年实际生存率分为71%、25%和8%，中位生存时间为20个月。如结合手术和其他治疗手段，治疗效果将进一步提高。

大肠癌：主要与外科手术切除结合应用，在临床上根据具体情况分为根治性手术切除加术中放射性粒子植入、姑息性手术切除加放射性粒子植入以及术后肿瘤复发的放射性粒子植入三种方式。一般选择^{125}I粒子。植入方式可选择术中经腹腔放射性粒子植入、超声引导下放射性粒子植入以及CT引导下放射性粒子植入。其中CT引导定位精确、显示清晰、创伤小等有点，特别对直肠癌术后骶骨复发病灶的粒子植入治疗具有独特的优势。疗效确切，局部控制率及患者生存率均较单一手术治疗明显提高。

（二）方法

所有患者治疗前均进行安全评估，内容为侵入性治疗前常规项目。

制定治疗计划：依据患者最新 CT 或 MRI 影像检查，将影像资料输入治疗计划系统（Treatment planning system，TPS）软件系统，勾画肿瘤形态大小，建立三维立体图像，同时应勾画出局部靶器官和邻近重要的器官及大血管，规避血管和重要器官。确定靶区直径，制定出植入微粒区域。根据肿瘤体积、位置及与邻近重要器官的关系，依据 TPS 设计完成肿瘤中心、边缘剂量及微粒空间分布，精确制定绘出立体图标、等剂量曲线、吸收剂量指标，制定临床需要的放射源初始剂量率，并打印出详尽的治疗计划报告。

碘籽的消毒方法：采用高压蒸气消毒或戊二醛液体浸泡消毒。植入器国产推送式植入器。放射检测：采用 Radiometer 及普通 X 线平片对碘籽进行定量及定位监测，必要时用 γ 照相追踪。放射防护：铅帽、铅面罩、铅围脖、铅衣、铅手套等。

（三）操作要点

永久性组织间植入放疗，一般采用人工放射源粒子（0.8mm×4.5mm）植入组织中或淋巴引流区。因其为低剂量、持续性放疗，放射源半衰期较短，一般在该放射源的 5~10 个半衰期后，其放射性已接近本底而无放射性损伤。植入方法是本疗法的重要操作步骤，其要点为：将放射源准确地植入到靶组织内，并防止其移动。根据靶组织的体积、密度（半价层）以及其邻近重要脏器的关系进行合理布源，达到"定向爆破"，最大限度杀灭癌细胞，最小限度损伤正常组织及其功能的目的。欲达此目的，必须有丰富的放射物理学及放射生物学基础，结合临床癌症学经验，特别是癌症外科学经验，不但要在术中判断残留癌灶的范围以进行"定向爆破"，而且要根据癌症生物学知识，在残癌扩散的途径上"布雷"，才能提高局部扩散性癌症（Ⅱ~Ⅲ期）的治愈率。不同的解剖部位有不同的植入法。操作中必须轻柔准确，避免损坏粒子外壳引起放射泄漏。植入完成后，应行 X 线摄片，为粒子定位及计数。手术敷料及手术室垃圾均应用放射探测仪，检测其有否放射源失散。

根据病灶周围脏器组织特点，制定了安全进针路径的标准：无非实质组织内的大血管；无胆囊和肝实质外的胆管；避开大的神经组织；尽量避开空腔脏器和正常的胰腺组织；尽量避开容易出血的实质组织，如肾脏、脾脏。根据此标准，判断大致的穿刺进针区域。

CT 下定位，要先根据之前的 CT 片判定穿刺点区域，将定位网架放置于穿刺点区域，再根据网架标记点和断层进行三维坐标定位，确定进针点、进针角度和深度；B 超为实时定位，但也要在穿刺前先进行穿刺点区域，穿刺目标的判断。穿刺点区域进行消毒铺巾，局部浸润麻醉，用 18G 穿刺针（或切割活检针）在 B 超或 CT 引导下边验证角度和深度，边进针，直至穿刺针尖到达肿瘤目标。将针尖直接穿刺到肿瘤的远端，然后边退针边植入粒子。穿刺结束后，再检查有无出血、漏气等迹象。穿刺后常规给予抗生素和止血药预防感染和出血。

观察并发症、粒子分布情况、随访进行疗效观察，1 月后复查 CT，了解粒子分布，根据 RECIST（response evaluation criteria in solid tumors）了解肿瘤变化。

（四）关于穿刺针规格

很多文献显示病灶穿刺基本都是使用 21G、22G 的细针，目的是为了减少脏器组织创伤，减少消化液漏的发生，在诊断性穿刺多数为针吸，获取组织少，诊断准确率低，而治疗性穿刺因为穿刺针管径细，只能注入一些液体药物，可供选择的药物也受限，所以无论是诊断活检还是治疗注药，过细的穿刺针难于达到目的。

18G 穿刺针是诊断治疗最常用的穿刺针，缓释的化疗颗粒、放疗的 ^{125}I 粒子都得用 18G 穿刺针植入，我们的资料显示，只要充分考虑了穿刺路径中相关的脏器组织结构和特点，采取必要的措施，不会造成穿刺路径上脏器组织的严重损伤，对于胰腺自身组织，尽量避开影像学上正常的胰腺组织，就不会造成难于处理的胰漏。如果确实不能避开正常组织，穿刺前后使用生长抑素，减少胰液分泌，也能很好地预防胰漏。治疗性穿刺针道相对诊断性穿刺多，是为了使药物或粒子分布得更均匀，达到最佳剂量范围或场。我们的结果显示，粒子治疗后的效果非常理想。

（五）关于 CT 或 B 超的引导

B 超和 CT 引导的穿刺是胰腺和壶腹区病变诊断和治疗的重要手段，目的都是为了准确、安全地对病灶进行穿刺，各自有其特点。CT分辨率高，对比度好，可清楚显示病变位置、大小以及相邻结构的关系，又可精确地确定进针点、进针行径、角度和深度。尤其胰腺为腹膜后器官，位置深，相邻器官复杂而重要，所以CT的特点是精准，如果是治疗，药物的注入或植入分布更均匀。但CT引导相对烦琐，占时较多，实时监测对CT机的要求很高，价格昂贵。

B超引导相对来说操作便利，实时引导，可以时刻监测针尖的位置，穿刺部位和方向相对较多。但由于超声成像的特点，对某些部位的病灶的引导成像不清楚或存在盲区：①多气脏器或多气脏器临近脏器（肺、纵隔、膈肌、肝脾上部靠近膈肌处等）；②骨骼组织或贴近骨骼的组织（髂骨、椎骨等）；③特别深在的、周围结构复杂的部位（门静脉下腔静脉间隙病灶——此处周围有胆道系统、胃十二指肠、胰腺等，肾上腺，肾门与下腔静脉或腹主动脉间三角区域等）。另外B超引导的粒子植入对于较大的肿瘤来说，粒子分布没有CT引导穿刺植入均匀。

穿刺前B超和CT的联合检查可以增加病灶信息的反映，穿刺后又可相互验证穿刺部位有无出血、空腔脏器漏和粒子的分布情况等。

尽管B超和CT各自的优缺点，但只要能清楚地显示病灶，穿刺的准确率都很高，并无多大差异。

（六）关于进针方向

我们主张尽管不经正常胰腺组织穿刺，如果病灶深埋于胰腺内，则尽量避开胰管的解剖位置，胰腺管的解剖位置一般位于胰腺的前侧。胰头颈部可以从前方穿刺，胰腺钩突、胰后方的淋巴结应从侧方经文氏孔穿刺，也可从后方进针，这两个方向的进针穿刺，在B超引导下难以完成，因为距离长，超声波衰减使组织分辨困难，所以一般需要在CT引导下完成，后进针因为有下腔静脉的阻挡，所以很多病例不易完成。关于经正常胰腺，亦有人用细针（22G）经下腔静脉穿刺胰头，但胰头肿瘤常常引起阻塞性黄疸，而黄疸患者又常常发生凝血机制异常，所以实质外大血管的直接穿刺，尤其用较粗的穿刺针穿刺是一个非常危险的操作，应慎重施行。

（七）关于经空腔脏器

空腔脏器如果能避开就尽量避开，如果像胃肠等脏器避开不了，穿刺也不可怕，Tseng等曾为8例患者进行了9次CT引导的经皮经胃胰腺穿刺，均获成功，且无并发症。根据术前影像资料，若估计须胃肠道穿刺，就必须进行了充分的穿刺前胃肠道准备，准备包括口服肠道菌抗生素，洗肠，禁食10小时和插置胃管等。

（八）关于生长抑素的使用

目前生长抑素的价格较高，如果仅从预防胰、胃、肠漏的角度来说，预防性生长抑素的使用不是常规必需的，但在危险病例则应使用，危险病例包括：经胃肠道的穿刺，经正常胰腺组织的穿刺，有可能穿刺到主胰管或大分支胰管，有研究证明生长抑素有抑制胰腺癌的作用，从这个角度来说，对那些已经确定为胰腺癌的病例，生长抑素的使用是有益的。

（九）关于针道转移

Kosugi等观察发现胰腺癌穿刺后，针道转移一般发生在6～24月，发生率小于1%。Schotman等在另一组肝癌穿刺病例中也发现了相似的结果。因此，有人主张对怀疑为恶性肿瘤的肝占位病变不要行穿刺活检。我们认为，对于怀疑为恶性胰腺占位，如果估计可以手术切除者，确实没必要行术前的穿刺活检，但对不能或不需做手术的占位病变，则需要做活检，而对于那些接受穿刺治疗者，穿刺本身即为治疗。

（十）展望

基于严格适应证筛选基础上，科学制定放射性粒子植入计划，在影像导引下施行放射性粒子植入，疗效已经得到肯定，对肿瘤的局部控制率优于外放疗，放射性不良反应明显低于外放疗。对于无远隔转移的实体肿瘤，可望达到临床治愈的目的。对于已有远处转移的患者，可分期选择性植入，可明显减轻肿瘤痛，改善患者生活质量，延长生存期。如结合适当的全身治疗手段，可进一步提高疗效。

未来，随着临床应用的广泛，将不断阐明不同肿瘤细胞对近距离持续照射的生物学行为，探索出科学有效的致死剂量和安全有效的边缘剂量，将逐渐形成不同于传统外放疗的局部组之间放疗理论体系。另外，基于近距离放疗理论的指导，将研制出快速高效的治疗计划系统，并与影像工作站兼容对接，实现在手术过程中实时进行计划调整，指导完美的置完最后一颗粒子。再者，放射性粒子的研制也将不断进步，包括安全高效的针对不同肿瘤细胞的同位素选择、载体材料的人体相容性、可吸收材料载体的研发、粒子几何形态的丰富多样性等都将不断完善，相应的植入系统也将日趋完善，以满足临床的需要。可以肯定，放射性粒子植入技术已经成为目前战胜恶性肿瘤的一种不可或缺的重要武器。相信随着技术的进步，其优势将会得到更大的发展。

随着新的放射核素的研制成功和 B 超、CT 三维治疗计划系统的应用，保证了粒子植入治疗剂量分布更均匀、更合理。对于那些术后复发的肿瘤，尤其是外科和放疗后复发的肿瘤，提供了更合理、更有效的治疗途径。

但临床尚有许多问题需要解决，如不同增殖速率的肿瘤如何选择不同放射性核素，以获得最大的杀伤效应；粒子种植治疗与外放疗的合理结合；新的放射性核素的临床应用前景如何需进一步明确。

总之，粒子种植治疗肿瘤由于其创伤小、靶区剂量分布均匀和对周围正常组织损伤小等特点，使其临床应用显示了广阔的前景。

（十一）放射性粒子植入治疗技术管理规范（试行）

为规范放射性粒子植入治疗技术的临床应用，保证医疗质量和医疗安全，特制定本规范。本规范为技术审核机构对医疗机构申请临床应用放射性粒子植入治疗技术进行技术审核的依据，是医疗机构及其医师开展放射性粒子植入治疗技术的最低要求。

本规范所称放射性粒子植入治疗技术是指恶性肿瘤放射性粒子植入治疗技术，所涵盖的应用范围包括：实体肿瘤经皮影像（B 超、CT、MRI 等）引导下放射性粒子植入，经内镜（包括腹腔镜、胸腔镜、自然管道内镜等）放射性粒子植入，手术直视下放射性粒子植入。本规范所称放射性粒子植入治疗技术不包括口腔颌面部恶性肿瘤放射性粒子植入治疗技术。

1. 医疗机构基本要求

（1）医疗机构开展放射性粒子植入治疗技术应当与其功能、任务相适应。

（2）二级甲等以上综合医院或肿瘤医院，具有卫生行政部门核准登记的与开展该技术相关的专业诊疗科目，具有影像引导技术设备（如 CT、MRI、超声、内镜等）和治疗计划系统。

（3）医疗机构必须有卫生行政部门核发的《放射诊疗许可证》和食品药品监督管理部门核发的《放射药品使用许可证》（第二类及以上）。

（4）开展肿瘤临床诊疗工作 5 年以上，其技术水平达到二级甲等及以上医院相关专业重点科室要求，在本省（自治区、直辖市）同等医院中处于领先地位。

（5）实施治疗场地要求

a. 符合放射粒子技术操作场地及无菌操作条件。

b. 全部影像导引技术设备（CT、平板 DSA、MRI、超声）具备医学影像图像管理系统。

c. 具备进行抢救手术意外必要的急救设备和药品，全部技术操作均在心电、呼吸、血压、脉搏、血氧饱和度监测下进行。

d. 具备符合国家规定的放射性粒子保管、运输设施，并由专人负责。

（6）按照国家有关放射防护标准制订防护措施并予实施。

（7）有至少 2 名具有放射性粒子植入治疗技术临床应用能力的本院在职医师，有经过放射性粒子植入治疗相关知识和技能培训并考核合格的、与开展本技术相适应的其他专业技术人员。

2. 人员基本要求

（1）放射性粒子植入治疗医师

a. 取得《医师执业证书》、执业范围为开展本技术相关专业的本院在职医师。

b. 有 5 年以上与开展本技术相关的专业临床诊疗工作经验，具有副主任医师及以上专业技术职务任职资格，从事放射性粒子植入工作不少于3年。

（2）治疗计划制订人员

a. 取得《医师执业证书》，执业范围为开展本技术相关专业的本院在职医师。

b. 从事与开展本技术相关的专业临床诊疗医师或放射治疗物理师、核医学物理师，熟练掌握本技术治疗计划系统。

（3）其他相关卫生专业技术人员：经过放射性粒子植入治疗相关专业系统培训并考核合格。

3. 技术管理基本要求

（1）严格遵守肿瘤诊疗技术操作规范和诊疗指南，根据患者病情，由患者主管医师、放射性粒子治疗医师、治疗计划制订人员制订治疗方案，因病施治，合理治疗，严格掌握放射性粒子治疗适应证和禁忌证。

（2）术前严格制订放射性粒子治疗计划，术后按操作规范要求实施治疗技术质量和疗效评估。

（3）实施肿瘤放射性粒子植入治疗前，应当向患者和其家属告知手术目的、手术风险、术后注意事项、可能发生的并发症及预防措施等，并签署知情同意书。

（4）建立健全肿瘤放射性粒子植入治疗后随访制度，并按规定进行随访、记录。

（5）根据《放射性同位素与射线装置安全和防护条例》《放射性药品管理办法》等放射性物资管理规定，建立放射性粒子的采购、储存、使用、回收相关制度，建立放射性粒子使用登记档案。

（6）建立放射性粒子遗落、丢失、泄漏等情况的应急预案。

（7）医疗机构按照规定定期接受环境评估，相关医务人员按照规定定期接受放射性防护培训及体格检查。

（8）在完成每例次放射性粒子植入治疗后，都要保留相关信息，建立数据库。

（9）医疗机构和医师按照规定定期接受放射性粒子植入治疗技术临床应用能力审核，包括病例选择、治疗有效率、严重并发症、药物并发症、医疗事故发生情况、术后患者管理、患者生存质量、随访情况和病历质量等。

（10）其他管理要求

a. 使用经国家食品药品监督管理局审批的放射性粒子。

b. 建立放射性粒子入库、库存、出库登记制度，保证放射性粒子来源去向可追溯。在实施本技术治疗的患者住院病历中留存放射性粒子相关合格证明文件。

c. 不得违规重复使用与放射性粒子相关的一次性医用器材。

d. 严格执行国家物价、财务政策，按照规定收费。

五、超声引导下经皮穿刺门静脉癌栓化疗药物置入术

超声引导下经皮穿刺门静脉癌栓化疗药物置入术是肝癌微创介入治疗的一部分，主要是在超声监视下经皮穿刺门静脉癌栓通过穿刺针建立的通道置入肿瘤化疗药物。随着对肝癌血供及其介入治疗的研究和应用迅速发展，门静脉癌栓在肝癌发生早期或晚期出现目前还很不清楚，相关研究也很少。一直以来，大多数临床工作者认为门静脉癌栓是肝癌晚期的表现，是肝癌发展到终末期才出现的病理现象，因为肝癌并发门静脉癌栓的患者一经发现往往几个月内就死亡，治疗上也较消极。然而，经临床实际观察，也发现在部分早期肝癌或小肝癌（≤5cm），甚至微小肝癌（≤2cm）时就已经出现了肉眼门静脉癌栓。从大样本肝癌切除的病理标本来看，并发癌栓或有镜下癌栓者达60%～70%。从而，推测门静脉癌栓发生于肝癌早期，甚至可能与肝癌同步发生。中晚期肝癌发现的肉眼癌栓是在肝癌早期癌栓发生后癌栓逐步生长、浸润的结果。程树群，吴孟超等人曾提出癌栓形成机制及分型：原发性肝癌患者多伴有不同程度的肝硬化，再生结节和纤维结缔组织使肝血窦及其前后阻力增高，同时在一些血管活性物质作用下形成门静脉高压，使癌细胞逆流入终末支门静脉并向其分支及主干发展形成门静脉癌栓；同时一些相关大分子物质在门静脉癌栓形成过程中起着极其重要的作用，如尿激酶型纤溶酶原激活物（uPA）及其受体（uPAR）和基质金属蛋白酶（MMP）及其组织抑制剂（TIMPS）系统；MMP-2、MMP-9、

细胞间黏附分子（ICAM-1）、上皮型钙层黏蛋白（EoCO）和钙黏连蛋白（cadherin）以及高表达量的血管内皮生长因子（vEcv）在肿瘤细胞的黏附、降解及转移的过程中均起重要作用。当肝癌 >5cm 时，肿瘤细胞常突破其包膜，呈浸润性生长，很容易累及并突破癌旁的门静脉分支，形成癌栓，并发现癌栓生长具有一定特征，95%以上的门静脉癌栓以主瘤为基底部在同侧门静脉内生长，而对侧门静脉内生长较少；其次几乎100%癌栓以门静脉血管壁作为支架离心式向门静脉主干方向生长蔓延，而且癌栓向门静脉主干方向生长有特殊的倾向性，该几位学者经过大量实验研究发现癌栓的平均生长速度为（0.5 ±0.1）cm³/月，即每月发展进度为（1.2 ±0.4）cm，生长相对缓慢，这为临床干预治疗创造了机会。并且程树群等人对人类门静脉癌栓细胞进行了传代体外培养，成功地分离出 TSQ T12 细胞株，并发现其生长具有无限细胞增殖曲线特征，倍增时间短，DNA 合成旺盛，恶性程度高；该细胞株主要用于门静脉癌栓生长机制的研究。另外肿瘤生长形成的内压力与瘤旁门静脉压力差也是肿瘤细胞进入瘤旁门静脉小支分的重要原因。门静脉癌栓是肝细胞癌严重并发症和转移方式，与肝癌的复发、转移及预后密切相关，且肉眼癌栓的危险性远大于微癌栓。程树群等提出了对癌栓的分型：Ⅰ型，癌栓累及二级及二级以上门静脉分支；Ⅱ型，癌栓累及一级门静脉分支；Ⅲ型，癌栓累及门静脉主干；Ⅳ型，癌栓累及肠系膜上静脉或下腔静脉。由于门静脉的特殊解剖结构，两端为封闭的毛细血管系统，无法从周围静脉到达门静脉管道，故只能通过微创介入或开腹切开才能进入门静脉系统。而且门静脉的癌栓容易导致肝内转移，故现在多在对癌栓处理同时行选择性门静脉化疗栓塞。并且与肝动脉化疗栓塞术（TACE）、联合肝动脉-门静脉栓塞术（TAPVE）、经皮穿刺无水乙醇（PEI）、射频消融、微波固化等联合应用于治疗门静脉癌栓中。

（一）适应证与禁忌证

1. 适应证　适应证较广泛，只要患者一般情况良好，且能够耐受，均可考虑采取该治疗方法。原发性肝癌或继发性肝癌并发门静脉癌栓的患者；肝功能较差，一般情况较差的患者；肝癌术后复发或与其他治疗措施联合应用于门静脉癌栓的治疗；手术或其他治疗措施治疗前的准备，以到达缩小瘤灶的目的。门静脉癌栓严重堵塞门静脉主干或某分支，重度门脉高压者应慎用，其并发症出现概率高。

2. 禁忌证　肝癌晚期的患者情况较差，有全身性感染，或有重度黄疸、腹腔积液和肝功能严重损害；有严重凝血功能障碍或先天性血管功能异常。

（二）设备要求

1. 超声设备　一般选用高频率多普勒超声仪，此类超声仪器目前在大中小型医院均普遍应用。高频率超声具有成像清晰，精确定位病灶，精确放置穿刺针，满足术者的操作要求，最好的超声仪器精确度可控制在 5mm 之内；并且多普勒超声系统具有辨别血流方向的功能，辅助门静脉的确认及定位，避免造成不必要的损伤。目前已有多家大型综合性医院使用三维多普勒超声仪，其精确度及定位效果优于二维超声。

2. 穿刺材料及药物　一般选用 18~19G 穿刺细针，该针不仅对组织损伤较小，且超声下容易辨别。常用的置入性抗肿瘤药物有 5-氟尿嘧啶缓释针型剂、羟基喜树碱缓释微粒，放射类置入性药物¹²⁵I 粒子。植入性化疗药物缓释剂比起传统化疗药物具有诸多优点，其可保持瘤内局部有效的化疗药物浓度、全身不良反应小、持续时间长且半衰期相对较长、首关效应的消除等优点。相关多种新型化疗缓释剂型如微粒类、微球类、凝胶类等均有报道，临床应用甚少。

（三）治疗方法

1. 术前准备　入院期间常规完善增强 CT，初步判断是否有门静脉癌栓形成，如有癌栓，应注意癌栓的大小、癌栓层面周围邻近器官组织等结构情况。如条件允许，可使用计算机治疗计划系统（TPS）初步形成治疗方案。治疗方面应积极给予保肝、降酶、增强免疫等对症治疗，取得患者及家属知情同意。

2. 操作过程　①多选择侧卧位或俯卧位，很少选择卧位，②常规超声检查，结合 CT 确定穿刺点、穿刺路径，穿刺点多选择在右侧腋后线及稍靠后的位置；③消毒、铺巾、局部麻醉，若需使用置入导管性药盒系统，应做皮肤切开。④在超声引导下持穿刺针垂直于皮肤进针，当穿刺针突破腹壁时，应再次调整进针方向，以确保穿刺可尽量一针穿刺至癌栓。⑤当针尖穿刺进入癌栓时，由于患者呼吸运动，可使穿刺针摆动，操作时应嘱患者配合；于癌栓中置入化疗药物，常用的用5-氟尿嘧啶缓释植入剂。根据TPS系统计算出化疗药物剂量。在化疗药物置入的同时可以行射频消融、无水乙醇注射等治疗，以增强对癌栓癌细胞的杀伤。也可于住院期间同期行肝动脉或肝门静脉血管介入化疗栓塞术。

3. 术后处理　平卧休息，严密监测生命体征，积极给予止血药物、保肝药物等对症治疗；定期复查，必要时综合采取多种微创介入治疗措施。

4. 并发症及其处理　①腹腔出血：由于门静脉的特殊解剖位置和解剖结构，以及穿刺过程中患者呼吸运动的影响可导致门静脉损伤而出现腹腔内出血，如血红蛋白持续下降，可行输血并应用止血类药物，必要时行急诊外科手术止血。在选择穿刺治疗前应严格地把握适应证，操作过程中做到精确定位、仔细操作、与患者、超声医师密切配合。②肝衰竭：在行超声穿刺门静脉癌栓单纯化疗药物置入极少见，如出现应积极给予内科对症处理。

（四）临床疗效

经部分临床治疗观察，在手术患者或非手术患者中单纯超声引导下经皮穿刺门静脉癌栓化疗药物置入治疗门静脉癌栓效果并不理想，不能提高患者生存率，多系癌栓肿瘤细胞并不能完全被肿瘤药物杀伤，部分肿瘤细胞很快就转移了，仍需要大量临床治疗研究观察以了解该种微创治疗措施的治疗效果。在同期行肝动脉灌注化疗栓塞术（TACE）或联合肝动脉-门静脉栓塞术（TAPVE）的患者中，同时联合采用无水乙醇注射、射频消融、微波固化、超声聚焦等治疗措施，可明显使肿瘤体积减小、AFP值下降以及患者生存期延长、生存率提高。由于各类微创治疗具有安全、简单、有效、适应范围广的特点，逐渐形成微创治疗肿瘤的趋势。任何医疗技术都应当规范，并严格掌握其适应证及应用范围，客观地反映治疗效果。陈喆等人在对27例肝癌（肿瘤直径6~12cm）患者行瘤内注射去甲斑蝥素-泊洛沙姆407缓释剂后随访，12月生存率30.0%；而同期行无水乙醇注射的患者12月生存率为22.2%，统计学分析有两组治疗效果有显著差异性（P<0.05），且两组均为出现毒副反应，有学者认为缓释抗肿瘤药物能长时间保持瘤内较高的抗肿瘤药物浓度。

（五）治疗及研究展望

肝癌并发门静脉癌栓发生率高，治疗难度大，治疗效果又不理想，是目前肝脏肿瘤临床治疗及研究的一个棘手问题。临床研究方面入手，还有必要建立更完善的癌栓分型标准，进行更多前瞻性随机对照临床实验研究，以评价目前现有技术、方法对癌栓治疗的疗效，从中选择最佳的治疗措施及治疗方案。注重综合治疗的应用，使各种医疗措施实施后的疗效相加最好，并发症最少。与此同时还要开发新技术、新方法、新材料的研究，研究超声下的微创介入、纳米微粒药物、生物导弹、基因治疗等对癌栓治疗的应用。在基础研究方面，由于门静脉癌栓形成是一个多因素、多环节的过程，涉及肿瘤增生浸润、新血管生成、细胞脱落移行、黏附结合内皮细胞、侵犯血管突破基底膜等，同时涉及门静脉独特的解剖结构、血流动力学改变及微环境影响等多种因素。因此，有必要多环节对癌栓形成相关的基因、蛋白进行全面深入的研究，以了解癌栓发生的可能机制，建立癌栓发生的可能预测指标和治疗靶点，为临床肝癌门静脉癌栓的防治及治疗提供依据。只有对门静脉癌栓深入的了解后，综合并择优选择治疗措施，才能更好提高疗效。

六、超声聚焦刀治疗术

超声聚焦刀是利用高强度聚焦超声（high intensity focused ultrasound，HIFU）良好的组织穿透性、瞬间产生高温、方向性及其聚焦性质来治疗肿瘤一门新技术。HIFU技术主要将高强度的超声汇聚于某一靶区，从而使靶区高强度超声的汇聚达到能量的汇聚、靶区温度急剧升高（10~20秒钟可升高至80℃以上）并产生机械效应、物理效应、空化效应，使靶区组织蛋白质结构破坏、变性，染色体损伤，细胞失去活性，组织凝固性坏死；而对靶区以外的组织不产生损害或轻微热损害。由于坏死组织逐渐被机体溶解、机化、吸收，从而达到类似于外科手术切除的治疗目的，故又称其为超声聚焦刀或 HIFU 刀。最近几年来，超声聚焦刀在治疗肿瘤中的作用越来越受临床工作者重视，常应用于实质性脏器肿瘤尤其深部肿瘤病灶的无创治疗，如早晚期肝癌、前列腺癌等的治疗。

（一）高强度聚焦超声发展史

20 世纪 40 年代，Lynn 和 Fry 先后进行了高强度聚焦超声的研究，将其聚焦作用应用于猫、狗等动物的脑部实验与神经选择性损伤实验研究，发现其有能使神经组织快速破坏而周围组织损伤较小的现象。从而为高强度聚焦超声的发展和应用提供了实践应用理论及技术，1961 年 Hickey 等临床工作者首次报道了用 HIFU 对 5 例晚期乳腺癌患者行脑垂体破坏术作为对晚期乳腺癌的辅助治疗。此后又临床工作者将其应用于前列腺增生、肾癌、肝癌等的临床治疗，但只取得初步效果。20 世纪 80 年代，研究者发现高强度聚焦超声具有除了具有聚集热效应、对靶区以外组织无影响、同介质内穿透性强、对脂肪组织不加温等特点，而且对高强度聚焦超声靶区的温度监测也是很容易的事。此后，随着计算机飞速发展及成熟，20 世纪 90 年代，我国研制出首台高强度相控聚焦超声热疗仪，并进行了相关的动物实验研究，为 HIFU 技术应用于临床奠定了基础。1996 年我国研制出了具有我国自主知识产权的世界上首台临床实验性高强度聚焦超声肿瘤治疗系统（又称超声聚焦刀），并成功地应用于肝癌的临床治疗，该技术使我国热疗技术领域达到了世界领先水平。之后，北京、重庆等地开始进一步研制开发了 HIFU 治疗肿瘤系统并进行了推广，从而 HIFU 医疗技术应用得到了广泛应用，甚至多数中小型医院也配备相关操作医师。在治疗的肿瘤的类别上也在增长，并应用到其他一些非肿瘤疾病的治疗领域。

（二）超声聚焦刀治疗肿瘤的基本原理

我们常说的声波是指振动频率在 20 ~ 20 000Hz 之间，可以被听到。而超声波振动频率在 20 000Hz 以上，甚至更高，我们是无法听到的。超声具有在同种介质中直线传播、良好的穿透性能等特性，由于其振动频率高所传播的机械能也较大，而机械能可向热能转化。超声聚焦刀治疗肿瘤的原理是正是利用了超声波高能量、良好的组织穿透性、同介质中直线传播及聚焦性能等物理特性，再利用特殊装置将电能转换为多束超声波并聚焦于某一感兴趣区域即靶区，使靶区组织温度短时间内升高至 65 ~ 100℃并出现凝固性坏死。其主要作用机制有高热效应、空化效应、机械效应、破坏肿瘤血供、声化学效应、免疫效应等。

1. 高热效应　当超声在传播过程中能量不断地被传播媒介吸收变为热能，导致媒介的温度有所升高，即超声热效应。当超声聚焦于靶点时，可短时间内使靶区温度上升至 65 ~ 100℃，而肿瘤细胞致死的临界点温度在 42.5 ~ 43.0℃，正常细胞在 45℃，当达到 58℃时肝脏细胞即可出现凝固性坏死，如将 HIFU 聚焦某一点或区域保持一段时间后，可使靶区组织的蛋白变性，产生不可逆的凝固性坏死，从而达到杀伤靶区组织。

2. 空化效应　高强度的聚焦超声可使局部肿瘤组织产生高频率的振动，使肿瘤组织内广泛处于瞬间稀松状态，细胞间产生瞬时压力，形成许多小空穴，产生空化效应。空化效应造成大量微小气泡的产生，这些微小气泡在高强度超声下极不稳定而瞬间破裂，这种作用直接导致肿瘤细胞破裂损伤而失去增值、浸润、转移的能力，甚至使肿瘤细胞裂解、死亡。

3. 机械效应　超声具有快的振动频率，可使肿瘤细胞甚至大分子物质高速的振动，其直接效应导致蛋白质、DNA、RNA 等分子结构破坏，失去生物活性及功能。

4. 破坏肿瘤血供　上述作用亦可导致肿瘤血供血管的损伤、破坏并失去作用，继发性的使肿瘤组织血供减少并坏死。

他效应包括声化学效应、免疫效应等也见有文献报道。声化学效应是指高强度聚焦超声可使水分子解离为 H^+ 和 OH^- 而损伤肿瘤细胞。免疫性效应是在高强度聚焦超声治疗后，机体的 NK 细胞比例明显增高。而在动物研究实验中发现高强度聚焦刀治疗后外周血 CD_4^+ 细胞数量增多，由于肿瘤免疫主要是细胞免疫起作用，导致机体免疫功能呈正向调节状态。而在 HIFU 治疗过的肿瘤患者中发现 CD_4^+ 和 CD_8^+ 均较治疗前明显升高，说明高强度聚焦超声具有免疫正向调节效应，有利于防止肿瘤的复发和转移。

（三）超声聚焦刀一般设备

目前超声聚焦刀治疗设备分为体外型和体内型。体内型主要用于前列腺增生及前列腺肿瘤的治疗。肝癌的治疗使用体外型超声聚焦治疗系统，主要由组合探头、定位监视仪、治疗床、超声转化设备、媒介系统、计算机治疗计划系统（TPS）等组成。

1. 超声探头与治疗探头　超声探头主要用于肿瘤定位及治疗过程中的实时监视，正确的引导焦点至靶区。超声治疗探头为超声聚焦刀的关键部分，不同型号的治疗探头有着其不同的聚焦范围及深度，其主要作用为将高强度超声聚焦至靶区，使靶区温度迅速上升而对肿瘤细胞杀伤，以达到治疗效果，回声增强是治疗后肿瘤组织凝固性坏死的特征超声图像表现。

2. 超声转化设备　即超声功能源，在工作电源下的高频发生器，输出高频连续的正弦波，经超声探头转变后可发出治疗肿瘤需要的高强度高频率超声。

3. 媒介系统　为减少超声发生折射、反射，需要声耦合剂作为中间媒介连接于皮肤与探头间，保证超声聚焦的准确性，并对皮肤有一定保护作用。

4. TPS 治疗系统　确定肿瘤深度、治疗范围，拟定超声强度、治疗时间、治疗次数、治疗体位等。该系统可根据瘤灶图像和治疗方案来选择扫描方式、控制扫描精度，并通过计算机程序自动处理采集的图像信息并进行文字处理。

（四）适应证与禁忌证

1. 适应证　位置特殊、手术风险较大、肝功能差而不宜手术切除以及术后复发的小肝癌（< 3cm）；全身情况差、不能耐受手术及其他微创治疗措施的患者；晚期肝癌的姑息治疗；某些单发，不愿接受手术治疗的 3～10cm 肝癌结节的患者。甚至某些巨大肝癌，但肝功能 Child 分级为 A、B 级的患者仍可选择此治疗方法。

2. 禁忌证　肝内多发性肝癌或全身多处转移；有严重器官功能损害者；全身情况差、恶病质或有严重感染伴中毒症状者；治疗区域有严重皮肤破溃者；肝脏多发囊肿，超声无法聚焦于靶区者；有严重凝血功能障碍或有明确出血倾向患者。

（五）临床治疗应用及疗效

1. 术前常规准备　了解患者一般情况，完善 CT 或 MR 等相关检查；给予保肝、平衡内环境、纠正凝血功能等治疗；预先使用 TPS 系统制定超声聚焦刀治疗计划；告知相关风险，取得患者及家属同意；术前禁食水，做好皮肤清洁准备，必要时给予镇静、镇痛处理。

2. 治疗方法　①根据病变位置选择治疗体位，体位要适宜且容易固定，方便操作和观察。②通过超声图像定位，确定癌肿大小、形态、边界，以确定瘤灶与邻近组织的密切程度，调整探头确定聚焦区域的范围；③有序的对每一层面聚焦治疗，破坏各个层面的肿瘤组织，并从实时监测的超声回声变化做出超声治疗量的调整。治疗有效的超声图像特征为治疗后聚焦区域的癌组织回声明显增强遂后逐渐降低，最后呈现不均匀增强的表现，可见到坏死液化暗区或钙化灶图像；且复查治疗区域的肿瘤组织体积逐渐减小，肿瘤中心及边缘无血供表现。④对于位置较深、较高的肿瘤灶，某些患者需要术前麻醉下行部分肋骨切除后，再行超声聚焦刀治疗。

3. 术后处理　①术后注意监测生命体征，少数患者会出现体温升高，多为吸收热，对症处理即可，积极护肝治疗、补液并防止其他并发症；②部分患者术后会出现食欲缺乏、腹胀、腹痛等不适，症状一般较轻，多可自行缓解；③少见的还有皮肤烧伤、骨膜刺激反应、胸腔积液等，均应给予相应处理。

4. 注意事项　术前保持禁食水，减少肠道气体干扰；由于超声聚焦刀使用的超声频率高，能量强度大，术中注意超声强度选择及作用时间，避免引起皮肤烧伤、骨膜反应等症状；术中应仔细，避免有层面遗漏，对肿瘤病灶要有充分聚焦时间、聚焦范围。只有治疗时尽可能地选择较大的超声窗，这样可以保证最大范围的治疗肿瘤。一般在对瘤灶治疗后，再向周围扩展 1～2cm。而且最好超声通过的区域最好不要有骨骼存在。一般治疗时输入的电功率为 1～2kW，治疗时间一般为 30～60 分钟，靶区超声强度控制在 700～1 500W/cm^2，时间过长或强度过大容易造成相应的并发症。

5. 临床治疗应用　由于超声聚焦刀具有无创、不流血、无辐射的治疗措施，国外临床主要应用于体表肿瘤或前列腺肿瘤，对机体深部肿瘤的治疗应用不多。主要限于深部肿瘤治疗时，由于聚焦区域可能落于靶区外而造成更多的损伤和并发症，且易受其他器官组织的干扰，特别对于邻近膈顶的肝肿瘤，极易受含气的肺部组织影响。同时该技术于其他治疗技术结合治疗肿瘤也屡见报道，但缺乏严密的前瞻性随机对照大宗病例研究报道。

6. 临床疗效　自超声聚焦刀临床应用于肝癌的治疗以来，各家报道都认为其治疗肝癌是有效可行的。有小样本研究 13 例肝癌患者接受超声聚焦刀治疗后，肝肾功能、电解质、心电图等在于治疗前比较并没有明显改变。在 2009 年的一篇前瞻性临床实验研究报道中对 19 例肝癌患者行超声聚焦刀治疗，肿瘤直径（7.5±2.1）cm，12 例为单发瘤灶，1 例 2 个瘤灶，3 例 3 个瘤灶；治疗后 1、2、3、4 和 5 年生存率分别为 100%、83.3%、69.4%、55.6% 和 55.6%，该篇报道认为对于无法手术或其他方法治疗的肝癌，采用超声聚焦刀是行之有效的方法。在 2011 年的一篇文献报道中对 73 例无法切除的肝癌患者行超声聚焦刀和肝动脉介入化疗药物灌注栓塞疗法，45.2% 的患者获得完全切除效果，中位生存期为 12 个月，1、2、3 年生存率分别为 49.1%、18.8%、8.4%；该篇文章认为切除率、瘤灶大小是影响预后的重要因素。在多种治疗方法联合治疗肝癌中，谭新劲等人探讨高功率聚焦超声联合经皮穿刺注射无水乙醇治疗原发性肝癌 22 例疗效及其影响因素，经联合治疗后患者临床症状改善、治疗区域病灶回声增强、血供减少或消失；18 例瘤灶体积明显缩小，12 例 AFP 浓度下降；6 月、12 月和 24 月生存率分别为 90.9%、85.8% 和 71.5%；有学者认为疗效与肿瘤分型、病灶大小、数量、肝功能等因素有一定关系。另外有多篇文献对超声聚焦刀联合肝动脉介入化疗栓塞、射频消融、放射性核素治疗等措施联合应用于肝癌治疗的研究及效果分析。

（六）发展前景

高强度超声聚焦刀作为治疗肝癌的一门新技术，具有定位准确、治疗超声量可控、无创、无辐射等多种优点。与其他治疗技术比较，其具有更广泛的适应性、实用性强、多学科肿瘤的治疗应用。但由于该技术仍有许多问题和困难需要克服，限制了其临床应用的普遍性。高强度超声聚焦刀多种肿瘤的治疗研究，还需进一步科研及临床治疗实践证实，以及进一步完善其治疗和操作系统。由于近年来微创及无创治疗趋势的发展，超声聚焦刀将具有很好的临床治疗发展前景。

七、肝癌血管介入治疗

肝癌的血管介入治疗是基于放射介入学而发展起来的，介入放射学（interventional radiology，IVR）是新兴的一门综合性学科，集影像诊断学、临床诊断学及临床医学为一体；是以影像学和临床医学为基础，在医学影像学设备（X 线、B 超、CT 或 MRI 等）的引导下，结合临床治疗目的，利用穿刺针、导管及其他介入医学设备及材料，对病灶进行组织采集、穿刺活检、穿刺引流、栓塞术、药物灌注、成形、支架置入、消融等治疗的综合性学科。肝癌血管介入治疗是在影响设备的引导下，经皮肤血管插管至肿瘤血供的肝动脉或门静脉进行化疗药物灌注或化疗药物栓塞等治疗操作，从而达到治疗肝癌目的的微创医疗技术。

自 1953 年 Seldinger 首先采用穿刺针、导丝和导管的置换完成血管内置管的操作，从而创立了经皮血管穿刺技术即 Seldinger 技术。到 1964 年，Dotter 和 Judkin 完成了经皮穿刺利用导管系统使粥样硬化狭窄的外周血管扩张和再通，为后来球囊成形术和内支架置入术奠定了理论及实践基础。1967 年，interventional radiology 由 Margulis 提出。此后介入放射学在临床应用迅速发展。1979 年日本临床工作者开始将碘油作为栓塞剂用于治疗肝脏肿瘤，并取得较好的临床效果。20 世纪 80 年代我国介入医学开始起步，发展迅速，现已成为与内、外科并列的三大诊疗学科之一。在目前，肝癌切除术仍是治疗肝癌的首选方法，由于肝癌发病隐匿，大多患者被发现肝癌时已进入中晚期，而且失去了手术的机会，往往这类患者并发肝硬化及肝功能衰竭，手术风险大、切除率低、复发率高、生存率较低。随着肝癌血管介入治疗的发展，至今已获得令人振奋的效果，并在大中型医院成熟的开展与应用。

（一）肝癌血管介入治疗的基础理论及方法简介

由于正常肝组织的血供即为肝动脉与门静脉双重血供，肝癌血管介入治疗是基于肝癌血供理论的，经过大量动物实验发现肝癌的血供大部分来自肝动脉，约90%～95%的肝癌血供源自于肝动脉；发现有少部分小肝癌、卫星瘤灶及肿瘤周边区域是由门静脉提供血液供应的。最近日本和韩国学者近来发现肿瘤对介入治疗的敏感程度与肿瘤分化程度呈负相关状态，肿瘤分化程度越高，门静脉参与肿瘤血供的比例越大。罗鹏飞等通过研究动物和人的肝癌模型中证实，肝癌除主要有肝动脉血供外，门静脉同样参与血供；并发现无包膜浸润型瘤灶、多发结节型瘤灶、转移性瘤灶，除了接受肝动脉血供外还有相当一部分接受周围非肝癌组织肝窦内来源的门静脉系统血供；在部分动物实验中，发现栓塞瘤灶肝动脉后，门静脉成为瘤灶的主要供血血管。而且肝癌的血供血管网通常较为复杂、紊乱、迂曲且粗细不均，血管壁缺乏肌层，血流速度较缓，以及瘤内组织通常无库普弗细胞，无法对血管内物质进行吞噬，多种原因导致化疗药物可高浓度的积聚于肿瘤组织。如经超选择性动脉插管并行化疗药物灌注，可使瘤内化疗药物浓积聚，增强多肿瘤的杀伤性，降低药物对机体的不良反应。如再对肿瘤动脉栓塞，肿瘤血供急剧减少，瘤体缺血、坏死、体积减小，但并不能导致所有癌细胞死亡，因为肿瘤边缘的癌细胞多可借助周边正常肝组织的血供营养支持。所以，多种治疗措施的辅助治疗是很有必要的。虽然血管介入治疗肝癌与非血管介入治疗肝癌的机制不同，但其最终目的是大量的杀伤肿瘤细胞，导致大量肿瘤组织坏死达到类似于切除肿瘤的效果，使机体免疫功能再度在抗肿瘤免疫中占优势来防止肿瘤复发和转移，并且可以保护正常肝组织的进一步损害，同时保存其剩余的肝细胞功能。经血药监测证实只有不到1/3的药量进入肿瘤以外的血管及组织，2/3以上的化疗药物均聚集于肿瘤内，因此肝癌血管介入治疗的全身反应明显要比全身化疗低，疗效也较全身化疗理想等优势。

肝癌血管介入治疗设备及材料：①C臂形X透视或数字减影血管造影（digtal subtraction angiography，DSA）设备，现常用DSA设备，由于其利用计算机消除了骨骼及软组织在造影中对感兴趣区域的影响，提高了血管显示的清晰度。②介入器材包括穿刺针：穿刺血管建立通道用；导管鞘：在使用导管及导丝的操作中保护组织及血管壁；导丝：在X线下显影，插至靶血管为导管进去靶血管导向，常见的有超滑导丝、超硬导丝、超长交换导丝；导管：放射介入诊疗的重要器械，用于造影剂及药物注入，辅助导丝完成相关操作。

肝癌血管介入治疗方法有：①肝动脉化疗栓塞术（Transcatheter arterial chemoembolization，TACE）较常用，通过导管对肝动脉实施化疗药物灌注后栓塞肝动脉；②超选择性肝动脉化疗栓塞术，在造影设备下将导管送至肿瘤所在的肝段、肝亚段进行化疗药物灌注后栓塞该级的肝动脉；③肝动脉栓塞术（Transcatheter arterial embolization，TAE）为单纯的栓塞血管；④联合肝动脉－门静脉栓塞术（transarterioportovlenal embolization，TAPVE）是在超选择血管置管下对肿瘤所在肝段同期行介入栓塞；⑤肝动脉灌注术（Transcatheter arterial infusion，TAI）较少单独使用，主要用于提升局部化疗药物浓度。还有暂时阻断肝静脉后肝动脉栓塞化疗术、夹心面包栓塞里疗法、置入性药盒导管系统、动脉栓塞结合内放疗等治疗方法。

（二）肝癌血管介入治疗的适应证与禁忌证

1. 适应证　①无法手术或手术风险较大的原发性肝癌或继发性肝癌；②肝功能较差，一般情况较差的患者；③肝癌术后复发或与其他治疗措施联合应用于肝脏肿瘤的治疗；④不愿手术治疗或化疗的患者；⑤手术或其他治疗措施治疗前的准备，以到达缩小瘤灶的目的。

2. 禁忌证　①对造影剂过敏，多为对碘过敏患者；②罕见的有对介入材料有接触性皮炎反应的患者；③全身情况差、恶病质、肝功能严重受损的患者；④已发生全身广泛转移的患者；⑤白细胞<3 000/mm^2；⑥同时存在急性胆管炎、肝脓肿的患者；⑦门静脉阻塞者或门脉高压伴逆向血流者；⑧胆管癌栓、梗阻性黄疸患者。

（三）肝癌血管介入治疗方法

1. 术前准备　取得患者及家属知情同意；调节患者状态，包括维持内环境稳定、护肝、控制感染、纠正凝血功能、调节免疫等对症治疗；多数患者需要行穿刺区域清洁备皮。

2. 操作步骤 ①选择适当的穿刺部位，股动脉为最常用的穿刺部位，也可以选择其他动脉进行，如肱动脉、腋动脉、锁骨下动脉等；②麻醉：通常采用局部麻醉，对于不合作者或婴幼儿可在麻醉师陪护监管下实施全身麻醉。③采用 Seldinger 穿刺法：扪及动脉搏动后，标记穿刺点，常规消毒、铺单、铺孔巾，麻醉成功后，用尖刀片破开皮肤 2mm；穿刺进针，始终保持穿刺针斜面朝上（有利于导丝推进），穿刺角度保持在 30°~60°，快速穿刺进针，突破血管鞘后有明显突破感，拔出针芯见血液从针尾射出，即可置入导丝，退出穿刺针；顺导丝置入导管鞘，经导管鞘置入相应口径导管，在 X 线监视下将导管送至靶血管即可造影。④化疗药物灌注：常用化疗药物有阿霉素、顺铂、5-氟尿嘧啶、羟基喜树碱等，灌注化疗药物的同时将栓塞剂混合进行化疗栓塞，可延长化疗药物在瘤灶内停留时间，增强疗效。⑤肝动脉栓塞：利用栓塞剂阻断肿瘤血供的材料，分为可吸收和不可吸收类，常用的碘化油明胶海绵、弹簧圈等。⑥结束操作后，穿刺点予以加压包扎或使用动脉压迫器，动脉压迫器应术后 6 小时左右拆除，避免组织缺血坏死。

3. 术后处理 常规监测生命体征，肝肾功能，给予护肝、降酶等对症治疗；定期复查并及时采取医疗对策及治疗措施是有助于提高生存率的。

4. 术后并发症及处理 ①出血：在动脉介入治疗中未见有报道，但在门静脉介入栓塞中有报道术后腹腔内出血，其原因主要有术前患者凝血功能异常、门静脉特殊的解剖位置及结构、操作熟练度等。如出血量不大，可给予止血药物、补充液体等保守治疗，并严密监测患者体征、血红蛋白变化，必要时给予输血；如出血量大，必要时急诊外科手术开腹止血。②肝功能衰竭：由于术前部分患者已经存在肝功能损害，加上血管栓塞进一步加重肝功能恶化。如出现肝衰竭，应积极给予护肝、支持及对症治疗，必要时可行人工肝替代治疗。③栓塞术后综合征：部分患者于术后出现发热、恶心、呕吐、腹痛、非靶器官栓塞等，对症处理即可。④过敏反应：应立即给予抢救措施，维持血压、抗休克、扩容、必要时给予血液透析。⑤肿瘤复发：由于肿瘤边缘的瘤细胞可由周边血管供血，栓塞后多数有复发及转移可能，在行血管栓塞介入治疗的同时应同期给予其他治疗肿瘤的措施，如射频消融、瘤内无水乙醇注射、微波固化、超声聚焦等多种治疗措施结合治疗。

（四）肝癌血管介入治疗的疗效及其优缺点

1. 疗效 经多篇文献报道，肝癌血管介入治疗肝癌的疗效瞩目，陈春玲等在对 136 例原发性肝癌中的 65 例（A 组）行 TACE，71 例（B 组）行 TAI，长期随访结果为肿瘤缩小 50% 以上 17 例（A 组 7 例，B 组 10 例）；肿瘤缩小 25%~50% 的 72 例（A 组 42 例，B 组 30 例）；肿瘤缩小小于 25% 的 43 例（A 组 15 例，B 组 28 例）；肿瘤增大者 4 例（A 组 1 例，B 组 3 例），数据无统计学意义；在随访中发现 A 组中位生存时间是 19.3 月，B 组 10 月；6 月、12 月生存率 A 组分别为 71.8% 和 31.3%，B 组分别为 66.7% 和 14.3%，即证明 TACE 较单纯动脉灌注化疗治疗肝癌效果理想。在 2011 年的一篇文献中报道，经 Meta 分析后得出，TACE 联合射频消融（RFA）治疗无法切除的肝癌的疗效较单独采用 TACE 或 RFA 的疗效好。接受联合治疗的患者的 3 年生存率比单一治疗措施的 3 年生存率高，且差异有统计学意义。另一片文献报道在 37 例患者中行 TACE 治疗后肿瘤有术前（8.2±3.1）cm，治疗后为 2.0±1.2cm，34 例 AFP 明显下降；在与单纯瘤内化疗药物注射相比，TACE 组 1、2、3 年生存率均高于单纯瘤内药物注射组。郭刚等人报道 TACE 联合无水乙醇注射法（PEI）治疗 60 例肝癌患者 2 年生存率 58.3%，而 60 例单纯行 TACE 治疗组的 2 年生存率为 40.0%；该篇报道称无水乙醇注射对杀死肿瘤周边瘤细胞，而单纯 TACE 无法作用于肿瘤周边瘤细胞。综合多家报道看，TACE 联合无水乙醇注射法、射频消融、微波固化、高强度超声聚焦治疗肝癌较单纯行 TACE 效果好，因为物理因素和化学因素对瘤周的肿瘤细胞具有较理想的杀伤效果。从国内临床治疗方案来看，多数临床工作者已经将 TACE 联合其他治疗方案应用于肝癌治疗广泛的开展开来，而且都取得理想的预期效果。

2. 优点及缺点

（1）优点：所需设备相对简单，大中小型医院均具备，操作简单，安全可靠，费用较低；适应证广泛，可重复治疗并可联合多种治疗手段综合治疗；疗效确切，大部分患者治疗后 AFP 迅速下降，肿瘤体积缩小，疼痛缓解或减轻，甚至可二次行手术切除；全身不良反应少，不良反应小以及并发症少见。

（2）缺点：对于部分肿瘤有门静脉血供的患者，效果不是很理想，需进一步治疗；对于动脉血供丰富的肿瘤进行超选择性动脉化疗栓塞需要多次进行，操作难度较大，如不能彻底栓塞可至疗效不佳；对正常肝组织亦有影响，少数患者出现术后肝衰竭；由于放射介入操作过程中高压注射等原因，可能导致栓塞过度或误栓，甚至造成转移灶的产生。

（3）当然肝癌血管介入治疗的手段有其优缺点，其他技术也一样，要做到严格地把握适应证，而且医院应有完善的设备及经验丰富的医师、术前术后应准备充分、定期复查、并采取联合治疗策略及措施做到更安全有效的治疗，减少患者痛苦、延长患者生存期、提高生存率。

（五）肝癌血管介入治疗的进展及展望

诸多实验研究证实，在对肝癌血供进行栓塞后，肿瘤转移及复发与血管内皮生长因子（VEGF）、碱性成纤维细胞生长因子（bFGF）的表达增强有着密切的关系。在国外动物实验研究中证实抑制VEGF表达可起到抑制肿瘤生长及转移。基因介入治疗成为一个新话题，目前处理理论形成及动物实验阶段；其目的在于将自杀基因、抑癌基因、增强免疫的基因以及RNA干扰因子导入肿瘤细胞从而抑制肿瘤生长，甚至诱导肿瘤细胞凋亡。近年来，有学者在诱导动物的肝癌中采取放射性药物灌注栓塞瘤体，并实施放射微粒封堵肿瘤血管，完成血管介入下内放射治疗，其治疗原理类似于穿刺瘤体内放射粒子植入术。由于放射介入学的迅速发展，在肝癌的微创治疗中，综合性治疗措施是很有必要的，也是目前的趋势，国内外已有大量文献报道多种治疗措施联合TACE治疗肝癌的疗效是优于单纯TACE。微创治疗肝癌的方法都有着适应证广泛、操作易行、费用相对较低、容易接受等诸多优点，也必将成为未来微创外科治疗肝癌发展的趋势。

（张世杰）

第七章

胆管外科微创

第一节　腹腔镜胆囊切除术

胆囊切除术是外科的常见手术。据统计，美国每年约施行 30 万例胆囊切除术，而且每年约新增加 100 万例有症状或无症状的胆囊结石患者。我国胆囊结石的发病率也很高，占人口的 8% ~ 10%。随着 B 超检查这一无创性诊断方法的不断发展，胆结石的发现日益增多，其中许多是无症状的隐匿性结石。胆囊切除术已逐渐成为安全易行的手术，外科医师对胆囊切除术的指征也渐趋放宽。随着电子科技在医学领域的广泛应用及迅速发展，腹腔镜胆囊切除术（laparoscopic cholecystectomy，LC）诞生。1987 年 Mouret 在法国里昂首次成功地施行腹腔镜下切除胆囊，为胆囊切除术开辟了新途径，也成为微创外科手术的先驱。实践证明，LC 与传统的胆囊切除术（OC）相比，具有创伤小、痛苦轻、术后恢复期短等优点，这一技术已在世界范围内广泛推广，成为治疗胆囊疾病的一种安全有效的新方法。

一、适应证

LC 手术的适应证范围与术者的操作器械水平、手术经验有密切的关系，除怀疑或术前证实为胆囊恶性疾病外，LC 适应证与 OC 基本相同。

（一）无症状的胆囊结石

包括单发和多发结石。

1. 巨大结石　胆囊结石癌变率大约为 2%，但癌变与结石的大小有关系，大于 2cm 的结石是癌变的危险因素，对巨大的胆囊结石，不管有无症状均应施行 LC。

2. 多发性小结石　小结石容易通过胆囊管排入胆管引起严重的胆绞痛并发症，若小结石通过 oddis 括约肌，可造成 oddis 括约肌的损伤，会导致良性纤维性狭窄。如果小结石不能从胆管排除，可引起梗阻或急性梗阻性胆管炎，阻塞胰管时会引起胆源性胰腺炎。

（二）有症状的胆囊结石

包括急、慢性胆囊炎并胆囊结石或继发性胆总管结石者。

1. 慢性胆囊炎并胆囊结石　由于可发生反复胆绞痛，是 LC 手术最佳适应证。

2. 急性胆囊炎并胆囊结石　胆囊结石并发急性胆囊炎在症状发作 72h 内可以积极施行胆囊切除术，或急性胆囊炎经过治疗后症状缓解有手术指征者。

3. 继发于胆囊结石的胆总管　结石胆囊内多发性小结石易于并发胆总管结石，发生率约 6% ~ 19.5%，并随患者年龄的增加而增加。

（三）有并发症的胆囊结石

包括有糖尿病、心血管疾病及病毒性肝炎等。

1. 合并糖尿病　糖尿病患者抵抗力较差，若有胆囊结石时，易合并不可控制的胆囊感染。当胆囊结石合并糖尿病时，不管有无症状，都应在糖尿病得到控制时才施行胆囊切除术。

2. 合并心血管疾病 凡合并冠心病、风心病等疾病时患者心血管功能均较差，胆绞痛的发作，通过神经反射，诱发或加重心绞痛的发作和心脏负担，应在纠正心功能后尽早切除胆囊。

3. 合并病毒性肝炎 合并病毒性肝炎等有肝功能反复异常而胆绞痛的发作者，会增加肝脏负担，转氨酶升高，可在肝功能恢复正常的情况下尽早切除胆囊。

（四）胆囊息肉样病变

胆囊息肉样病变又称"胆囊隆起样病变"，是向胆囊内突出的局限性息肉样隆起性病变的总称，多为良性。

1. 分类 一般分为肿瘤性息肉样病变和非肿瘤性息肉样病变两大类。

（1）肿瘤性息肉样病变：包括腺瘤和腺癌。

（2）非肿瘤性息肉样病变：大部分为此类。常见的有炎性息肉、胆固醇息肉、腺肌性增生等。

2. 治疗 对胆囊息肉样病变的治疗原则如下。

（1）良性者：可定期随诊观察，视病情发展再作处理决定。

（2）对息肉样病变大于 10mm 者：特别是单发、宽蒂者，短期内增大迅速者，伴有胆囊结石或有明显临床症状者，影像学检查疑为恶变者等，主张行胆囊切除术。如高度怀疑恶变、可能或确诊胆囊癌者，不宜选择 LC，应施行开腹根治性胆囊切除术，将胆囊管上下的疏松组织与肝床上的纤维脂肪组织一并清除。

二、禁忌证

（1）疑有胆囊癌病变者。

（2）未治疗的胆总管结石症合并有原发性胆管结石及胆管狭窄或梗阻性黄疸者。

（3）腹腔内有严重感染及腹膜炎者。

（4）有中上腹部手术史，疑有腹腔广泛粘连者。

（5）妊娠期急性胆囊炎，妊娠小于 3 个月或大于 6 个月者。

（6）肝功能严重障碍者。

（7）出血性疾病有出血倾向或凝血功能障碍者，重度肝硬化伴门脉高压者。

（8）严重心肺功能不全，有严重心肺等重要脏器功能障碍而难以耐受全身麻醉及手术者。

（9）胆囊萎缩伴急性胆囊炎者。

（10）膈疝。

三、术前准备、麻醉与体位

（一）术前准备

LC 的术前准备，主要是按全身麻醉要求进行。其他与一般开腹胆囊切除手术相同。

1. 术前检查 术前应全面进行检查。根据病史、症状、全面查体及实验室、放射影像学检查结果进行综合分析，对将要实施 LC 的术式、步骤、手术难度做出正确的评估和决策。

2. 心理准备 掌握好 LC 适应证。解除患者思想顾虑。

（二）麻醉

采用气管内插管全身麻醉。

（三）体位

随着腹腔镜的广泛开展，多常规采用仰卧位方法。在麻醉完成后，头部抬高 10°~20°，右侧肢体抬高 15°。使患者的内脏受引力作用，向左下方移位，以利于暴露胆囊。术者站于患者左侧。

四、手术方法

（一）穿刺部位

用尖刀在脐上或下缘作一长约11mm的切口，切开皮肤和皮下，插入气腹针，建立人工气腹，维持压力在1.73~2.0kPa，插入直径11mm套管针，置入腹腔镜探头，探视腹腔及脏器情况，了解胆囊周围结构，对LC进行可行性估计。如可行LC手术时，则行3个穿刺点，实施辅助套管的插入。在剑突下腹白线右侧纵行切开皮肤11mm，在腹腔镜的监视下，将套管锥旋转穿入腹腔，为第2个穿刺点，为术者的主操作孔，选用各种器械进行操作。于右腋前线肋下皮肤作5mm的小切口，插入5mm套管，为第3个穿刺点（AA），置入有齿抓钳，夹住胆囊腹部并向上牵引，以利胆囊管显露。也可行第4个穿刺点（MC），即在二、三套管针之间，右锁骨上线肋缘下2~4cm处切开皮肤5mm，插入直径5mm的套管针，置入无齿抓钳。

（二）操作步骤

一般分四步，具体如下。

1. 处理Calot三角 胆囊与横结肠或大网膜如有粘连时应予以分离。从AA套管孔置入抓钳，夹住胆囊底部向右上牵引，以利胆囊管显露。MC套管孔置入无损伤抓钳，夹住胆囊壶腹向右上方，显露好Calot三角区。术者须辨清胆囊管、肝总管与胆总管间的关系。在主操作孔置入分离钳或电凝钩，分离Calot三角处脂肪组织及粘连，应紧靠胆囊壶腹部游离。解剖出胆囊壶腹变细的部位，再向胆总管方向分离，达到足够长的胆囊管。在胆囊管上放置钛夹3枚，靠近胆总管处放2枚，近胆囊处放1枚。于近胆囊放置钛夹处剪断胆囊管。在夹闭钛夹时，必须要看到钛夹的头端，以免胆囊管夹闭不住。电凝电切勿接触钛夹，以防止导电引起胆囊管残端坏死，造成术中术后胆瘘。胆囊管剪断后，在三角区用分离钳或分离钩游离出胆囊动脉，钛夹钳夹住后从中间剪断，且勿将动脉周围组织剥离太净，以防钛夹夹闭时因组织过少，而造成钛夹脱落，引起术中、术后出血。

2. 剥离胆囊 将胆囊管与胆囊动脉处理完成后，将胆囊颈向上提起，此时可显露肝胆囊床。使胆囊浆膜处于伸展紧张状态，用电凝铲或电凝钩从胆囊颈部向底部切开胆囊两侧浆膜，一直分离到胆囊底部，逐渐将胆囊自胆囊的肝床上剥离下来，出血点用电凝止血，用生理盐水冲洗胆囊床和肝下区。

3. 取出胆囊 从剑突下套管置入抓钳，夹住胆囊管残端，将胆囊拉至管口内，连同套管一起拖出。若胆囊有过多的胆汁而扩大，可先剪开胆囊用插入的吸引管将胆汁吸出，使胆囊体积缩小，以利于取出整个胆囊。如结石较大，当胆囊颈拖出腹壁外时，可伸入钳子直接将结石夹碎，然后逐一取出。在取石过程中，勿戳穿胆囊壁，以免结石或胆汁落入腹腔和伤口造成污染。

4. 缝合皮肤切口 检查、吸净腹腔内之瘀血、液体残留后，拔出腹腔镜，排出腹内CO_2气体。仔细将切口皮下缝合或透气胶布黏合即可。

五、术后处理

（一）术后护理

尽管本手术的最大特点为手术后护理简单，疼痛少、进食早（第2天开始进流质饮食）、活动早（当天下午可下床活动）、出院快（手术后2~3d即可出院），但应严格观察患者的术后病情变化、腹痛情况、生命体征、引流物的质和量，发现病情变化及时处理。

（二）处理并发症

术后早期并发症主要是胆管损伤、胆瘘。其症状是腹胀痛，黄疸。一旦发现，应及早处理，以免造成不良后果。

六、腹腔镜胆囊切除术并发症的预防

LC是安全、有效的手术方法，但是LC具有一定的潜在危险性。其并发症的发生率为2%~5%。

在 LC 开展比较早和好的医院，并发症发生率却低于 1%。手术操作引起的并发症主要有胆管损伤、胆瘘、出血、大脏器损伤等。预防并发症最重要的是正确选择病例，无禁忌证。只要操作正确，术中高度注意，大部分并发症可以避免。

（一）胆管损伤

胆管损伤是指胆管的完整性受到破坏，是胆囊切除术最灾难性的并发症。除胆瘘造成胆汁性腹膜炎外，还可导致继发性胆管狭窄等。

1. 胆管损伤的部位与发生率　OC 误伤胆管最常见的部位是伤及肝总管、右肝管，而 LC 胆管损伤的部位以胆总管最常见。是误把胆总管作为胆囊管处理。一组文献报道胆管损伤 459 例，LC 胆管损伤率为 0.59%，其中胆总管为 271 例（0.35%），胆囊管 94 例（0.12%），变异胆管 48 例（0.06%），肝总管 38 例（0.05%），右肝管 8 例（0.01%）。另一组 12 164 例 LC 报道，胆管损伤 42 例，发生率为 0.35%。

2. 胆管损伤的原因胆管损伤的常见原因

（1）Calot 三角严重粘连：结缔组织增生引起局部解剖变异，手术分离困难，易引起肝（胆）总管损伤。

（2）Calot 三角解剖变异：LC 时，胆囊向右上方被牵拉，致使 Calot 三角解剖位置改变，肝总管与胆囊管夹角变小，易将胆总管误认为较长的胆囊管钳夹或剪伤。

（3）手术失误：解剖 Calot 三角时过多使用电凝电切，容易引起肝（胆）总管灼伤或胆囊管残端坏死。

（4）出血：分离 Calot 三角时遇到明显的出血，因盲目电凝或乱上钛夹而造成胆管损伤。

3. 预防　预防的方法包括解剖清晰，操作分离精细，术中胆管造影等。

LC 时解剖胆囊管必须遵循胆管外科早已确定的原则：①术野暴露清晰：操作必须在清晰的视野下进行，镜头要清晰，焦距要合适，持镜者及时调整视野远近，确保 LC 在最佳视野下操作。②精细解剖：即使显露肝总管、胆总管、胆囊管的交接部，也必须看清三者的关系，才能切断胆囊管；如果三者间的关系不清，则宜采用逆行切除或顺逆相结合的胆囊切除法。必要时术中经胆囊或胆囊管行胆囊造影，也有助于防止发生胆管损伤。

（二）胆瘘

胆瘘是指胆管的完整性尚存，但有胆汁流出，可继发于胆管损伤、胆囊管残端瘘或迷走胆管漏胆汁等。

1. 胆瘘的部位和发生率　胆瘘最常见的发生部位是胆囊管、胆囊床迷走胆管、胆总管、肝管等。Molfe 报道发生率为 0.25%～1.31%。

2. 胆瘘的原因　胆瘘的常见原因如下。

（1）钛夹因素：常因胆囊管过粗，使钛夹钳夹不全或钛夹滑脱。

（2）电凝因素：电凝、电切时接触钛夹导电致胆囊管残端坏死。

（3）迷走反射因素：胆囊床迷走胆管渗漏。

3. 合理选用止血方法　在分离胆囊管时尽可能地少用电凝，以免损伤胆总管，用钛夹夹闭胆囊管时，一定要看到钛夹的头端，以免胆囊管夹闭不全。对个别因炎症水肿或过粗的胆囊管，最好采用 Reader 结结扎或缝扎，对较短的胆囊管应靠近壶腹部上钛夹。

（三）出血

LC 术中或术后大出血常因处理胆囊血管不完善，或损伤了其他较大的血管所致。这是 LC 严重的并发症之一。

1. 出血的部位和发生率　LC 术中出血一般分为渗血、小动脉出血、大动脉出血和静脉出血。小动脉出血的部位多为胆囊动脉或肝右动脉，其次为穿刺损伤腹壁血管、网膜血管，甚至有时损伤腹主动脉、下腔静脉、门静脉及髂血管等引起大出血，有导致死亡的报道。Deziel 统计 77 604 例 LC 血管损伤并发大出血 193 例（0.25%）。

2. 出血的原因常见原因

（1）Calot 三角区出血：据 Deziel 统计 LC 并发大出血的 193 例中，Calot 三角区出血率占 62%，其中胆囊动脉出血占 22.8%，还有少数的静脉损伤出血占 1.4%。胆囊动脉出血多因胆囊动脉解剖结构和位置变异，术中关闭不完全；或胆囊动脉周围组织游离过于彻底，仅剩单根的动脉不易被钛夹夹紧，致钛夹易滑脱后出血。慢性或萎缩性胆囊炎，肝门区和 Calot 三角区粘连严重；或胆囊急性炎症期，胆囊和 Calot 三角区水肿充血，均导致解剖结构不清，分离组织时易损伤胆囊动脉。肝动脉出血多为肝右动脉解剖位置变异，分离 Calot 三角不清，致使损伤肝动脉，导致大出血。

（2）胆囊床出血：变异的胆囊动脉沿胆囊床进入胆囊壁，或异常增粗的血管交通支，因电凝不完全离断后回缩入肝组织内，而发生难以控制的大出血。

（3）肝组织损伤出血：分离 Calot 三角区及肝门区时，或分离胆囊时撕裂肝组织，一般电凝肝包膜或浅表的肝组织即能止血，但伴有肝硬化时，止血比较困难。

（四）大脏器损伤

这也是 LC 严重的并发症之一，发生率为 0.14% ~ 0.2%。

1. 胃肠损伤　LC 在内脏损伤中尤以胃肠道损伤较为多见，引起胃肠道损伤的原因有手术器械因素和技术性因素；前者由于腹腔镜观察视野局限和器械性能问题容易损伤或灼伤邻近器官；后者常表现如下。

（1）腹腔内粘连及内脏下垂，穿刺手法不对或皮肤切口过小，穿刺用力过猛而损伤内脏。

（2）胆囊与邻近器官严重粘连，在勉强分离过程中，误将粘连的肠壁与粘连的结缔组织分离，造成胃肠损伤。

（3）在 LC 术中过分牵拉胆囊，撕裂肝脏、横结肠或十二指肠。

2. 肝损伤肝　意外损伤应仔细检查，若伤口深，用可吸收纤维素或微纤维包裹。术后注意引流管引流物的质和量。

（五）其他严重并发症

LC 也可能发生其他并发症。

（1）腹腔脓肿。

（2）切口疝。

（六）复杂病例并发症的预防

特殊病例并发症应采取如下措施。

1. 急性结石性胆囊炎　病变多由胆石嵌顿于胆囊管或胆囊颈引起，此时由于胆囊较大伴充血、水肿、胆囊壁增厚，Calot 三角缩短，解剖不清。可先在胆囊底部穿刺减压。如嵌顿结石近胆囊颈时，可用无损伤抓钳挤压胆囊颈内嵌顿的结石，使其松动退回胆囊，以便于夹持胆囊颈，显露 Calot 三角。对嵌顿于胆囊管近端的结石，应先切开胆囊管去除结石后再上钛夹。要确保胆囊管残端管长度大于 3mm，以免钛夹滑脱或伤及胆总管。如胆囊周围粘连严重，必要时可在适当位置放置第 5 个套管以协助显露。

2. 萎缩性结石性胆囊炎　因胆囊纤维萎缩，在分离胆囊周围粘连时，应紧贴胆囊壁进行；胆囊管内有结石嵌顿者，应逆行切除胆囊。若 Calot 三角粘连严重，解剖不清，可切开胆囊，去除结石，切除游离的胆囊壁，用电灼破坏残留在肝床上的黏膜组织，在胆囊颈处缝合或夹闭胆囊管。由于萎缩性胆囊炎的胆囊管常完全闭锁，若未能找到胆囊管，又无胆瘘者，可不必处理胆囊管，但必须置放引流管。

3. 有上腹部手术史　有过上腹部手术史的患者，原腹壁切口多有致密粘连，腹腔内其他处多为疏松的蜡状粘连。腹壁上第一个穿刺点应在远离原切口的部位最好 5cm 以上，必要时作直视下置入气腹针和套管针。

（熊　微）

第二节　腹腔镜胆总管探查术

Halsted 曾经指出：任何胆管手术基本上都可称为胆管探查术，具体术式往往取决于探查结果。1889 年瑞士 Ludwig Courvoisier 成功施行了首例开腹胆总管切开取石术，从此开腹胆总管切开取石术一直作为治疗胆总管结石的标准术式。一个世纪以后，随着腹腔镜技术的迅速发展，1990 年 4 月首例腹腔镜胆总管探查术（laparoscopic common bile duct exploration，LCBDE）得以成功开展，1991 年 Jacobs 等、Petelin 及 Philips 等先后报道了成功开展 LCBDE 的经验，1992 年国内张诗诚及胡三元等亦先后开展了 LCBDE。

一、手术特点

（一）对技术及器械要求高

胆总管结石的外科治疗主要包括开腹胆总管探查术（open common bile duct exploration，OCBDE）、内镜括约肌切开术（endoscopic sphincterotomy，EST）及 LCBDE。虽然选择何种治疗方法目前尚有争议，但是 LCBDE 以其微创、损伤小、恢复快、保持 Oddi 括约肌完整及避免 EST 所引起的并发症等优点，逐渐地被外科医师接受。治疗胆囊结石合并胆总管结石，腹腔镜胆囊切除术（laparoscopic cholecystectomy，LC）与 LCBDE 一次完成，避免 LC 及 EST 多次手术、FST 取石不成功给患者所带来的生理、心理及经济上的不利影响。然而，LCBDE 对技术及器械的要求较高，而且术后需较长时间留置 T 管，以保证 T 管周围窦道的形成。

（二）分类

LCBDE 一般分为腹腔镜经胆囊管胆总管探查术（laparoscopic transcystic common bile duct exploration，LTCBDE）和腹腔镜胆总管切开术（laparoscopic choledochotomy，LCD）两大类。由于 LTCBDE 较多地受胆囊管解剖变异及技术设备等诸多因素的限制，因此国内大多采用 LCD，本节将重点讨论 LCD。

二、胆总管结石的诊断

胆总管结石占胆石症患者的 5% ~ 10%，占胆囊切除患者的 10% ~ 15%。据美国国家健康研究所（National Institutes of Health）统计，全美每年发现大约 5 万例胆总管结石患者。如果按国内普查胆石症的平均检出率为 5.6%，胆囊结石合并胆总管结石占胆石症患者的 11%，那么我国患胆总管结石的病人数应为美国的 100 倍以上。胆总管结石的诊断大多在术前已经明确，而腹腔镜胆管造影及腹腔镜 B 超等术中诊断则弥补了术前诊断的不足。

（一）术前诊断

1. 临床表现　主要表现为腹痛、发热及黄疸，上述 Charcot 三联征是胆总管结石继发梗阻性胆管炎的典型表现。严重者表现为急性梗阻性化脓性胆管炎，需作解除梗阻及胆管引流紧急处理。胆总管结石的临床表现主要取决于继发梗阻及感染的程度，其诊断符合率仅约 45%。

2. 实验室检查　部分胆总管结石患者的肝功能检查表现为转氨酶、碱性磷酸酶及直接胆红素等指标升高，其中多项指标升高的诊断符合率明显高于单项指标升高。继发胆管炎可引起血常规升高，继发胆源性胰腺炎可引起血尿淀粉酶升高。

3. 影像学检查　主要包括 B 超和直接胆管造影。

（1）B 超：常规 B 超对胆总管结石的诊断符合率仅为 55%，因为胆总管中下段往往受十二指肠腔气体的影响。常规肝胆胰 B 超检查应特别注意胆总管的直径及异常回声以决定是否进一步直接胆管造影。

（2）直接胆管造影（ERCP 或 PTC）：虽然临床表现、肝功能酶学指标及常规 B 超为诊断提供了重要依据，但尚不足以诊断胆总管结石。胆总管结石的诊断主要依赖于直接胆管造影，其诊断符合率高达

80%～95%。尽管如此，胆囊切除术中仍然发现4%～5%的所谓隐匿性胆总管结石，这种胆总管结石术前无任何临床表现，肝功能酶学指标及影像学检查亦无异常发现，大多是经胆囊管跌落至胆总管的低密度小结石。20世纪90年代初期，欧洲及日本的一些中心在LC术前常规作胆管造影检查，结果显示80%～95%的ERCP正常，因此ERCP适用于具有临床表现、肝功能酶学指标升高及B超显示胆总管扩张等情况。值得注意的是直接胆管造影检查的技术水平，因为假阴性结果往往导致漏诊，而假阳性结果将导致毫无必要的胆总管探查。

（二）术中诊断

1. 腹腔镜胆管造影 1934年Mirizzi首次进行术中胆管造影以后，阴性的胆总管探查从50%下降到6%。20世纪90年代初腹腔镜胆管造影技术的开展，不仅有利于发现胆管解剖异常及LC术中胆管损伤，而且有助于诊断隐匿性胆总管结石。然而，腹腔镜胆管造影受胆囊管解剖变异、对技术及器械设备要求较高及阴性率高等因素所限制。目前对是否常规行腹腔镜胆管造影尚无统一标准。对于术前怀疑而未确诊的胆总管结石可以选择腹腔镜胆管造影。

2. 腹腔镜B超 在腹腔镜胆管造影开展以后，超声技术及设备开始应用于腹腔镜外科，使腹腔镜B超在胆总管结石的诊断方面扮演与腹腔镜胆管造影同样重要的角色，初步报道结果显示，其特异性高达96%以上。采用7.5MHz线阵腹腔镜探头直接扫描胆总管全程，向腹腔注入生理盐水充当介质，以避免探头压扁胆总管及减少腹腔气体的影响，可获得较高分辨率的图像；采用数码图像整合器（digital video mixer）可将腹腔镜和B超图像分别显示于同一显示器，达到"画中画"的效果。腹腔镜B超操作简便、安全、省时，可作为术中常规检查。

三、腹腔镜胆总管切开术

（一）适应证

（1）胆总管直径≥10mm。

（2）原发性或继发性胆总管结石，全身情况良好者。

（3）胆总管结石继发急性梗阻性化脓性胆管炎，通过经皮肝穿胆管引流（PTBD）或EST鼻胆管引流，全身情况好转者。

（4）胆管蛔虫。

（5）简单的左右肝管结石或肝总管结石。

（6）LTCBDE失败者。

（7）EST失败者。

（二）禁忌证

（1）胆总管直径＜10mm。

（2）胆总管结石合并急性梗阻性化脓性胆管炎，全身情况差，不能耐受手术者。

（3）复杂的肝胆管结石。

（4）先天性胆管畸形。

（5）胆管肿瘤。

（6）重要脏器功能不全或凝血功能障碍，不能耐受手术者。

（7）既往有上腹部手术史，估计腹腔粘连严重者。

（三）术前准备

1. 术前检查 以明确诊断，了解全身及重要脏器情况以正确选择手术适应证。

2. 控制感染 对胆总管结石合并胆管感染的患者，应根据胆管感染致病菌多为肠道阴性杆菌及厌氧菌的特点，合理选择生物利用度高、不良反应低的敏感抗生素；对没有合并胆管感染的患者，也应常规给予预防性抗生素；对合并急性梗阻性化脓性胆管炎的患者，可通过PTBD或EST并放置鼻胆管引流紧急处理，待感染控制、全身情况好转后再行LCD。

3. 支持疗法　纠正贫血及低蛋白血症，纠正水电解质紊乱及酸碱平衡失调。

4. 护肝利胆　静脉输注 GIK 溶液及支链氨基酸，补充 B 族维生素、维生素 C，特别是维生素 K，口服护肝利胆药物。

5. 备皮　范围与开腹手术相同，注意彻底消毒脐部皮肤。

6. 交叉配血　手术一般不需输血，但应常规准备浓缩红细胞或全血。

7. 放置胃管及尿管。

8. 麻醉前用药　术前 30~60min 肌内注射咪唑安定 2~3mg，东莨菪碱 0.3mg。

（四）手术步骤

1. 麻醉　一般采用气管插管全身麻醉。

2. 体位　患者取反 Trendelenburg 位（头高足低仰卧位），稍向左倾斜。

3. 手术器械　人工气腹及"4 孔法"放置套管、器械与 LC 基本相同，但最好使用 30°腹腔镜，一次性多口径的操作套管。

4. 胆总管辨认及切开　先切除并取出胆囊，但国外多数作者主张先不切除胆囊以留作牵引。穿刺胆总管抽出胆汁或穿刺孔有胆汁溢出即确认为胆总管。解剖胆囊管直至胆总管，用电钩切开胆总管前壁浆膜 1~2cm，电凝胆总管前壁小血管，注意保护胆总管前壁变异的胆囊动脉或肝右动脉。直接牵引胆囊或在胆总管前壁缝吊两针作为牵引，以钩状胆总管切开刀或微型尖刀挑开胆总管前壁，改用微型剪刀纵向延长其切口，至能够置入胆管镜取出结石为度，切口过长易造成出血、缝合困难及术后胆漏、胆管狭窄等并发症。胆总管壁多因炎症充血水肿，切开其前壁时应注意避免用力过度而伤及后壁和门静脉，胆总管切缘的出血点可用电凝或压迫止血。

5. 胆总管探查及取石　位于胆总管切口附近的结石，可用抓钳向胆总管切口挤压并直接取出，或用吸引器直接吸出。依次向胆总管上下段插入尿管或气囊导管，注入生理盐水反复冲洗胆管，可将大部分小结石冲出。用气囊导管或药物（胰高血糖素、硝酸甘油）扩张胆总管壶腹部，有助于小结石排入十二指肠。然而最直观、最有效的方法是采用纤维胆管镜探查及网篮取石，经右肋下锁骨中线套管置入胆管镜，依次向胆总管上下段探查，发现结石后以网篮套住取出，如难以套住亦可将结石推入十二指肠。对于难以取出的大结石或嵌顿性结石，可用抓钳直接抓碎，或采用激光碎石、液电碎石后逐步取出。检查取出结石的大小及数量，与术前、术中胆管造影及 B 超所显示的结果是否符合。

6. 胆总管缝合及 T 管引流　T 管的放置及胆总管的缝合是手术最关键、最困难的一步，需要精湛的技术和极大的耐心。根据胆总管直径的大小选择口径合适的 T 管，T 管的短臂宜修剪成较短的沟槽状，经剑突下套管将 T 管放入腹腔，将 T 管的两短臂耐心地依次放入胆总管切口的上下两端。以带细针的 1 号丝线或 4-0 可吸收缝线（Vicryl 或 Maxon 线），缝线宜剪短至 10~15cm，并以液状石蜡浸泡，间断缝合胆总管切口，边距及针距分别约 1mm 及 3mm，腹腔内器械打结。为简便操作，Philips 主张将 T 管放置于胆总管切口的最远端，在 T 管近端紧贴 T 管缝合一针固定，在胆总管切口的最近端缝合一针，然后在两针牵引线之间间断缝合胆总管切缘；Hunter 则主张将腹腔镜置于剑突下套管，而将持针器置于脐下套管，持针器与胆总管方向平行易于缝合胆总管切口。可经 T 管注入生理盐水检查胆总管缝合处有无渗漏。T 管长臂自右肋下锁骨中线之戳孔引出，Winslow 孔置腹腔引流管自右肋下腋前线之戳孔引出。冲洗腹腔并清点器械后，拔除各套管结束手术。

（五）术后处理

1. 麻醉后管理　术后将患者送入麻醉复苏室，密切监护心率、呼吸、血压及尿量等指标，老年或有心脏疾病的患者需继续心电监护，发现异常情况及时处理。患者清醒后即可拔除气管插管。大多数患者不需术后镇痛。

2. 术后管理

（1）注意观察生命体征、腹部体征及引流管情况：术后 24h 内禁食、胃肠减压、静脉补液，维持水电解质及酸碱平衡。对于合并胆管感染的患者应根据胆汁培养的结果选用抗生素，对于合并黄疸的患者应加强护肝利胆、营养支持及制酸剂保护胃黏膜等治疗。

（2）胃管及尿管：由于麻醉、手术时间较长，术中胆总管切开及胆汁污染腹腔等因素，一般术后需要胃肠减压，待有肛门排气且无腹胀、呕吐即可拔除胃管，给予流质饮食，并逐步恢复普通饮食。术毕患者清醒后即可拔除尿管。

（3）腹腔引流管：注意保持引流管通畅，观察引流液的性质和引流量。一般术后 48～72h 引流量逐渐减少至数毫升，可拔除腹腔引流管。如引流量多应尽快查明原因，如为腹腔活动性出血或大流量胆漏等情况应开腹探查处理。

（4）T 管：术后 7～10d 若 T 管造影显示胆管无梗阻，则可间歇性夹闭 T 管，以利于患者术后恢复。T 管引流不畅时应通过 T 管造影查明原因加以处理：T 管堵塞应予冲洗，T 管折叠应予重新调整。由于腹腔镜手术损伤小，不利于腹腔粘连，从而影响 T 管周围窦道的形成，T 管的拔除时间相应延迟，一般在术后 1～2 个月。

3. 并发症的防治

（1）出血：术中止血不严、损伤变异的胆囊动脉及肝右动脉等是造成出血的主要原因，因此术中解剖细致以避免损伤上述结构及彻底止血，是防止出血的基本措施。腹腔如有活动性出血应尽快开腹止血处理。

（2）胆漏：由术中缝合胆总管不严、损伤胆管及拔除 T 管过早所致。术中应避免过度解剖及电凝胆总管壁，经 T 管注入生理盐水检查胆总管缝合处有无渗漏，术后应适当延迟拔除 T 管的时间。小流量胆漏通过充分的腹腔引流多能自愈，大流量胆漏可通过内镜胆管内支架引流或鼻胆管引流处理，必要时需开腹处理。

（3）胆管残留结石：术中应检查取出结石的大小和数目，与影像学检查结果是否一致，尽量彻底取出结石。胆管残留结石可留待术后 EST 取石或 6 周后经 T 管窦道胆管镜取石。

（4）胆管狭窄：胆总管不扩张及缝合过多易造成胆管狭窄，可采用内镜胆管内支架及球囊扩张处理，严重者需内引流手术治疗。

（5）腹腔感染：腹腔残留结石、胆漏及腹腔冲洗不彻底均易导致腹腔感染，取尽腹腔残留结石、彻底冲洗腹腔、充分腹腔引流及根据胆汁培养结果合理应用抗生素，是防治腹腔感染的有效方法。

（6）其他的腹腔镜并发症：腹腔脏器损伤、伤口感染及皮下气肿等并发症的防治与 LC 相同。

（王振勇）

第三节　胆管疾患的微创治疗

一、逆行胰胆管造影

由于内镜技术的发展和普及，应用纤维十二指肠镜可以直接观察到十二指肠乳头及其开口，经此开口插入导管注入造影剂行胰管和胆管、胆囊造影，即经口内镜逆行胰胆管造影（endoscopic retrograde cholangiopancreatography，ERCP）。主要用于胆管及胰腺的疾病诊断。

（一）十二指肠镜的构造特点

十二指肠镜分为纤维十二指肠镜和电子十二指肠镜两大系列，它与普通的纤维胃镜及电子胃镜有所不同。十二指肠镜一般长度为 120cm，可以达到十二指肠降部，多为侧视镜，即物镜与目镜不在同一轴线上而成 90°角，所观察的是处于与目镜成 90°的物体，其优点是便于观察侧壁，尤其是其空间不允许前视镜弯曲成 90°的部位，如胃的后侧壁、十二指肠乳头开口等，所以侧视镜更易观察。十二指肠镜除了用于十二指肠疾病的诊断和治疗外，且多用以作 ERCP、ENBD、EST、ERBD 及胆管取石等。侧视镜的缺点是如需观察前方则须将前方（镜头）下屈 90°。

（二）适应证

（1）胆管系统疾病，如胆管狭窄及扩张、胆管畸形、胆管肿瘤、反复胆管感染、黄疸、各种慢性胆管炎等。

(2) 胰腺疾病，如胰腺癌、胰腺先天性畸形、胰腺占位、慢性胰腺炎等。

(3) 对胰胆管进行细胞学及组织学检查，以及需对胆管、胰管、Oddi 括约肌测压者。

(4) 胆囊切除或胆管手术后症状复发者。

(5) 术后疑有胆胰管损伤或外伤后疑有胆胰管损伤者。

(6) 原因不明的上腹痛疑有胆胰疾病者。

（三）禁忌证

(1) 上消化道梗阻、狭窄或估计内镜不能到达十二指肠者。

(2) 对造影剂（碘）过敏者。

(3) 急性胰腺炎及慢性胰腺炎急性发作期间（结石嵌顿所致胆源性胰腺炎除外）。

(4) 心、肺功能明显不全者。

(5) 有胆管狭窄或梗阻，又不具备在内镜下完成胆管引流技术者。

(6) 急性梗阻化脓性胆管炎未得到控制者。

（四）并发症

ERCP 目前被公认为是一项比较安全、有效的检查方法，但仍然有缺点，如果操作不当仍有一定并发症发生，甚至导致患者死亡。

1. 一过性淀粉酶升高　多与胰管造影有关。一般不需要特殊治疗，可自行恢复，可在检查术后使用解痉剂，如 654 - 2 等，或预防性使用氟尿嘧啶。

2. 急性胰腺炎　多因胰管注药压力过高、乳头开口狭窄、胆石嵌顿壶腹部所致，一旦发生应立即按急性胰腺炎非手术治疗原则进行处理，并密切注意病情变化。

3. 急性化脓性胆管炎　多因胆管造影时注药压力过高、乳头开口狭窄水肿、胆管结石嵌顿梗阻所致。

4. 碘过敏性休克　术前应行碘过敏试验，方可避免休克发生。

5. 十二指肠球部穿孔　多系球部原有溃疡或术中操作粗暴所致。

6. 烦躁不安　通常是 ERCP 导致并发症的危险信号如低氧血症、严重疼痛等，应引起高度重视。

（五）术前准备

1. 器械准备　选择好理想的电子十二指肠镜或纤维十二指肠镜，并选配恰当、多种规格的造影导管备用。

2. 造影剂　常用无菌的60%泛影葡胺、泛影钠。上述造影剂对胰胆管上皮细胞无化学性刺激，不激活胰蛋白酶原，少量进入胰腺组织也无明显不良反应。凡对胰蛋白酶原有激活作用的造影剂均不能采用，如 Urokon Sodium（醋碘苯钠酸）、Diodrast（碘比拉啥）。泛影葡胺的浓度一般以15%为宜，而且造影剂的温度应加热到37℃左右时对胰胆管组织的刺激最小。

3. 器械消毒　ERCP 检查最严重的并发症是术后胆管感染和急性胰腺炎，因而术前器械消毒必须严格，特别是造影用的导管及十二指肠镜活检管道的消毒。尽可能使用已消毒的一次性导管，属于重复性使用的造影导管可在75%酒精（亦可在洗必泰、洁尔灭）内浸泡半小时，用无菌水冲洗后放入消毒包内备用。十二指肠镜活检管道的消毒可用0.5%洗必泰反复冲洗3min，或用35%~40%酒精、肥皂水及灭菌用水反复冲洗。乙型肝炎表面抗原阳性的患者，应放在最后检查。检查完毕后，将内镜浸泡于2%戊二醛溶液中消毒。

4. 患者的术前准备

(1) 做好患者的思想解释工作，向患者说明 ERCP 的科学性和必要性，消除顾虑争取与医师密切配合。

(2) 做好碘过敏试验，必要时进行抗菌药物过敏试验。

(3) 检查前应空腹6h。

（4）患者必须身着适合 X 线透视及摄片要求的服装，并将患者送至 X 线检查台上。

（5）检查前咽部使用 2% 利多卡因喷雾麻醉，肌内注射或静脉注射解痉灵 40mg，阿托品 0.5mg，并缓慢地静脉注射或静脉滴注地西泮 5mg。

（6）术前向患者或家属说明 ERCP 的危险性及可能发生的并发症。

（六）操作方法

1. 体位及进镜　患者取左侧卧位，左手臂置于背后，待内镜进入十二指肠后再取俯卧位，亦可一开始取俯卧位。按操作常规插入内镜至食管下端，观察贲门无病变后，可通过贲门进入胃内，重点观察胃内有无溃疡及隆起型病变。将十二指肠镜进入到幽门前，使幽门呈"半日"型，才能通过幽门抵达十二指肠球部，再略进镜，将镜身作顺钟向旋转 60°～90°，再将方向钮向上，便可通过十二指肠上角到达十二指肠降部。此时可将方向钮向上和（或）向左并固定，术者向上提拉内镜即可将内镜直线化，并在十二指肠降部沿环形皱襞走向寻找十二指肠乳头，并判明乳头开口后即可插管。熟练掌握寻找十二指肠乳头及其口技巧和窍门，可有效地缩短操作时间。其中乳头系带和开口下方的裂沟是寻找乳头位置及其开口的关键（图 7-1）。如遇到十二指肠强烈蠕动，可再静脉注射安胃灵（Antrenyl）2～4mg 或解痉灵 20mg，抑制肠蠕动，有利于插管。若肠腔内有大量黄色泡沫可使用"消泡剂"（如稀释 5 倍后的甲基硅油），在插管前应先排净导管内气体，以免将气体注入胆管、胰管而形成伪影，影响诊断。

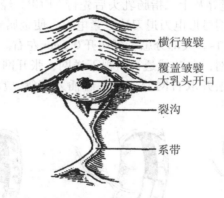

横行皱襞

覆盖皱襞

大乳头开口

裂沟

系带

图 7-1　十二指肠乳头解剖示意图

2. 插管方法　①盲目插管：将导管自乳头插入后即造影，此法可使胰胆管显影，但缺乏专一性，无法进行选择性胆管或胰管显影，对 ERCP 操作缺少经验时，多采用这种方法。②选择性插管：从乳头开口垂直插管，并向右偏 15°，一般容易进入胰管；从乳头开口左上端沿十二指肠壁上行插管并向左偏，通常可进入胆管。一般胰管容量为 3～5mL，胆管为 5～15mL，但若胆管扩张容量可增至 50～80mL，尤其是在胆囊存在并功能健全时，但造影剂外漏往往无法精确计算，所以临床应用中通常是在透视下注射造影剂进行动态观察。造影剂推注速度以 0.2～0.6mL/s 为宜，临床实际应用过程中最好是以检查部位显影满意而患者无痛苦为标准。

二、经十二指肠镜 Oddi 括约肌切开术

这项技术是在经内镜逆行胰胆管造影及经内镜消化道息肉电切除术的基础上发展起来的，目前国内外应用日益广泛，适应证也不断扩大。

（一）适应证

1. 胆总管结石　包括原发性、继发性、复发性胆总管结石，胆管术后残余结石等，特别是结石 < 1.2cm、结石数量少的病例。

2. 急性梗阻性化脓性胆管炎　此症的并发症及死亡率较高，EST 和经鼻胆管引流能有效地引流出感染性胆汁，迅速降低胆管内压力，控制病情进展。

3. 急性胆源性胰腺炎　对于此症，尤其是重症型，及时进行十二指肠镜检查目前已引起重视。如

发现乳头明显膨出、胆管高压或疑有结石嵌顿时，应及时行 EST 和经鼻胆管引流能有效降低死亡率。

4. 其他胆管末端梗阻性疾病 如 Oddi 括约肌良性狭窄、痉挛，壶腹周围肿瘤致梗阻性黄疸等。

（二）禁忌证

（1）心脑肺功能严重衰竭者。

（2）上消化道梗阻性狭窄。

（3）严重出血性疾病或凝血机制障碍。

（三）术前准备

（1）检查患者心、肺、脑功能。

（2）向患者和家属说明 EST 的优越性、并发症，争取患者的合作及家属的理解。

（3）术前 6h 禁饮、禁食、禁烟。

（4）术前 20min 肌内注射地西泮 5mg，山莨菪碱 210mg。

（5）2% 利多卡因或丁卡因喷咽喉局部黏膜表面麻醉。取出义齿。

（6）检查各仪器是否正常，高频电发生器要在体外试验正常。

（四）操作方法

以胆管结石为例，十二指肠镜寻及十二指肠乳头后先行 ERCP。经 ERCP 证实胆总管内有结石，向胆管内插入电刀可进入 2～3cm，用弓形电刀退刀法拉紧电刀，使金属丝于乳头开口的 10～12 点处，电刀自然外拉。通电 1～3s，一般用 1s。大部分患者可切开 0.5cm 左右。若开不够，可重复切开 1～2 次，切开 0.5～1.5cm。最后插入取石网，在 X 线透视监视下送网，张开网篮套石，圈套住结石后从胆管内拉出至十二指肠，十二指肠镜下松开取石网篮，冲水后插入胆管，反复取石至造影图像无充盈缺损（图 7-2）。

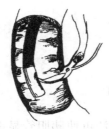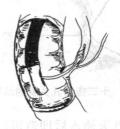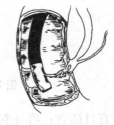

图 7-2 网篮取石

三、经皮经肝穿刺胆管造影术

经皮经肝穿刺胆管造影术（percutaneous fineneedle transhepatic cholangiography，PTC），应用于临床胆管疾病的诊断，安全有效，能十分准确地判断胆管异常，甚至可以做出病因学诊断。无论是原发性还是继发性胆管异常，一旦诊断明确，还可以行经皮经肝穿刺引流，疗效很好。PTC 是一种诊断性操作，但亦是其他一些胆管介入操作的第一步。

PTC 操作步骤主要是在影像学引导，无菌操作下将 21～22G 穿刺针穿到肝胆管分支，然后注入造影剂，可清晰显示胆管解剖。经皮经肝穿刺胆管引流术是一种治疗性操作（图 7-3），PTC 后还需要在无菌操作下置入导丝，导丝引导下放置导管，最后将内支架或外支架植入胆管。

（一）适应证

（1）PTC 主要适用于胆管扩张的患者，它不仅可以明确梗阻的部位，还可以用来暂时缓解症状，为下一步治疗争取时间。

（2）PTC 还用于胆管炎症性疾病如硬化性胆管炎的病因学诊断，用于判断外科术后胆漏的位置和程度，明确胆漏位置的准确率高达 100%，诊断胆漏原因的准确率为 88.5%。

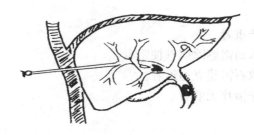

图 7 - 3 经皮穿刺

（二）禁忌证

（1）凝血机制障碍是 PTC 相对禁忌证，操作前尽量使一些凝血参数接近正常，可服用维生素 K 或一些血液制品。如果出血不能纠正，则最好选用 ERCP。

（2）有严重危及生命的碘过敏史患者也是相对禁忌证。可预防性使用激素，使用不含碘的造影剂可大大减少过敏反应的发生。

（3）有明确的肝血管瘤和血管畸形患者，PTC 操作可导致致命的大出血，因此被列为 PTC 的绝对禁忌证。

（三）患者准备

患者应进行凝血机制检查，如有异常，术前应予以纠正。术前建立静脉通道，进食流质，服用镇静剂，术前、术中使用广谱抗生素，预防脓毒血症。

（四）手术操作

患者取仰卧位，静脉使用镇静剂。术中监测心电图、脉搏、血氧饱和度、血压等。右侧肋缘下局部麻醉，若穿刺左侧肝内胆管，可取剑突下区局部麻醉。也可选用肋间神经阻滞，甚至少数情况下使用硬膜外麻醉。穿刺在 X 线透视下或在 B 超引导下进行，大多医疗中心都是在开始穿刺胆管时采用 B 超引导，接下来操作在 X 线透视下进行。B 超引导的优点是穿刺时能实时显示胆管和穿刺针，区分二级、三级胆管，显示胆管大小、位置和走行，从而引导导丝前进的方向。彩色多普勒还可以区分胆管和血管。有报道，B 超引导下穿刺的成功率接近 100%，并发症极少。即使穿刺左侧胆管，若胆管直径 >3mm，成功率也非常高。PTC 的优点是患者痛苦小，耐受性好，避免了胸膜，降低了气胸的发生率，导管和导丝容易通过胆总管的梗阻部位，是许多医疗中心首选的方法。PTC 穿刺部位通常选在肋膈角下方，近腋中线前方的第 7 ~ 10 肋间隙。在 X 线透视下浅呼吸时，平行于肋骨上缘进针，至第 12 胸椎体水平中线处，拔出针芯。一边注入少量稀释的造影剂，一边缓慢退针，直到胆管显影。伴有胆管扩张的患者成功率达 99% ~ 100%。穿刺时要把胆管及与其他管状结构如静脉、动脉、淋巴管区分开来。由于造影剂密度高于胆汁，因此，常沉积在所属的最下方的胆管。如果造影提示胆管有梗阻，通常将插入的导管留在里面作为胆管引流管。

四、经皮肝穿刺胆管引流术

经皮肝穿刺胆管引流术（percutaneous transhepatic cholangio drainage，PTCD），是在 PTC 基础上发展起来的引流术，是可以减轻胆管压力、降低血清胆红素、改善肝肾功能和控制胆管感染的非剖腹手术治疗手段，已成为胆管外科的一种辅助治疗手段。操作步骤简单，但操作难度较大。第一步，也是最重要的一步，是胆管显影。常用的胆管引流方式有两种：一种是外引流，即胆汁引流到体外的引流袋中；另一种是内引流，胆汁在体内引流到十二指肠。如果梗阻或狭窄的部位能通过特殊的导丝，则无论外引流还是内引流，均可留置引流管。

（一）适应证

（1）肿瘤引起的胆管完全梗阻。

（2）由胆结石等原因引起的急性梗阻性化脓性胆管炎，病情危重者可先作 PTCD 以帮助控制感染，为择期手术创造条件。

(3) 胆管良性狭窄、梗阻严重者。

(4) 晚期恶性肿瘤无法手术而需解除胆管梗阻者。

(5) 胆管结石拟行胆管镜取石需建立通道者。

(6) 有胆管外漏,长期保守治疗无效者。

(二) 禁忌证

除与 PTC 有相同的禁忌证外,还有:①胆管内的肿瘤或结石已经充满管腔,导管难以插入或引流的;②胆管已被肿瘤或结石分隔成数个扩张段,导管无法起到充分引流的作用;③肝内有较大肿瘤团块虽未阻碍穿刺进针,但其在肝内压力由于胆汁引流而发生变化时容易出血,故不宜作 PTCD。

(三) 患者准备

患者准备与 PTC 相同。

(四) 手术操作

需做 PTCD 的患者都有肝内胆管明显扩张,所以可选择在 X 线透视下进行,也可在 B 超引导下进行。后者优点:①可以选择适于穿刺置管的扩张胆管;②在荧光屏上可以显示欲穿刺胆管的断面,等于在直视下进行,成功率可达 95%。用 X 线监测时,从右侧置管到胆管壁能显出胆管壁凹陷,有了突破感时多表示针已入胆管内,回抽有胆汁可得到确证。再把导丝经穿刺针插入胆管,固定穿刺针前推套管,使其沿导丝进入胆管,尖端到梗阻部位后便可固定导管。也可先拔去穿刺针保留套管,将套管边外拔边抽吸胆汁,有胆汁时则停止拔管,然后用导丝引导将套管推入。这种方法比盲目插管容易成功。

B 超引导下 PTCD 的优点已如前述。B 超仪配有专门用于穿刺的探头。常用的穿刺部位是左肝胆管,因为左肝胆管距腹壁近,且扩张明显,淤胆时左肝大在剑突下穿刺多可成功。如果左肝大不明显或萎缩,也可从右第 7~8 肋间腋前线进针。

手术野常规消毒、铺巾,术者最好穿手术衣,以防止污染导丝等器械。先用超声探头选定拟穿刺胆管,一般是左肝外叶的上段或下段胆管,入右肝前叶或后叶胆管,只要胆管的内径 >6mm 便可穿刺。选好穿刺点后,局部浸润麻醉,在穿刺点皮肤切一 2~3mm 小口,将穿刺针先插入皮肤切口,再套在穿刺探头的针道内。当在自然呼吸状态下显示出扩张胆管的最大直径时,让患者屏气,将穿刺针向扩张的胆管刺去,当针尖抵到胆管壁可见其上陷,有突破感则针入胆管,荧光屏上显示胆管内有穿刺针的亮点,拔除针芯则有黄色胆汁或白色黏液涌出,则可以肯定针已刺中扩张的胆管,将针体适当向腹壁倾斜,针尖指向肝门,针面向上,然后插入导丝,导丝在胆管内活动荧光屏上可以显示,但难以显露全貌,之后的扩张、穿刺、置管均与 X 线透视下相同。也有用导管和套管的两种插入法。导管在胆管内可显示出两条强回声带(图7-4)。

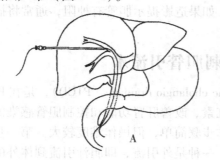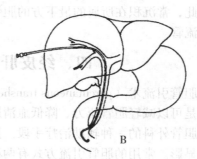

图7-4 经皮经肝胆管内、外引流

A. 胆管穿刺成功后置入导丝并通过狭窄部;B. 扩张器扩张后,将导管在导丝导引下送达狭窄部远侧甚至通过十二指肠乳头到达肠腔内

（五）并发症与注意事项

PTCD 比 PTC 复杂，并发症也多，置管的成败主要与屏气扩张窦道和置入导丝的多少有关。

要在正常呼吸状态后屏气，可以使皮肤的刺入点与肝脏的刺入点错位小，容易置管成功。在深呼气或深吸气的状态下屏气，则皮肤的穿刺点与肝脏的穿刺点错位大，导丝易成"Z"形，此时置管容易失败。

置入导丝后在置管前先用粗于导管 1 号的扩张导管扩张至导丝能置入梗阻部位的合适长度，过长则易在胆管内盘曲，外拉导丝时可将导管带出。

PTCD 的并发症发生率为 7% ~23%，常见以下几种：

1. 出血　可能发生腹腔内和胆管内出血。腹腔内出血可以是肋间动脉刺伤，也可以是肝实质破裂引起。注意自肋骨上缘穿刺可防止前者出血。肝实质出血的预防：一是要注意进、出针时停止呼吸；二是用套管针穿刺时最好用 B 超引导，一次穿刺成功，反复穿刺易发生出血。胆管内出血是 PTCD 的常见并发症，胆管和血管在肝内多相伴而行，PTCD 时常同时穿破，若导管的引流孔在胆管内多无出血。若导管的侧孔一部分在胆管内，一部分在血管内，容易出血。防止办法：一是导管的侧孔不宜过多；二是导管尽量放入胆管内长一些。

2. 感染　一种是 PTCD 后即刻发生的败血症；另一种是置管引流一段时间后发生。前者多发生于胆管已有感染的患者。多数是因为注入造影剂时造成胆管高压或导管的侧孔与胆管血管相通。预防的方法是：注入造影剂不要太多，以及把导管的侧孔均置入胆管内。术后使用广谱抗生素。后者多数在导管梗阻、导管脱出或导管进入十二指肠的情况下发生。术后定期冲洗导管，牢固固定导管，尽量把导管尖端放在胆管内，可以防止感染的发生。

3. 胆漏　胆汁漏到腹腔形成胆汁性腹膜炎。可能发生于：①术中扩张时漏出，一般在置管后停止；②多次穿刺，胆汁沿穿刺通道漏出，在置管成功和引流减压后也可停止；③刺中胆囊在更换位置后胆囊胆汁漏到腹腔，若在拔针前抽空胆囊内胆汁，多可防止发生胆漏；④导管引流不畅，胆汁沿导管流到腹腔，可用更换通畅的导管办法解决。

4. 右胸腔气胸　导管穿过胸腔是主要原因，其次是导管脱出，一部分侧孔在胸腔，一部分侧孔在体外而导致气胸，有胆汁也可漏入胸腔。在穿刺时，注意勿通过胸腔是根本防止办法。

5. 导管移位　导管从胆管内滑出是引发败血症、脓肿和胆漏的常见原因。把导管在胆管内放深一些，最好通过梗阻部位，以及随时注意防止其脱出是有效的防止办法。在置管后的近期必要时拍一张右上腹平片，观察导管的位置，若发现移位早做处理可以防止多种并发症的发生。

6. 胰腺炎　导管在壶腹部引发急性胰腺炎的机会很少。当明确是导管引起的急性胰腺炎时，应当即刻调整导管的位置。

经过多年实践，已证明 PTCD 对一些胆管梗阻患者具有肯定的治疗意义，可以取代一部分手术或作为手术的辅助治疗方法，但是不能作为治疗梗阻性黄疸的"万灵药"。只有选择好对象才能显示它的优越性。

五、经皮经肝胆管镜

经皮经肝胆管镜（percutaneous transhepatic choledochoscopy，PTCS），系指通过非手术方法先行经皮经肝胆管引流术（PTCD），然后再行 PTCD 窦道扩张，待窦道扩张到能容纳纤维胆管镜时，再沿此窦道进行胆管镜检查和治疗。

（一）PTCS 的适应证

（1）肝内外胆管或胆囊结石，伴胆管扩张者，不适宜手术或手术无法取净结石者，可作 PTCS 进行诊断和治疗。

（2）胆管肿瘤，术前行 PTCS 以明确诊断，无法手术切除的胆管肿瘤或胆管周围压迫所造成的胆管梗阻，在 PTCS 直视下通过梗阻放置内支架、引流管，解除或缓解梗阻。

（3）良性胆管狭窄及胆肠吻合口狭窄需通过 PTCS 扩张狭窄。

（4）肝内胆管蛔虫。

（5）胆管畸形。

（6）梗阻性黄疸，经 PTC、B 超、ERCP、CT 等检查提示有肝内胆管扩张而不能确诊者。

（二）PTCS 的禁忌证

（1）肝内胆管无扩张，无法建立 PTCD 通道者。

（2）PTCD 后瘘管未完全形成或扩张程度不全时。

（3）有明显出血倾向或凝血功能障碍未得到纠正者。

（4）有严重的心脏疾病或心功能不全者。

（5）伴有肝硬化、门静脉高压症者。

（6）HBsAg 阳性者并处于活动期。

（三）PTCS 取石操作

1. 建立 PTCD PTCS 的操作必须在 PTC 和 PTCD 的基础上进行。术前给予维生素 K 和抗菌药物，肌内注射哌替啶 50mg。利多卡因局部麻醉，B 超引导下穿刺结石所在的扩张胆管或结石部位近侧的胆管，或 ERCP 显示某叶段肝内胆管结石，即向此处穿刺，穿刺抽吸得胆汁或造影见穿刺针于胆管内，经穿刺针置入导丝，拔针后沿导丝置入 7F 导管引流（图 7-5A）。

2. 建立 PTCS 通道 当 PTCD 引流 1 周后，窦道便初步形成，此时可开始用金属扩张器或 Teflon 做成的扩张导管逐渐扩张窦道，每周扩张 1~2 次，经 2~3 周即可使窦道内径达到 16F。具体扩张程度应以所采用的胆管镜外径或治疗需要来决定。过去需扩张到 5~6mm（即 16~18F）。目前胆管镜已明显改进，但胆管镜外径越粗越有利于治疗（图 7-5B）。

3. PTCS 取石 经扩张后的窦道插入纤维胆管镜行网篮取石，对较大的结石行溶石和碎石后取石（图 7-5C）。

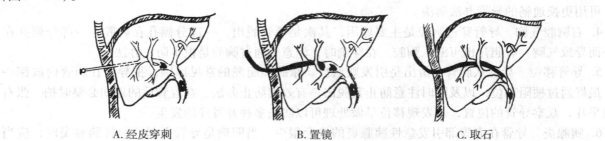

A. 经皮穿刺　　　　　　　B. 置镜　　　　　　　C. 取石

图 7-5　PTCS 取石操作

（四）并发症及预防

1. 局部疼痛 2% 利多卡因皮下腹膜、肝被膜浸润麻醉，一般可使患者能耐受本操作。如果患者对疼痛特别敏感，可加哌替啶 100mg 肌内注射。

2. 恶心、呕吐 发生恶心、呕吐，常因扩张窦道时强烈的刺激或因胆管镜操作过程中注水过快过多，胆管压力增高引起。只要操作过程中注意，就可避免。

3. 发热 可能是胆管压力一过性升高或胆管内膜局部损伤引起的菌血症所致，多为一过性，只要保持胆管引流通畅，必要时给予抗菌药物，多在 24h 内好转。术中操作坚持无菌原则很重要。

4. 肝脓肿、胆瘘 多因穿刺隧道局部粘连不完善或导管阻塞引流不畅引起，所以扩张隧道不能操之过急，引流管需加强护理，保持通畅。一旦发生可开大引流管出口处皮肤，另置一引流管至脓肿处或肝面，引流脓液或胆汁，若引起弥漫性腹膜炎需剖腹引流。

PTCS 治疗肝胆管结石是安全有效的方法，尽管有较高的复发率，但适用于结石，局限于肝脏某一侧、一叶一段等，尤其位于肝左叶者，特别适用于高龄、术后复发结石。手术高危患者或不愿意手术的患者，可作为首选方法。

六、术中胆管镜取石

肝内胆管结石术中未用胆管镜，术后残石率高达 30% ~ 90%，术中应用纤维胆管镜后使术后残石率降低至 3% ~ 10%，同时降低了再次手术率。术中胆管镜列为胆管手术常规。

（一）进镜途径

（1）胆总管切口。

（2）胆囊管近侧断端。

（3）肝叶切除后的肝内胆管近侧断端。

（4）经膈面切开的肝内胆管切口。

（5）经胆囊床等肝脏面切开的肝内胆管切口。

（二）意义

（1）可直接观察肝内 Ⅱ ~ Ⅲ 级胆管及胆总管壶腹开口，发现并直视下取出其内结石。

（2）指导手术常规器械取石，减少盲目无效操作，缩短手术时间，同时减少了器械对无结石胆管的探查摩擦损伤。

（3）弥补术前检查和术中造影不足，降低误诊与漏诊，经术中胆管镜可以得到纠正和确诊，并得到及时处理。

（4）及时发现胆管其他疾病，如息肉、癌肿、狭窄，进而指导术者选择恰当的术式。

（5）部分胆囊管扩张者，胆管镜经此通道检查和取石，完成后可结扎胆囊管，减少胆总管切开，T管引流。

（三）注意事项

术中纤维胆管镜应用的并发症很少见，是安全、有效地预防术后残余结石的最好方法，但也有不足之处。如胆管镜无法进入细小分支和末梢，而遗漏结石。术中纤维胆管镜应注意下列问题：①肝内胆管分支多，检查时可能遗漏某一分支，特别是进镜后的第一个分支，因为进镜距离短，镜身不易固定，开口不在正前方，很容易超过第一支开口而未发现其中的病变；②因胆管炎，管腔内较多的脓性絮状物漂浮，术中器械取石后管壁出血，使视野模糊，影响观察，此问题可用加压注水改善；③外科医生使用胆管镜经验不足。所以我们认为，术中胆管镜有其独特的优点，但不能完全代替其他检查手段，如术中造影、术中B超等。

七、术后胆管镜取石

术后胆管镜是应用最多的技术，近年来已有数万例报告，技术也日趋成熟。

（一）进镜途径

（1）胆管术后T管窦道。

（2）胆囊造瘘窦道。

（3）胆肠吻合术后空肠襻造瘘窦道。

（4）切开皮下空肠盲襻。

（5）肝肠U形管窦道等。

（二）应用时机和注意事项

胆管镜应用时机与胆管镜的粗细、瘘管的粗细、手术术式、胆管镜应用的目的、病变的具体情况等多种因素有关。

较粗的胆管镜强行进入较细的窦道，插镜时易导致窦道穿孔。相对引流管较细的胆管镜对胆管窦道和吻合口的损伤机会小。较大的结石若不行碎石取出时，通过较小的窦道易撕裂窦道致胆汁性腹膜炎。如果残石小、窦道粗、胆管镜细，术后3周即可取石；相反，胆管镜粗、窦道细、结石大时，需在术后

6 周待 T 管周围的纤维窦道相当牢固后方能取石。

胆总管切开 T 管引流术后，因 T 管窦道紧连十二指肠，最好在术后 6 周行胆管镜取石，否则易造成十二指肠穿孔。如果胆肠吻合口大、空肠襻 T 管出口贴近腹壁，可在术后 4 周胆管镜取石。

若 T 管造影后，仅怀疑胆管或乳头癌病变欲取病检或怀疑气泡、凝血块等，可用细镜术后 3 周进行。

取出残余结石，单个，<1cm，可用细镜在术后 3~4 周进行。若>1.2cm 或多支胆管多个残石应在术后 6 周进行取石。因为胆管镜需在胆管内作各个方向的转动，对胆管、窦道或吻合口的拉动较大，而且多次取石，粗糙的结石对窦道多次擦伤，易致窦道穿孔，致胆汁腹膜炎。

胆管术后有外通道引流管，但因残石或蛔虫梗阻，引流不通畅，此时发生梗阻性胆管炎、发热、黄疸加重，不是胆管镜取石的禁忌证。此时纤维胆管镜取石疏通胆管是最好的选择。

（三）操作方法

术者及助手需按无菌操作要求穿戴无菌手术衣帽、手套。手术野在拔除 T 管后常规消毒铺巾。一般需要两人，助手站于术者对面，也可以一人进行。将纤维胆管镜连接约 80cm 高处的生理盐水挂瓶，边注水边检查，视野方能清晰。

检查顺序应为先肝内胆管后肝外胆管，判断结石的具体位置后再行取石，以便每次进镜后有的放矢，准确找到结石。操作过程中滴注生理盐水，每次不宜超过 3 000mL，过多可引起腹泻。当胆管镜检查或取石暂告一个段落时，可再放置 T 管于胆管内，以保持胆管引流通畅，可供再次取石和造影，术后开放 T 管引流 6~24h，预防术后感染发热。若发热，引流时间延长至体温正常。若需再次取石，需 1 周后进行。

（四）临床意义

1. 明确诊断　胆管术后，医生和患者均希望知道手术是否完全取净结石，通常行 T 管造影、B 超、CT 和 MRI 等影像学检查。这些检查均为间接诊断手段，而胆管镜不仅能直视胆管内部的情况，并且能辨认胆管黏膜、结石、肿瘤、异物，还能区分出胆管内血块、气泡，此为其他检查方法所不能比拟的。

2. "彗星" 征　T 管造影不见某支胆管显影，而胆管镜检查时发现该支胆管开口处有黄白色絮状物漂浮呈飘带状，形如彗星，在其头部常可见狭窄的胆管开口，扩张此开口可见其内有结石（图 7-6）。

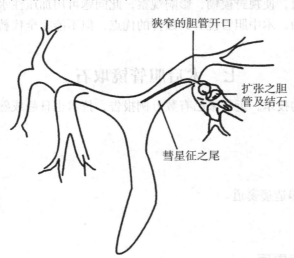

狭窄的胆管开口

扩张之胆管及结石

彗星征之尾

图 7-6　"彗星" 征示意图

3. 彻底治疗　以往术后残余结石，常用溶石、震荡、中药排石，虽可收到一定效果，但终不满意而再次手术。自胆管镜应用以来，由于纤维胆管镜具有直视和可弯曲的特点，克服了手术的盲区，用常规取石网取石治愈率达 90%~95%，加上特殊的碎石手段，治愈率达 96%~99%，肝外胆管残石治愈率几乎达 100%。胆管镜取石成功率高、收效快、安全、易行，是目前治疗残余结石的最好方法，收到了满意的效果，迎来了手术内镜联合治疗胆管结石的新时代。

（五）取石困难原因

原因有以下几个方面：①T 管隧道过细、过弯，甚至在腹腔内打折，在腹壁和腹膜处打折；②结石过大，特别是直径 >2cm；③结石嵌于胆管开口或 Oddi 孔或胆管末梢；④结石近端狭窄。

（六）对策

1. 碎石

（1）活检钳"开窗碎石""横切挖沟"碎石：此操作需两人进行，术者寻及结石，置入活检钳，助手张钳，术者送钳咬在结石上，助手固定胆管镜，听术者令开和关，反复张咬，在结石上开窗挖沟，至结石破裂，用取石网取出。

（2）等离子碎石：应用中国科学院研制的定向等离子冲击波碎石器，如 PSW－G 型。胆管镜寻及结石后，将等离子体冲击碎石的导束经活检孔插入，超出镜端 1～1.5cm，距结石约 1cm 发放定向等离子体冲击波冲击结石。但探头不紧压结石，不断注生理盐水，使结石在生理盐水之中，碎石能量为 2～3 焦耳，不超过 4 焦耳。冲击波应对准结石，避免对胆管壁造成损伤。

（3）液电碎石：经胆管镜将碎石电极送入直抵结石表面。电极前端需突出镜端 1cm。接通和启动液电碎石系统并按结石的硬度来选择强度档次，实施碎石。碎石时，胆管内需充满生理盐水，并且无气泡。

（4）激光碎石：用胆管镜寻及大结石后，经活检孔插入 YAG 激光器的光导纤维，超出镜端 1cm 接近结石，开大灌注水或加压给水，15mL/min，然后照射激光功率 50～60W，每次 1s。若需反复照射，为待视野清晰和防止局部水温过高，应间隔 1～3min 为宜。照射 3～5 次应更换照射部位，以免结石被击穿，激光直接照射至对侧胆管壁。若遇胆管狭窄环，可在胆管内侧用 4W 激光照射 1～3s，切开狭窄环，再碎石。另外，还有震荡碎石、高频电击碎石、超声碎石等。

2. 溶石 经胆管镜插细尼龙管至结石以上，拔出胆管镜后向胆总管置入 T 管或导尿管，经尼龙管持续滴入肝素 1 500U，加 250mL 生理盐水，每分钟 80 滴，每日 1 次。或滴入复方橘油乳剂，复方二甲基亚砜溶石乳剂（DMSO）100mL，每分钟 30～60 滴，每日 1 次，约 1 周后，结石松裂后网篮取石。

3. 冲洗 对胆管末梢小结石可用逆喷水管冲洗或溶石与冲洗结合，清除残石。

（七）并发症

1. 恶心、呕吐 发生恶心和呕吐多因胆管镜取石时灌注生理盐水过快，压力过高，引起胆管压力增高所致。故要注意灌注生理盐水时以 80cm 高度、120 滴/分为宜。

2. 腹泻 取石数量多、时间长时，胆管镜操作灌注生理盐水过多，尤其注水 >3 000mL，可引起肠蠕动加快。术后直立后，即感腹痛、腹泻，此腹泻无须特殊处理，可自然好转。

3. 发热 因取石操作对胆管、窦道有轻微损伤反应性发热，一般在 38℃左右，一般 24h 后自然消退。术后可放开胆管引流。若胆汁墨绿色提示有感染，可应用抗菌药物。

4. 窦道穿孔

（1）表现：镜下见出血和黄色脂肪组织，无完整的纤维窦道。镜身可插入很深，但未能见胆管分支。同时，患者上腹部以外的地方疼痛。

（2）处理：立即停止取石，停灌注水。若镜下能见原窦道，或可进入胆管，就此从活检孔插一输尿管导管。拔出胆管镜，顺输尿管导管插一直径、内径大的引流管，开放引流胆汁，数周后窦道可自愈。若不能寻及胆管，盲插带侧孔的直引流管引流胆汁与腹腔液，有可能避免胆汁性腹膜炎。术后应严密观察下腹部情况，若有胆汁性腹膜炎发生，应立即再手术引流。

5. 十二指肠窦道瘘 因 T 管压迫或结石取出时摩擦十二指肠侧壁，发生十二指肠侧壁瘘。当胆管镜再次插入时即进入十二指肠腔，见沙丘状十二指肠黏膜，此时应放弃取石，置一引流管，待 1 周后夹闭引流，此后拔除引流管可自愈。

6. 急性胰腺炎 可能因结石嵌顿于壶腹部或乳头水肿，胰液引流不畅所致，极少见。

八、经内镜胆管内、外引流术

（一）内镜鼻胆管外引流术（endoscopic nasobiliary drainage，ENBD）

1. 适应证　重型胆管炎及重型胰腺炎的紧急减压引流；梗阻性黄疸的术前减黄引流；胆管结石患者的冲洗排石及溶石治疗。

2. 方法　可在或不在 EST 后进行，导管插入胆总管后，可先行 ERCP 以明确梗阻原因，也可在此基础上行 EST，以取出结石或蛔虫；插入带细套管的导丝越过梗阻部位；拔出细套管，将引流管（7~10F）沿导丝插入，抵达肝总管；边推进引流导管，边将导丝向后拔出；然后输送导管，边拔出十二指肠镜，将引流管自口腔引出；从鼻孔处插入 8 号导尿管，用环钳从口腔引出，然后将引流管插入导尿管内 20cm 以上；拨动导尿管，将引流管从鼻腔引出，并圈起固定在鼻翼旁。引流管负压吸引，也可注入含有抗生素的生理盐水冲洗胆管。

3. 术后处理　①如导管每日引流量较大，应注意静脉补液与电解质平衡；②术前 3 天开始应用抗生素；③加强导管引流的护理，记录引流量及性质，每日冲洗导管，若导管引流不畅，要注意查找原因；④注意观察患者全身情况，若病情加重或发生并发症，应立即手术治疗；⑤鼻胆管引流一般维持1~2 周，待症状缓解后即可拔管，需要长期引流者，则应留置永久性内引流管。

（二）内镜逆行胆管内引流术（endoscopic retrograde biliary drainage，ERBD）

1. 适应证　良性病变，如十二指肠乳头部狭窄、胆总管远端纤维性狭窄；术后胆管狭窄；硬化性胆管炎；慢性胰腺炎、主胰管狭窄；其他胆胰管狭窄、阻塞性病变、恶性病变，如胰腺癌、主胰管狭窄、阻塞；肝外胆管癌；十二指肠乳头或壶腹部癌；胆囊癌致胆管狭窄、梗阻。

2. 方法　首先在 ERCP 的基础上行 EST，插管方法同 ENBD，退出套管后，沿导丝插入内支撑管（7~10F），用推送导管将内支撑管向前推送，越过狭窄处，撤出导丝，继续推送导管，使之脱离内镜，尾端留在十二指肠腔内 1.5~2cm。直视下观察支撑管长度和位置是否合适，引流胆汁、胰液是否通畅，拔镜前用冲洗液冲洗导管。

3. 术后处理　术后禁食 3 天，常规应用抗生素（同 ENBD），并给予利胆剂。内引流管系永久性置管，留置时间不限，一般置管 3 天后患者可下床活动，若导管引流不佳或过细可以再次置换大口径引流导管。

（汪　洋）

第四节　急性胆囊炎的腹腔镜胆囊切除术

急性胆囊炎时胆囊壁呈显著的充血水肿，重者有脓性纤维素样渗出甚至发生囊壁坏死；囊内充满脓性或柏油样稠厚胆汁；胆囊周围组织则表现为充血水肿；胆囊可与网膜、胃、十二指肠等发生疏密不等的粘连，甚至被这些组织器官包裹，严重者可形成胆囊周围脓肿，往往需急诊手术。

Calot 三角区多见的表现是充血水肿，少数可有较致密的粘连。有此型病变的患者往往有急起的腹痛，超声可见充血水肿后增厚的胆囊壁形成的"双边影征"，囊内胆汁透声一般较差。仅有充血水肿的Calot 三角区分离并不十分困难，此种情况下的 LC 也常常相对容易些。

一、操作步骤

（1）建立气腹、trocar 置入。

（2）分离粘连：由胆囊底部开始，紧贴胆囊壁进行分离胆囊周围及三角区的胆囊与网膜、结肠、胃窦或十二指肠粘连。

（3）胆囊减压：胆囊显露后，于胆囊底部以超声刀切开胆囊壁，将冲洗吸引器插入切口内，吸出胆囊内容物，以减低胆囊壁张力。

（4）显露 Calot 三角至取出胆囊。

（5）术区充分冲洗，止血，胆囊床处置胶管引流管一枚，自右下腹切口引出并固定，拔除各个 tro-car，术毕。

二、术后处理

术后 6 小时可离床活动，术后第 1 天可进半流食。术后 48～72 小时视引流情况拔除引流管，术后第 3 天切口处换药。

（肖福斌）

第五节　胆囊管或壶腹结石嵌顿的腹腔镜胆囊切除术

胆囊管或壶腹嵌顿结石继发的胆囊急、慢性炎症是胆囊病变中较为复杂中的一类，胆囊嵌顿结石的 LC 也因而成为各类 LC 中最为困难的一种。其并发症发生率、中转开腹手术率要远高于其他类型的 LC。因此，在开展 LC 的初期，胆囊嵌顿结石被列为 LC 的禁忌证。

在胆囊壶腹或胆囊管，或同时在这两个部位都有嵌顿的结石，可造成胆囊在慢性炎症的基础上反复发作急性炎症。胆囊及周围组织的充血、水肿、化脓、局灶性坏死等急性炎症与机化、纤维修复等慢性病变交替进行，使胆囊壁、Calot 三角区及胆囊床可在显著纤维化增生的同时，并发以充血为主的急性炎症改变。胆囊与邻近的网膜、结肠、胃十二指肠等形成致密的粘连。如嵌顿的结石体积较大，则肿大而难以夹持的胆囊及巨大的嵌顿结石给 Calot 三角区的显露带来很大困难，纤维化致密粘连的三角区不仅难于分离，而且纤维收缩的结果使肝外胆管与胆囊壶腹之间的空间变狭小，大大增加了手术的风险，经验不多的术者往往被迫决定中转开腹。

操作步骤：

（1）建立气腹、trocar 置入。

（2）分离粘连。

（3）胆囊减压：胆囊显露后见胆囊颈部嵌顿结石，于胆囊体近颈部切开胆囊壁，用冲洗吸引器吸出胆囊内容物，减低胆囊壁张力。

（4）剥离胆囊：以超声刀或冲洗吸引器做锐性或钝性分离，将胆囊自肝床上剥离至胆囊 Calot 三角平面。

（5）分离 Calot 三角区：找到肝总管后，在其外侧缘沿胆囊侧锐性或钝性分离，显露胆囊 Calot 三角区。以超声刀紧贴嵌顿结石近壶腹一侧线型切开胆囊浆膜，继以吸引器头逐步推开胆囊壶腹、胆囊管表面的浆膜和三角区浅层的腹膜组织，充分显露出壶腹－胆囊管交界部并敞开三角区深面，再分出胆囊管及胆囊动脉，以超声刀离断胆囊动脉。

（6）嵌顿结石的处理：以剪刀剪开胆囊管少许，以无损伤钳夹住胆囊管根部，将结石取出；或先在嵌顿结石远端离断胆囊管，用剪刀剪开近端胆囊管少许，无损伤钳夹住胆囊管根部，逐步向胆囊管切口挤压，直至将结石挤出，以圈套线双重结扎近端胆囊管，但此种方法应视嵌顿结石部位慎重应用，否则易致术后胆囊管残端漏。

（7）切除胆囊：充分显露胆囊管与胆总管间的关系，用超声刀切断胆囊管，将胆囊及取出结石装入标本袋，自剑突下穿刺孔取出。

（8）残余胆囊管的处理：生理盐水冲洗胆囊管黏膜腔，将已切开的保留部分胆囊管壁对拢缝合，在胆囊管距胆总管 0.5cm 处夹闭或圈套线结扎胆囊管残端。

（9）术区充分冲洗，止血，胆囊床处置胶管引流管一枚，自右下腹切口引出并固定，拔除各个 tro-car，术毕。

（王新伟）

参考文献

[1] 蔡秀军. 腹腔镜肝脏外科学 [M]. 杭州: 浙江大学出版社, 2017.

[2] 彭兵. 腹腔镜胰腺外科手术学 [M]. 北京: 人民卫生出版社, 2017.

[3] 刘荣. 腹腔镜胰腺外科手术操作要领与技巧 [M]. 北京: 人民卫生出版社, 2016.

[4] 段伟宏, 谢于, 周丁华. 复杂肝胆胰疾病手术图鉴及分析 [M]. 北京: 科学出版社, 2017.

[5] 吴金术. 肝胆胰外科案例分析 [M]. 北京: 科学出版社, 2017.

[6] 苏忠学, 吴亚光. 实用肝胆外科学 [M]. 北京: 世界图书出版公司, 2013.

[7] 张洪义. 肝胆外科腹腔镜手术并发症预防与处理策略 [M]. 北京: 人民卫生出版社, 2015.

[8] 金中奎. 肝胆外科围术期处理 [M]. 北京: 人民卫生出版社, 2015.

[9] 徐延田. 现代肝胆外科诊疗策略 [M]. 吉林: 吉林科学技术出版社, 2017.

[10] 俞卫锋. 肝胆麻醉和围术期处理 [M]. 北京: 世界图书出版公司, 2016.

[11] 丛文铭. 肝胆肿瘤外科病理学 [M]. 北京: 人民卫生出版社, 2015.

[12] 汤礼军, 田伏洲, 戴睿武. 肝胆外科微创手术学 [M]. 成都: 四川科学技术出版社, 2014.

[13] 曹立瀛, 刘四清, 付庆江. 肝胆外科急症与重症诊疗学 [M]. 上海: 科学技术文献出版社, 2013.

[14] 吴肇汉, 秦新裕, 丁强. 实用外科学 [M]. 北京: 人民卫生出版社, 2017.

[15] 莫国贤. 保胆外科学 [M]. 上海: 科学技术文献出版社, 2017.

[16] 姜洪池. 脾脏外科手术学 [M]. 北京: 人民军医出版社, 2013.

[17] 邹声泉. 胆道肿瘤外科学 [M]. 北京: 人民军医出版社, 2012.

[18] 李南林, 凌瑞. 普通外科诊疗检查技术 [M]. 北京: 科学出版社, 2016.

[19] 苗毅. 普通外科手术并发症预防与处理 [M]. 北京: 科学出版社, 2016.

[20] 王春林. 精编临床普通外科诊疗新进展 [M]. 西安: 西安交通大学出版社, 2015.